# 问道黄帝内经

## 中医药创新前沿问题

施怀生　冯俊婵　著

科学出版社

北京

## 内 容 简 介

本书紧紧围绕"传承精华，守正创新"的时代命题，从西汉时期"罢黜百家，尊崇儒术"国策巨变所引发的中医药被迫搁置"解剖而视之"原创方法切入，论证了《黄帝内经》所确立的超越器官、精气为本、普遍联系、恒定运动这一核心理论与优势技术体系的科学性与严谨性，揭示了五脏名称与精气阴阳聚合而成的经典生命科学术语特征，阐释了中医药科学之所以创造两千年辉煌的内生动力，指出中医药原创理论、发病规律、技术原理、疗效机理的核心首先是精气为本，所谓精气就是人体生命物质，中医药科学说到底就是关于人体生命物质运动变化规律的科学。建立在精气为本理论和体感、体表、体外变化为系统指标基础上的中医药科学正在与当代生命科学以及信息技术形成相向而行的发展之势，顺应历史大潮来到了创新前沿，以生命物质、信息技术特别是人工智能技术为主导的创新之路正是中医药再度复兴的必由之路。

本书适用于从事中医药行业的人士阅读使用，也可供中医药院校学生和中医爱好者参考。

图书在版编目（CIP）数据

问道《黄帝内经》：中医药创新前沿问题 / 施怀生，冯俊婵著. —北京：科学出版社，2024.1

ISBN　978-7-03-078066-9

Ⅰ. ①问… Ⅱ. ①施… ②冯… Ⅲ. ①《内经》-研究 Ⅳ. ①R221

中国国家版本馆 CIP 数据核字（2024）第 019475 号

责任编辑：刘 亚 / 责任校对：张小霞

责任印制：徐晓晨 / 封面设计：陈 敬

科 学 出 版 社 出版

北京东黄城根北街 16 号

邮政编码：100717

http://www.sciencep.com

北京九州迅驰传媒文化有限公司 印刷

科学出版社发行 各地新华书店经销

*

2024 年 1 月第 一 版 开本：787×1092 1/16

2024 年 1 月第一次印刷 印张：9 1/4

字数：230 000

定价：68.00 元

（如有印装质量问题，我社负责调换）

# 目　　录

# 绪　言

2019 年 10 月国务院召开全国中医药大会时，习近平总书记作出了重要指示，强调要遵循中医药发展规律，传承精华，守正创新，加快推进中医药现代化、产业化。同时印发的《中共中央　国务院关于促进中医药传承创新发展的意见》指出，传承创新发展中医药是新时代中国特色社会主义事业的重要内容，是中华民族伟大复兴的大事。这一系列科学论断是对中医药事业的全新定位，标志着中医药事业进入了百年未遇的最佳发展时期。众所周知，中医药学是中华民族的原创科学，是世界科学史上诞生于早期文明且发展至今未曾中断过的学科之一。中医药之所以始终保持传承发展的生命力，其根本原因就是不断创新，不断突破，不断超越，可以说，一部中医药史就是一部不断创新的历史。

## 一、创新是中医药传承发展的永恒主题

《黄帝内经》和《神农本草经》以我国先民在艰辛漫长的医疗探索中积累的经验和知识为基础，进行了一次原创性的理论建构，创立了中医药基本理论体系。这一过程贯穿着创新的自觉，这种自觉在此后两千多年的学术传承中不断得到强化。《黄帝内经》的主要贡献在于三个方面：一是以天人相应、道法自然的思想为指导，提出了"人以天地之气生，四时之法成""天地合气，命之曰人"和"动静相召、上下相临、阴阳相错，而变由生也"等以天地精气为生命本原的认识论；二是确立了"善言天者必验于人，善言古者必验于今，善言气者必彰于物""数之可数者，人中之阴阳也"和"数之可十，推之可百，数之可千，推之可万，万之大不可胜数也"等以精气为标的、无限可分、无限可知的方法论；三是在上述认识论和方法论的指导下，沿着"夫五脏者，身之强也"和"人之所有者，血与气耳"的方向，将藏象学说与气血精津液学说有机融合，为后世紧扣生命物质研究藏象理论开辟了一条研究道路，使辨证论治、理法方药研究始终在超越器官、精气为本、普遍联系、恒定运动的路径上不断深入。与《黄帝内经》相呼应，《神农本草经》把先民在"尝百草"的实践中所获得的药物知识上升到理论层面，创立了包括四气五味、升降浮沉、七情配伍、君臣佐使等内容的药学理论。

《伤寒杂病论》是继《黄帝内经》和《神农本草经》之后中医药学的又一次原创性突破。这一次实现了临床医学的独立发展，标志性成果是辨证论治法则的确立。张仲景着眼于疾病的"脉证"表现，把正气之强弱、邪气之盛衰以及正邪之消长作为判断疾病发生发展转归的根据，创立了一系列治则治法和经典方剂。自此以降，临床医学开始了长足发展，主要表现为诊疗范围的拓展、特效方药的创制和临床学科的分化。

晋代王叔和的《脉经》从脉象、脉理、脉法等方面构建了系统的脉学理论,使得辨识"脉证"有了遵循。隋代巢元方专注于病原学研究,其《诸病源候论》使中医病因病机理论在《黄帝内经》病机十九条的基础上得到了进一步发展。到了金元时期,涌现出以火热病邪立论的寒凉学派、以内在实邪立论的攻下学派、以脾胃气虚立论的补土学派、以阴常不足立论的滋阴学派、以命门火衰立论的温补学派。这些学术流派沿着《黄帝内经》所确立的方向进行专题研究,把中医药理论创新推向了一个新的高峰。此外,宋元时期药物归经理论的建立,明清时期活血化瘀方法的完善,都是在经典理论确立的路径下所取得的创新成果。

明清时期瘟疫流行对中医药学提出了新的挑战,温病学理论应运而生。温病学理论发扬《黄帝内经》之理,光大张仲景之法,是中医药学术史上一个集大成式的创新成果。明清温病学家发现了"疫疠之气"这一特殊致病因素及其沿卫气营血和上中下三焦层层传变的规律,创立了三焦辨证和卫气营血辨证体系,提出了发汗、清气、透热转气、凉血散血等治则治法。

中医药学的创新,突出地表现在开放纳新的特质。一是吸收借鉴中国古典哲学思想。在中医药理论中,气和阴阳是贯穿始终的核心概念,其来源是先于中医药理论成熟的中国古典哲学。这些哲学概念进入中医药学之后,实现了医学化改造,具备了中医药学所特有的理论内涵,形成了诸如精气、经气、脉气、血气、脏气及肝阴、肝阳、肾阴、肾阳等一系列医学专用术语。这说明中医药学对中国古典哲学的吸收借鉴不是简单的照搬,而是经过融合创新,赋予了新的内涵。二是吸收借鉴历代自然科学成果。中医药学在其发展的各个阶段都能吸收借鉴其他领域的技术和方法。比如,汤液醪醴、丸散膏丹的出现得益于酿造术和炼丹术的进步,金属针具、陶瓷火罐的发明得益于金属冶炼和陶瓷制作技术的进步。历代医家还将许多外来动物、植物、矿物为己所用,并赋予其四气五味等内涵,极大地扩充了药物的品种。当然,中医药学对古代自然科学成果的吸收绝非被动地接受,而是从自身需求出发进行改造。比如,煎药技术就是在烹饪技术的基础上发展而来的,提出先煎、后下、包煎、分煎、烊化、冲化、武火急煎、文火久煎等方法。不过既然是吸收借鉴,也就不可能超越我国古代自然科学发展水平,这就是为什么中医药学总体上反映着农耕文明和手工业生产水平的原因。三是吸收借鉴中兽医学研究方法。早期中医药学与中兽医学是一体的,虽然在学科分化后各自独立发展,但从中兽医学的经络分布、制药技术、给药途径与方法中,仍然可以看出两个学科之间的关联。我们可以想象,早期医家可能正是通过观察在动物身上进针的方向和深度、给药的剂量和疗效以及不良反应的发生等,为中医药学的安全性、有效性研究提供了参考,这可以说是中医药学在动物实验研究方面的早期探索和实践。

## 二、创新必须始终坚守生命科学的本原属性

多年来,关于中医药是否科学的问题一直争论不休。要理清这一重大命题,首先需要对什么是科学给出一个明确的答案。尽管不同的辞典对于科学都给出了明确的定义,但其认识并不统一。我们认为,所谓科学就是指人们对客观事物的本质属性和运动变化规律的认知,对这些属性及其规律的准确汇总、整理、提炼、表述就是科学知识或科学理论,探究和发现这些属性和规律的实践活动就是科学研究,将科学知识应用于生产生活实践的方法与工具就是科学技术。随着研究分工的精细化,形成了不同的专门科学,也称之为学科。生命科学就是研究生命体本质属性及其运动变化规律的专门学科,而中医药数千年的实践,正是以人体

生命活动为主体而展开的持续研究，并且在世代传承的创新发展中形成了完整的科学理论和科学技术体系。

经典中医理论从其创立伊始就牢牢锁定人体生命活动这一主体目标，建立了旨在系统研究生命物质的基本属性及其相互联系的五脏精气族群理论，旨在探索研究生命物质运动变化秩序的阴阳互根互化和五行生克制化理论，旨在深入分析生命物质具体存在和运动规律的"数之""推之"的研究方法，旨在观察了解生命物质及其运动变化信息的"望、闻、问、切"四诊技术，旨在系统研判不同病证发生发展及其转归规律的辨证分析技术，旨在调整和恢复生命物质正常联系及其秩序的理、法、方、药技术等。这些理论和技术体系，在本质上与其他学科基本一致。如果与西方生命科学相比较，所不同的主要是西方生命科学高度关注生命物质个体的功能属性和结构变化，而经典中医学则不仅关注生命物质个体层面的运动变化，同时更加关注关联性生命物质的整体联系和基本秩序，即所谓整体观念。这一观念在近年来正在受到现代生命科学界的密切关注，并且呈现出向整体联系和基本秩序延伸和拓展的研究趋势。

不可否认，精气、阴阳、五行等哲学术语在中医理论中的使用率非常高，但哲学术语在其中已经不是独立完整的术语，而是创造性地将其内化改造为新的生命科学术语的构成要件，此时的精气阴阳，已经由泛指万事万物的哲学范畴转化为专指人体的精气阴阳，具有了鲜明的生命科学属性。假如武断地将这种融合性术语予以解构分离，精气阴阳就会退回哲学范畴，其研究主体依然是万事万物，从而失去了中医药科学应有的具体化、专属化、精准化特征，其理论必然会失之于笼统和宽泛，这显然不是中医学引进哲学概念的初衷和本意所在。

与此同时，我们需要关注的另外一个话题是中医药文化。当我们站在某一学科的角度探究本学科文化内涵时，文化就应当是学科发生发展过程中所积累形成的共识性认知理念和行为范式。这里主要体现了三层含义：一是认知理念，作为一个学科，其认知理念主要从其特有的语言文字和著作典籍中表现出来，也就是说，研究某一学科的文化内涵，首先需要研究其语言文字和著作典籍，这是学科文化的主要载体之一；二是行为范式，学科文化常常通过该学科的研究和应用过程体现出来，并通过长期的积累而形成常态，这也就是所谓的文化自觉和文化养成，而要研究某一种学科文化，就需要密切观察该学科的实践行为；三是群体共识，学科文化不是个体认知，也不是个人行为，而是组成该学科的多数人群的共同认知和群体行为。这种共识既需要群体之间的共同打造和广泛认同，也需要世代间的积淀和凝练。需要指出的是，学界经常会将广义的社会文化与具体的学科文化相混淆，如将中医药文化等同于中国社会普遍的中庸文化、仁义文化、孝道文化、精诚文化等，用大众文化的概念掩盖了学科文化的具体特征，从而也就失去了研究学科文化的本来目的。毋庸置疑，中医药在长期的历史发展进程中，不仅承载了丰富的中国传统文化元素，而且创造了自身特有的医学文化。如道法自然、天人相应的哲理文化，敬畏生命、悲天悯人的至善文化，精气为本、普遍联系的整体文化，善于内化、医哲融合的语言文化，探究规律、治病求本的辨证文化，致中求和、协调平衡的医理文化，崇尚道地、至工至巧的本草文化，顺应四时、调摄有度的养生文化，借鉴吸收、纳新共享的开放文化，世代传承、创新超越的发展文化等，丰富多彩，自成体系，独具特色和优势。

无论中医学承载了多少中国传统文化，无论中医学自身创造了多少学科文化，有两点是必须要明确的。首先，中医学的主体学科属性是治病救人、维护健康的生命科学，文化的丰富性丝毫不能掩盖其应用性学科的本质属性，也不应该替代其医学科学的主体地位，其中的文化元素是为促进医学科学的发展而服务的。强化这一认知，对于坚守中医药科学的发展方向、坚持中医药科学的既定目标、坚定中医药科学的基本理念是至关重要的。其次，中医药的学科文化已经完全融合到有关生命活动的理论体系，已经完全内化于维护健康的诊疗实践中，医学和文化形成了一个有机的整体，不可分离；讨论和研究中医药文化，必须从中医药理论和实践行为出发，以中医药认知理念和行为范式为主导，在研究生命活动中体现文化内涵，在研究诊疗模式中发现文化要素。离开医学自身而泛论文化，就会使中医药文化变为无本之木、无源之水，使其失去应有的生命力。

## 三、创新必须准确把握科技进步的时代机遇

由于经典中医学天生具有与时代同步、与不同时期的生产力水平相适应、与不同时期最新科技成果相融合的基本特质，那么，当人类正在跨越工业文明而进入信息文明的当代，中医学也必然会迎来一个全新而广阔的发展空间。例如，以精气物质为核心的生命物质和生命秩序研究，原本就具有紧扣物质、普遍联系、恒定运动的本质，而新兴的系统生物学正是在分子生物学的基础上，进一步研究生命物质和生物系统组成成分的构成与相互关系的结构、动态与发生，以系统论和实验、计算方法整合研究为特征的生命科学新学科，同样具有"整体"或"系统"的内涵，由于二者所研究的对象都是机体内生命物质的运动规律和基本秩序，二者一定能够找见其契合点。又如，以辨证论治为核心的中医学诊疗体系，本身就是在历代医家诊疗数据的广泛汇总和持续积累的基础上所进行的系统性分析，而新兴的大数据技术同样如此，只不过应用了先进的计算机手段，使其数据采集、分析、处理、反馈更加精准而快捷，二者也一定能够找见契合点。再如，中医学的望闻问切，是通过直观可感知目标的形态变化而取得临床参数的，进而才能进入辨证分析过程，而目前最为活跃的人工智能技术如人脸识别系统、生物流体动力学传感分析系统、形体形态识别系统、气味分析系统、音频识别系统等，分别为面部望诊、舌诊、脉诊以及闻诊等提供了技术基础，只要我们把中医药理论体系中的基本参数转化为人工智能技术所能运用的相应参数，中医临床望闻问切、辨证分析、理法方药全流程一定会是一种从未发生的崭新局面。总之，只要我们坚持中医药科学所固有的原创性、融合性、开放性和发展性特点和优势，中医学的发展问题一定会迎刃而解。这也就是本书所选取的主导性话题的初衷所在。

# 上　篇

## 中医药创新的内生动力

# 第一章 持久而旺盛的生命力是中医药科学性的客观表征

　　近代以来，关于中医药是否属于科学的范畴、中医药理论和方法是否具有科学性的问题一直争论不休，中医药在这种无休止的争议中奇迹般地走过了一百多年的历程，而且这种争议至今似乎依然在延续着。很显然，中医药的科学性问题是不容回避而且急需解答的一个重大命题。

　　众所周知，中国历代并没有"科学"（Science）一词，即使在欧洲，"科学"一词大约是法国实证主义哲学家孔德在将学科分类时才开始出现的，日本学者将其用汉字表证为"科学"，[1] 虽然不久便传入了中国，但关于其准确的定义至今未能统一，甚至有不少人简单从其字面意义解读为分科之学、分科学问、分科知识等，实有望文生义之嫌，并非对其本质内涵的诠释。我们在较长时期的研究中，曾经对"科学"这一词汇尝试给出这样的解释：所谓科学就是指人们对客观事物的本质属性和运动变化规律的认知，对这些属性及其规律的准确汇总、整理、提炼、表述就是科学知识或科学理论，探究和发现这些属性和规律的实践活动就是科学研究，将科学知识应用于生产生活实践的方法与工具就是科学技术。随着研究分工的精细化，形成了不同的专门科学，也称之为学科[2]。

　　如果按照上述解读，那么我国事实上很早就有了与之相近的词汇，东汉班固《汉书·河间献王传》："河间献王德以孝景前二年立，修学好古，实事求是。从民得善书，必为好写与之，留其真，加金帛赐以招之。"毛泽东在《改造我们的学习》一文中指出，"'实事'是客观存在着的一切事物，'是'是客观事物的内部联系，即规律性，'求'就是我们去研究"[3]，可见，实事求是的本义应当就是研究发现掌握客观存在着的一切事物的内部联系和运动变化规律。在《汉书》之前，西汉《礼记·大学》中曾有一个与之相近的词汇，叫作"格物致至"，后世朱熹在《四书集注》中指出："穷究事物道理，致使知性通达至极。格，至也。物，犹事也。穷推至事物之理，欲其极处无不到也。所谓致知在格物者，言欲致吾之知，在即物而穷其理也。盖人心之灵，莫不有知，而天下之物，莫不有理。惟于理有未穷，故其知有未尽也。"由此，"格物致至"演化为"格物致知"，传承数百年。"科学"一词刚传入我国之时，学界曾将其译为"格物学"，并有相应的著作和期刊问世，只是后来"科学"一词得到普及，"格物"一词逐渐淡出，但无论如何，"实事求是"与"格物致知"，是中国传统词汇中最接近"科学"本义的解读，而不应当是所谓的"分科之学"。

　　由此可见，科学的研究对象是客观事物、客观存在、客观规律，其首要特征是客观性，而对客观规律的认知和掌握，又离不开生产生活实践，我们常说实践是检验真理的唯一标准，更重要的应当是实践是发现真理的必要途径，所谓科学性离不开实践性。当然，人们的认知总是受到时代的局限，一定时代的认知常常会在后续时代中得到补充和发展，具体学科的认知常常会与其他相关学科相互启迪和互动，从而为科学的传承创新注入了强大的生命力。换言之，生命力是科学的第一要义，中医药科学恰恰具有强大而旺盛的生命力。

### 参 考 文 献

[1] 冯天瑜，聂长顺．"科学"从古典义到现代义的演绎 [J]．武汉大学学报（哲学社会科学版），2019，72（04）：111-117.

[2] 周然，赵思俊，施怀生．中医药发展需要正确处理三种关系 [J]．中医杂志，2021，62（1）：2-5.

[3] 毛泽东．毛泽东选集（第三卷）[M]．北京：人民出版社，1991.

## 第一节 实践至上与持续探索，造就了中医药创立前期的初始生命力

### 一、中医药的初始生命力源自宝命全形的价值追求

众所周知，人类的生存和发展历史实质上就是一部认识、适应和利用自然的历史。远古时代，人类面对强大而不可控制的自然力量充满了神秘感，常常感到不知所措，对雷电、暴风、地震、山洪等自然现象产生了畏惧和崇敬的心理，进而将自然加以神话和自然崇拜，成为原始宗教最早的表现形式之一。经过长期的生存斗争和不断地总结，人类逐步积累了对自然现象的认识，并进一步进行认真的观察、记录、研究，逐步整理概括出一些线索，发现了很多现象之间的相互联系，本能地推测其运动变化规律，并且逐步学会根据这些规律再去推断其他现象。这样，人们对自然现象的认识逐渐地深入与丰富，最终形成了多数人认同的系统认识。这种建立在实践和事实基础上的对自然现象和其规律的系统认识，或可称之为早期的自然科学。

在认识和利用自然的过程中，维护生存无疑是第一位的，所谓"形与神俱，而尽终其天年，度百岁乃去"（《素问·上古天真论》），追求"终天年，度百岁"，一直是人类社会的期许，也是医学科学得以诞生的社会需求。也就是说，在与自然斗争的同时，人类很早就开始了与创伤和疾病的斗争，医学就是在这种斗争中应运而生的。事实上，无论是苏美尔文明、古巴比伦文明，人类早期的医学大多依赖于想象，缺乏主动的实践意识，但随着古埃及、古印度和古中国文明的兴起，医学发展开启了新的阶段，医学知识逐步丰富，专门探究生存方法和疾病现象的人员开始出现，医学也朝着专门学科的方向持续推进。

早期人类探索自然往往是在付出自身伤害甚至牺牲生命中全力而行的，同时也在与自然的斗争中逐渐获得了主动。远古时期，人类面对风暴、地震等自然灾害，不仅可以掌握基本现象和规律，并且在一定范围内还可以做出预报和防范，将其造成的损害降到最低；在觅食过程中发现某些食物不仅可以果腹，同时可以缓解身体部位的不适感，但是某些食物却有毒性，甚至可能导致死亡；钻木取火或者热石取暖时，发现烘烤过的体表部位疼痛减轻……，这些经验奠定了草药、针疗的基础。不得不说，通过对药物、医疗手段的研究和改进，人类祖先有效地改善了自身的健康状况，延长了寿命，生存率大大提高，为后世自然文明特别是

医学科学的发展做出了有益的尝试。

中医学正是通过世代医学经验的积累和实践探索的总结而逐步发展、完善的。《纲鉴易知录》中载："民有疾，未知药石，炎帝（神农氏）始草木之滋，察其寒、温、平、热之性，辨其君、臣、佐、使之义，尝一日而遇七十毒，神而化之，遂作文书上以疗民疾，而医道自此始矣。"炎帝以一人之力"尝百草"，并"日中七十毒"一直备受质疑。据文献分析，炎帝应为当时姜氏部落首领的尊称，神农氏为姜氏部落氏族的尊称，尝百草的炎帝与阪泉之战中败于黄帝的炎帝并非同一人，只是都是神农氏部落首领，所处时代相差约几百年。那么"尝百草"这一行为，应当是部落与首领医学实践的统称，正是因为中华民族先人的实践和探索，才开启了中医学由最早的自发性尝试到之后的主动性探索的实践之路。

中医药早期的实践探索是一个连续的过程，当时的文献中也有一定的体现。对殷代甲骨文的考证表明，当时已经有了病名的记载，如专病的名称有"癥""疥""蛊""龋"等；或以症状命名的"耳鸣""下利""不眠"等；还有以人体患病部位命名的"疾首""疾目""疾耳""疾鼻"等。从耳、鼻、目等人体器官的名称看，起初人们对人体生命活动的认识是与解剖学观察分不开的。《甲骨文商史论丛·殷人疾病考》中记载"殷人之病，凡有头、眼、耳、口、牙、舌、鼻、股、足、趾、尿、妇、小儿、传染等十六种……"从西周到春秋战国时期，人们对疾病的认识又有了进一步的发展。如先秦文献《山海经》中就记载了 38 种疾病，其中以专有病名来命名的就有"疽""痹""风""瘕""瘿""疥""疯""疫"等 23 种之多；以症状为病名的有"腹痛""嗌痛""呕""聋"等 12 种。1973 年底，长沙马王堆三号汉墓出土的战国时期著作《五十二病方》中，除记载有病证 52 种以外，还提到不少的病名，总计 103 个。另据不完全统计，在古籍《诗》《书》《易》等十三经文献中，所载有关病证的名称已经达 180 余种。这就充分说明当时对于疾病的认识，已经相当深刻，并已经积累了较为丰富的医疗实践经验。

与此同时，我国古代医家，在长期的医疗实践中也逐步积累了药物学的知识，如在《淮南子·修务训》《诗经》《山海经》《离骚》等书中记载了丰富的药物学资料。《五十二病方》中所涉及的药物（包括植物药、矿物药、动物药等）就有 247 种之多。此外，在治疗上除药物疗法之外，还创造了针砭、艾灸、醪醴、导引等方法。

中医药多种多样的治疗方法及其相应的工具，应当是在系统理论成熟之前就开始出现的，包括针灸、按摩、拔罐、用药等技术。

以针灸为例，1963 年内蒙古多伦县头道洼新石器时代遗址出土了一枚砭石，河南新郑市郑韩故城遗址也曾出土过一枚砭石，我们知道砭石就是针刺方法的原始工具，因而可确定针刺起源于原始社会的晚期。后世将其统一归功于岐黄，公元 3 世纪皇甫谧在《针灸甲乙经·序》里说："黄帝咨访岐伯、伯高、少俞之徒，……而针道生焉。"至于灸法，《素问·异法方宜论》记载说："北方者，天地所闭藏之域也，其地高陵居，风冷冰冽，其民乐野处而乳食，藏寒生满病，其治宜灸焫。故灸焫者，亦从北方来。"由此可见，灸法的产生同中国北方寒冷的生活环境密切相关，更与北方先民的初始医疗活动密切相关。

拔火罐与针灸一样，也具有悠久的历史，是中医学物理疗法之一。古时候，人们采用挖空的动物犄角来拔出脓疮排毒止痛，所以称为"角法"。在一千多年前的晋代，医学大家葛洪的《肘后备急方》中就有关于这种方法的记载，唐代王焘《外台秘要》中也有用竹筒罐来调理不适症状的描述。

中药制剂在中国创用甚早，夏商时代（约公元前21世纪至公元前11世纪）已有药酒、汤液的制作和应用。《黄帝内经》收载医方13首（实有12首），记述了汤、丸、散、膏、丹等剂型，并对各种制剂的制法、用法用量及适应证均有较明确的规定，而且应当是在系统的中医理论形成之前就逐步积累而成的。同时，这些制药和用药方法，大多受到烹饪和食品制造生活实践的启发，可见我国的食品制造业的发展与医疗保健有密切的联系，人们利用食物原料的药用价值，做成各种美味佳肴，乃至对中药制剂剂型产生了深刻的影响。此外，《黄帝内经》还专列出"汤液醪醴论"篇，论述了汤液醪醴的制法和用途，这是食品领域发酵技术在医药学方面的重要例证，《黄帝内经》虽然问世于秦汉时期，但作为中国现存中医学文献最早的一部典籍，较全面地总结了前人医药学经验，是对前人实践探索的客观记载和充分肯定。

无论是人类学还是社会学的研究都充分说明，人类从诞生之日起，早就把"人"放在了至高无上的地位，把维护人的生命健康作为生产生活实践的重大追求。这些共识见于中国早期的各种典籍文献中，《管子》指出："夫霸王之所始也，以人为本。"《尚书·泰誓上》："惟天地万物父母，惟人万物之灵。"《老子》反复强调"摄生""贵生""自爱"和"长生久视"，《庄子》也多次论述"保生""全生""尽年""尊生"，《周易·系辞》指出"天地之大德曰生"，《太平经》主张"乐生""重生"，《吕氏春秋》则进一步揭示了尊重生命的重要性，指出"贵生重己""圣人深虑天下，莫贵于生"，《墨子》指出"天下莫若生之贵"，《说文解字》在解释"人"字的含义时指出"人，天地之性最贵者也"。这些经典名篇虽然不是医学专著，但从中已经凸显出中华传统文化中"以人为本"的核心理念。

任何一门学科的诞生，都是以社会重大需求为初始动力的，中医学正是在全社会"以人为本"、生命至上的强大需求和强烈氛围中逐步萌芽奠基而成的。《素问·宝命全形论》所说的"天覆地载，万物悉备，莫贵于人"，就是这一社会思潮的集中体现，从而决定了中医学的使命从一开始就是关于人体生命活动的专门学问，它在诞生之前，贯穿于日常的生产生活实践中，植根于农耕时代和手工业时代的生产生活积累，在与风雨寒暑和疾病创伤的抗争中不断丰富，源自实践，发展于实践，未来的前景必将也是在实践探索的道路上不断走向繁荣。

## 二、中医药的初始生命力源自农耕文明的生产力特征

所谓农耕文明，最早是在渔猎和采摘生产活动中的一种自发延伸，如以用火为主要围猎方式所延伸的成片裸露性土质地表对土地利用和进一步开垦的启发，以果实种子为主要采摘目标所延伸的种子果实自然繁殖现象对驯化栽种活动的启发等。客观地说，人类的采摘活动，实际上是在进化过程中秉承于祖先的一种生物学本能，从其他灵长类动物到原始人类，采摘一直是主要的生产生活方式。随着种群以及部落人群的增长，原始人类不断迁徙，采摘活动逐步呈现出有目的地向特定区域集中并且逐步稳定下来的趋势和倾向，这些区域必定是采摘资源丰富、自然递补能力较强的区域，而这些区域必然具备可供不同生物群落赖以生长繁育的气候、降水、土质等特定基础，更由于生物共生规律所决定，集中性采摘区域不仅具有直接可被采摘的资源，也具有阶段性未被认知、之后陆续成为可被直接采摘的资源，这些物种共生共存，形成了完整的生态链条，这也正是生物群落自然递补能力持续维持的条件所在。如此，正是原始人类向特定区域集中迁徙、集中生活、集中生产的历程，为早期农耕文明的

开启提供了条件。

如前文所说，原始人类认识土地，有可能是在用火围猎形成裸露地表的过程中开始萌芽的，由此看来，用火活动可能是农耕文明形成的又一要素。从现有考古学发现来看，黄河岸边山西芮城西侯度遗址，存有最早的人类用火遗迹，距今大约 180 万年，这一区域应当是人类率先进入用火时代的代表性区域，或许我们还可以认为，这一区域应当是早期人类用火围猎、发现裸露地表进而最早开始有目的地利用土地的先行先试区域。

农耕文明的另外一个重要门径是种子的利用。如前所述，可食用性种子果实是早期人类采摘活动的重要目标，随着采摘能力和效率的不断提高，产品的剩余率也就随之增加，由于当时的人们应当还没有充分认识到干燥和杀青等技术在种子果实保存中的重要性，主要是在原生环境中自然保存，依土而存当属常态，这样，种子果实在依土而存的环境中自然繁殖生长也就顺理成章。我们的先民智慧性地发现了种子果实在依土而存的环境中自然繁殖生长特征的有用性，并将其与裸露地表的再利用进行了完美组合，一幅以土地利用和种子利用为主线的农耕文明画卷从此打开，成为人类生产性文明形式的开端。河北磁山遗址中发现距今 7000 多年前的粟类遗存多达 13 万余公斤，说明这一地区很早就达到了令人叹服的农业生产水平。

中华农耕文明的重要贡献之一，是对时令节气的认识和利用。位于山西省襄汾县的陶寺遗址，是中原地区龙山文化遗址中规模最大的一处，属于龙山文化的陶寺类型，考古学家利用当代综合性考古技术确认，陶寺文化的年代为公元前 2300 年至前 1900 年之间，属于新石器时代的晚期。该遗址不仅证明了帝尧都城的恢宏气势，而且发现了代表当时农耕文明领域先进水平的世界最早的观象台，它由 13 根夯土柱组成，呈半圆形，半径 10.5 米，弧长 19.5 米，从观测点通过土柱狭缝观测塔尔山日出方位，确定季节、节气，安排农耕。考古队在原址复制模型进行模拟实测，从第 2 个狭缝看到日出为冬至日，从第 12 个狭缝看到日出为夏至日，从第 7 个狭缝看到日出为春分、秋分。考古学家还利用陶寺遗址出土的"圭表"复制品测量日影取得成功，进一步印证了《尚书·尧典》"分命羲仲，宅嵎夷，曰旸谷。寅宾出日，平秩东作。日中，星鸟，以殷仲春"的记载。这一关于古代节气变化规律考古的重大发现，说明在距今至少 4500 多年以前，中华先民已经走出了简单粗放的烧荒成地、撒豆成苗的耕作方式，进入了观天象、辨气候、定农时的规律性探讨的全新阶段。

中华农耕文明的另一个重要标志是桑蚕文化。20 世纪 20 年代，考古学家在山西夏县西阴村遗址出土了最古老的蚕茧化石，并且确认化石是养殖的家蚕，属于经过驯化的桑蚕茧（现存台湾故宫博物院），距今 5600～6000 年，进一步证明我国是世界桑蚕文化的发源地。21 世纪 20 年代，围绕中条山地区的桑蚕农业考古取得了进一步的进展，在夏县师村遗址发掘出一枚距今 6000 年的石雕蚕蛹，形状如枣核，呈浅褐色，表面刻有条状的花纹。这一发现不仅与西阴村遗址人工驯化蚕茧化石相互印证了早期种桑养蚕的客观现实，更重要的是，既然将其制作为雕刻品，或只是日常生活中的工艺品，或可能是祭祀活动的专用品，无论如何，都从另外一个角度说明 6000 年前桑蚕业已经成为非常发达且在社会生活中无处不有的重要业态。

讨论农耕文明的起源问题，始终绕不开三个重要人物。首先是炎帝神农。在山西长治、晋城等上党地区以及豫北南太行地区，史志文献关于神农活动区域记载最为翔实，包括《竹书纪年》《帝王世纪纂要》《尚书传》《尚书正义》《括地志》等典籍形成了相对完整的论述，隋开皇五年宝泰寺碑、唐天授二年清化寺碑、元代重修羊头山神农庙纪功诗碑等有明确记载，明代朱载堉《羊头山新记》分别对神农城、神农泉有其专述。仅在高平市境内的炎帝神农遗迹遗址就不少于 46 处，而且在长治、潞城、黎城、壶关等上党地区范围内，有关神农的庙宇碑刻和古籍文献也非常丰富。

另一个农耕始祖就是后稷，文献记载后稷曾经在舜时担任主管农桑的官员，《诗经》《尚书》等古典文献均记载其出生地是山西稷山，主要活动区域为汾河下游两岸。在稷山县，有关祭祀后稷的遗迹遗存很多，包括稷王陵、稷王庙、稷王塔等。同时，在山西运城市闻喜县、新绛县、万荣县等地，都有关于后稷的生产生活和祭祀活动的遗迹遗存。

农耕文明的第三个代表人物是嫘祖。嫘祖是黄帝之妃，应当是在黄帝部落与炎帝部落实现完整融合，并且迁徙东扩之后来到环太行黄河流域，进一步发展了桑蚕养殖业，于是人们将其奉为桑蚕文化的先祖。但从前述夏县西阴村和师村遗址考古发现与文献记载相比较发现，早期的桑蚕养殖要比文献记载的嫘祖所处的时代提早 1000 年左右，或许嫘祖时期这一业态得到了令人瞩目的发展，人们为纪念嫘祖而将其标奉为先贤圣哲。

需要指出的是，农耕时代虽然已经进入了大田耕作时代，但在传承先民采摘生产方式方面一直未曾放弃，由此形成了耕作与采摘并存的生产形态，本草学就是这一生产形态的典型代表，其一方面开始探索近地缘田间耕作，另一方面更看重天地精华所造就的道地性品质，维持着野生抚育和适量采收的传统。我们所说的神农尝百草，一方面具有一定的原始探索、原始辨识、原始发现的特征，另一方面也具有主动性、自觉性的自主发现特征，是农耕文明对中医药创立的早期启发和贡献。特别是本草学，从其诞生之日起，植物类药材始终是其研究和利用的主体，采摘和栽培是其原料的主要获取途径，伴随着需求的增长，特别是在其由原始状态不断走向自主化的过程中，人工种植自然而然地成为关键要素，农耕技术自始至终扮演着基础性角色。

## 三、中医药的初始生命力源自手工业技术的不断进步

人类社会进入文明时代的重要标志是生产生活工具的制造和使用，新旧石器时代应当是工具产生的源头，可见手工业文明或许要早于农耕文明，或者可以说二者始终是如影随形、相伴而行的。在考古学领域，仰韶遗址是近代考古学在黄河流域较早发现的新石器时代的代表性遗址，遗址出土文物有石斧、石铲、石锄、纺轮、骨锥、骨针以及钵、盆、碗、罐等陶器，器物表面大都具有彩绘图案，这些彩绘被认为是仰韶文化的重要特征。仅仅在黄河中游地区，就有河北武安县磁山遗址和河南新郑市裴李岗遗址出土的石铲、石镰等，全国范围内各地遗迹遗址发现的各种石质、骨质、木质等器具数不胜数。

我国早期的手工业生产，以陶瓷、冶炼最为著名。山西夏县东下冯陶瓷遗址总面积约 25 万平方米，经放射性碳素断代，其年代大约为公元前 1900～前 1500 年。陶窑有 3 座，生活用器以陶器最普遍，计有鬲、鼎、罐等炊器，尊、盆、簋、豆等用器和酒器爵，24 座墓葬中多随葬 1～3 件陶器。在冶铜领域，考古工作者在山西运城市闻喜县发现了一处采矿炼铜遗存，包括露天采坑、矿井、巷道、烧制木炭的窑穴等 20 余处，采矿用的大小石锤、生活用的陶质器皿（残片）100 余件，经确认这处采矿炼铜遗存的采冶时代为夏代延至战国早期。在冶铁领域，较早的考古发现为山西曲沃与翼城交界处的曲村天马遗址，该遗址面积约 10

平方千米，是西周时期晋国的早期晋侯墓地，其中包括3件铁器，出自遗址第四层的一件铁器残片，时代早到春秋早期偏晚，约为公元前8世纪，出自第三层的一件较为完整的铁条和一件铁片，时代定为春秋中期，约为公元前7世纪。这三件铁器经过金相学研究，两件残铁片金相组织均显示的是铸铁的过共晶白口铁，是迄今为止中国最早的铸铁器，一件铁条则显示的是块炼铁。近年来在晋中、晋南和晋东南多处战国时代的大型平民墓地中也出土了700多件铁器，是出土的公元前5～前3世纪铁器最多的地区。

在农具领域，古代农具经历了从石器骨器到陶器、从红铜青铜到铁器、从单体打磨到铸装的演变过程。商周时期，用青铜制作的农具主要是一些田间管理和收割环节的农具，以及一些用于汲水灌溉的戽桶和吊桶。铁制农具是中国农具史上的一次重大变革，使农业生产力发生了质的飞跃，战国时期木心铁刃的农具，如铁犁、铁锸、铁耨等，大大提高了生产效率。

古代药用植物的生产过程，与主要农作物的生产方式高度重合，贯穿了野外采摘、人工种植、田间管理、成品收获、药材加工、储存保管、饮片炮制、成药制备、煎煮服用等所有环节，每个环节都需要相应的生产工具，二者所用的生产工具基本相同，主要类似于今天所说的铲、镰、刀、斧、耒、耜、锄、犁等先进农具以及各种盛装器具，以完成药材的人工栽培和田间管理。

炮制是中药传统制药技术的集中体现和核心，以"饮片入药，生熟异治"为代表的精益求精、至工至巧的中药饮片炮制技术，是中华独特的手工业文明对中医药特别是本草学的重大贡献。从《黄帝内经》《神农本草经》到《雷公炮炙论》再到《炮制大法》，中药炮制技术走过了一条从自发到自觉、从简单到完备、从实践到理论的发展道路。中药炮制技术中，我们所熟知的蒸、炒、炙、煅、炮、炼、煮沸、火熬、烧、斩断、研、锉、捣膏、酒洗、酒煎、酒煮、水浸、汤洗、刮皮、去核、去翅足、去毛等技术，虽然一般认为源起于汉代，但在更早的生产生活遗迹遗址中均可发现更加久远的脉络，包括水制火制、蒸馏发酵、丸散膏丹、煎煮饮用很大程度上与餐饮烹饪和食品加工相重合，所用器具主要是碾、磨、臼、杵、壶、罐、瓶、钵、盆等。餐饮烹饪和食品加工技术的每一次进步，都会推动中药制剂技术的同步发展。正是烹饪领域的煎汤、熬液和烹饪工具的进步和考究，成就了至今依然是中药主体给药方式的水煎剂，而且至今依然十分重视煎煮器具的材质；正是食品碎制、揉和、煮制、蒸制技术的完善，为中药丸散膏丹等剂型的形成和发展提供了启迪。至于发酵技术，更是在中药制药中具有重大的贡献，其中，早期的酒虽然仅是作为药用的，但其思路也是在食品发酵加工中得到延伸和完善的。

制陶技术对中医药的贡献主要是陶制火罐的研制和推广使用，在中医药历史上曾经有过竹木、陶瓷、金属等各种材质的拔罐用具，其中，陶瓷是主要的用具。我们知道，陶瓷是中国原产，最先出现的是陶器，之后是原始青瓷，它是由陶器向瓷器过渡阶段的产物。中国最早的原始青瓷，发现于山西夏县东下冯龙山文化遗址中，器类有罐和钵。原始青瓷在中国分布较广，黄河流域、长江中下游及南方地区都有发现。直到今天，陶制火罐依然是中医药临床最常见的拔罐工具。

冶炼技术对中医药的贡献主要是金属针具的研制和推广使用，这一技术促使针刺技术从粗放阶段向精致阶段飞跃。1978年内蒙古达拉特旗树林召公社发现了一枚青铜器时代的青铜砭针，中国的冶炼技术的发展，为金属针具的出现提供了物质和技术条件。

中华民族是农耕文明和手工业文明的原创者，农耕技术和手工业技术走过了漫长的发展历程，从野外采摘到人工种植，本草学的发展始终得益于农耕技术的进步，从药材炮制到陶制火罐，再到金属针具，中医药独特的诊疗技术从食品加工、制陶技术和冶炼技术中得到了有益的启发和借鉴，农耕文明和手工业技术的不断进步为中医药的早期探索与实践注入了最初的原始生命力。

### 四、中医药的初始生命力源自百家争鸣的社会背景

从春秋五霸到战国七雄，中国社会发生了深刻的变革，周天子权威式微，大小诸侯国高度自治，同时，经济的发展催生了一批以学问为主业的"士族"，各诸侯国竞相招贤纳士，"养士"之风盛行，形成了以各诸侯国为集散地的"士族"群体。各"士族"群体或著书立说，或兴学课徒，广论时事，阐述学理，相互之间交流争辩，加之诸侯国并非现代意义上的国家，人员自由流动，"士族"群体也并非完全依附于单一诸侯国，游学游说之风兴盛，在急剧的社会结构变化、尖锐的阶层矛盾对立、反复的诸侯兼并战争中，诸子蜂起，游走天下，学派林立，百家争鸣，开启了一个影响中国数千年的思想解放的全新时期。据《汉书·艺文志》的记载，大小学派约有180多家，后世记载虽有明显出入，但逐步以"诸子百家"而概括之。

至于"诸子百家"形成的先后，学术界尚无定论，有的认为儒家最早，有的认为道家为先。现存于山东博物馆发现于清末民国时期的"孔子见老子"汉画像石，有人将其题目解读为"孔子拜见老子"，借以说明道家对儒家的启发，但从另外的角度看，当时的孔子和老子分别应当仅仅是个体学者而已，其学术流派尚未形成体系。如果将《道德经》作为道家学派形成的标志，它是老子出关之时的作品，此后老子已经隐居，那么孔子见老子的时间应当早于《道德经》的问世，看来道家和儒家作为学术流派的产生时间应当不分前后，大抵相近。

道家学派是先秦诸家极具影响力的学术流派之一。道家以道为世界的本原展开研究和讨论，其开创者为老子，之后分化为老庄、杨朱、黄老三大分支，逐步以黄老学派最为兴盛，其以天地万物及其与人的关系为主要研究目标，"以两相自然为本，事因之而循之，物因之而动之，法天地之使万物自然"，从而催生了中国传统科学始终追求事物内在的道，以道为核心，以天地人关系为主线，以道、元气、阴阳、气化等为基本概念的科学知识基础，并且严格区分知识与技术的区别，提出了"顺应自然""以道驭术"等思想，促进了我国千百年来以研究自然、注重技术为特征的发明创造的历程，这一学派不仅在先秦时期占据主流，而且在秦代乃至汉初（文景之前）一直具有强大的影响力。中医药的第一部理论专著《黄帝内经》，大多传承了道家学派中黄老学派的思想，虽然其诞生较晚，但思维意识的主体却在很大程度上延续了黄老道家的思想，把主导性研究方向放在了人与自然的关系特别是天地自然对人体的影响方面，从而衍生出了中医药理论诞生之时的精气为本、阴阳互根、五行守序等基础医学理论。《黄帝内经》之所以托名"黄帝"，或许与《黄帝内经》成书之时的道家学派中黄老学派为主流的现象有关。但无论如何，中医学是研究人体生命的学科，按照黄老之学，人体生命是与世间万物息息相关的，这也就是春秋战国时期中医人既要坚守实践探索的本原，又要遵循人与自然一体化原理的由来，中医药所遵循的"道法自然""天人相应"等源自道家学说的法则，所揭示的实质上是人与自然之间总是发生着相同或相近的运动变化，总是遵循着相同或相近的运动变化规律，这一点为此后中医学被动搁置"解剖而视之"的器官学研究方法之后能够实现理论研究方向与模式的转型奠定了基础。可以说，中医药的早期奠

基与道家理论是密不可分的。进而言之，中医药后世才得以完善的药性理论比如说四气五味、升降浮沉等，事实上也是在道家学派中黄老学派思想的影响下逐渐形成的。

关于儒家学派，《周礼·天官》曰："四曰儒，以道得民。"《说文解字》对"儒"的解释是："儒，柔也，术士之称。从人，需声。"后世有人说，儒家是一个不断发展、与时俱进、昂扬向上的学术流派。事实上，先秦时期儒学与其他学派是地位相等的，并没有上下高低之说。儒家奉孔子（前551～前479年）为宗师，所以儒家思想又称为孔子学说。儒家思想对中医药的影响在先秦之前主要是"爱人"，这些与道家的"保生""全生""尽年""尊生"等主张不谋而合。而且在汉武帝"尊崇儒术"的国策确立之后，虽然"解剖而视之"的固有研究方法失去了生存发展的社会思想文化环境，但儒家所主张的以"爱人"为第一的思想却在中医学中地位不断得到强化，而且由泛泛的"爱人"聚焦于珍惜生命，后世把医学称之为"仁术"，突出其"宝命全形"的中心思想，也是源自儒家思想的。

墨家是中国先秦时期的又一个重要学术流派，其与"名家""数术家"等并列为先秦诸子百家中关注于自然科学的学派。当时，人们已经开始对天地万物高度关注，特别是使用何种方法的问题成为普遍探索的重点，就目前可见的资料来看，墨家是最早关注这一问题的学派。《墨经·经下》说："衡而必正，说在得。"《墨经·经说下》还说："衡，加重于其一旁必捶，权重相若也，相衡，则本短标长，两加焉，重相若，则标必下，标得权也。"最主要的是，墨子在《墨经》中探讨了光与影子的关系，提出了"景不徙"的观点，指出"景，日之光反烛人，则景在日与人之间""景，光之人，煦若射，下者之人也高；高者之人也下，足蔽下光，故成景于上；首蔽上光，故成景于下。在远近有端，与于光，故景库内也"。除此之外，《墨经》中还记载了平面镜、凹面镜、凸面镜等光学现象，并且对圆形、正方形、平面、平行线等基本几何概念进行了归纳定义，涵盖了数学、几何、力学、光学等多方面的自然科学知识。可见，中国早期已经开始了对自然科学的探讨，其对后世的科技发展具有深刻的影响。由于墨家最早发现了光所具有的直线运动特征，我国（也是全世界）第一颗量子卫星命名为"墨子号"。应当关注的是，在墨家学派诞生前后，我国自然科学领域的探索早已起步，成果也是十分可观的。在数学领域，最早的成就当属"十进位制记数法"，从河南安阳殷墟出土的甲骨文有"八日辛亥允戈伐二千六百五十六人"的记载，说明早在商代就有了"十""百""千"等大数名称，形成了完整的十进位制系统，其时间距今已经超过3500年；西周时期，商高发现了"勾三股四弦五"的勾股定理，被称为"几何学的基石"，比毕达哥拉斯的发现早500～600年。这些成就在后世所谓的"只重经学、不重科学"的时代，依然得到了一定的发展，如成书于公元前1世纪前后的《周髀算经》，对我国古代历法、算术、天体测量都有了深入的研究；《九章算术》最早提到分数问题，首先记录了盈不足等问题，还在世界数学史上首次阐述了负数及其加减运算法则；特别是南北朝时期杰出的数学家祖冲之，首次将圆周率精算到小数点后第七位；宋元时期的杨辉三角所提出的三角所具有的"两条斜边都是由数字1组成的，而其余的数则是等于它肩上的两个数之和"的论断，比法国的数学家帕斯卡早了近600年；元代著名数学家朱世杰对高次方程组解法和高阶等差级数等问题的精密论述，代表了当时世界上最高水平，这些都可以视作先秦数学基础上的延续和发展。在物理学领域，人们在墨家学术的基础上，不断发展和深入。力学和营造学方面，《考工记》比较完整地记载了古代各种精致化工具以及水利、建筑等方面的高超技术，而且墨家学说对之后王充的《论衡》中对力与运动、物与运动、内力与外力的关系和对运动相对性的研究多有启发；光学方面，在墨家学说基础上，王充的《论衡》对光的强度、光的直线传播及球面镜聚焦成像等进行了更加完善的论述，从而为后世《梦溪笔谈》聚焦光学运动原理的研究奠定了基础；在声学领域，《庄子》最早记载了调瑟时的声频共振现象，这也是迄今为止声学领域共振现象的最早发现；在磁学领域，《吕氏春秋·精通》有"慈石召铁，或引之也"的记载，也属世界最早，后世《梦溪笔谈》的"以磁石磨针锋，则能指南"对磁性两极的记载、"方家以磁石磨针锋，则能指南，然常微偏东，不全南也"对磁偏角的记载等，都应当是在前人基础上的继承和发展；在热学领域，《考工记》最早关注到了冷热温度对物体颜色变化的影响，之后《论衡》注重了热平衡、热传导及其与物态变化的关系。可以说，墨家学说最早关注到自然科学的研究，标志着我国古代自然科学研究的起步，它不仅对我国古代造纸、火药、指南针、印刷术等举世闻名的四大发明具有深刻影响，而且应当对中医药科学和技术的创立与发展产生了启发，中医学中有关"高下相召，升降相因，而变作矣""动静相召，上下相临，阴阳相错，而变由生也""数之可数""数之可得""数之可十，推之可百，数之可千，推之可万"等关于人体精气运动变化的原理和测量计算方法的论述，在很大程度上就是对其他自然科学研究方法和成果的借鉴与吸收。

诸子百家中农家是非常重要的一个学术流派。中国是最早进入农耕社会的，农业文明不仅仅是中国社会的文明基础，同时也是中医药创立和发展的社会基础。《淮南子》说："食者民之本也，民者国之本也，国者君之本也。是故人君者，上因天时，下尽地财，中用人力，是因群生逐长，五谷蕃殖。"古时农耕生产是顺天应时的自然生产，先秦时期的农家正是农耕文明的产物，农家有关采摘、栽培、加工、农时领域的贡献，在中华本草的创立和发展中的贡献是不容忽视的。

医家原本是不分兵乱与和平时代的，但中国古时的医家却在很大程度上受到了兵乱时期兵家的启发。春秋战国时期，诸侯之间不断爆发战争，有识之士研究军事智谋，总结军事方面的经验教训，研究制胜的规律，发展成为一个独立的学派——兵家。兵家虽然独立成体系，但由于其学识内涵类似于人体疾病的正邪关系，也类似于组方遣药之调配关系，因此后世有"用药如用兵"的说法。

《素问·上古天真论》中有"法于阴阳，和于术数"的论述，这一点虽然不能直接等同于先秦时期的数术家或阴阳家，但其对中医药创立和发展的影响也是非常重要的。《汉书·艺文志》以为"数术者，皆明堂、羲和、史、卜之职也"，其中又分为天文家、历谱家、五行家、蓍龟家、杂占家、形法家六大派，在先秦的思想文化和社会生活中产生过很大影响，其内容既有当时的科学知识，也有一些民间的巫术之类，曾经是广为流行并对现实生活具有影响的理念和方法。阴阳家则将此前的数术思想与阴阳五行学说相结合，尝试解释自然现象的成因及其变化理论体系。阴阳家的哲学思想主要是阴阳学说和五行学说。阴阳学说把"阴"和"阳"看作构成世间万物基本物质的两大类别，又是事物内部对立依存、消长转化、协调平衡的两种属性和两种力量，是化育天地万物的基础所在，庄子将阴阳定义为气所包含的矛盾对立要素，指出"阴阳，气之大者也"（《庄子·则阳》），也有典籍指出"一阴一阳之谓道"（《周易·系辞》）。五行学说则把"金、木、水、火、土"五种基本元素作为世间万事万物的五大类别，研究其不断循环变化的"相生相克"的生克制化进而维持一定秩序的理念。后世，阴阳五行学说是对中医药学说影响最主要的学说之一。正是道家所创立的精气学说以及之后的阴阳学说、五行学说的深刻影响及其与中医药的深度融合，为"尊崇儒术"之后中医理论的研究由"解剖而视之"为主的器官学研究向"精气为本"的生命物质研究和阴阳五行视域下的生命物质普遍联系、运动变化及其基本秩序研究的转型提供了理论依据。

几乎与数术家、阴阳家的产生时间相近，另一个学术流派方技家也应运而生。这一派别可以认为是医家的前身，其研究范围虽然宽于医学范畴，但还是以医学为主体的。据《汉书·艺文志》记载，方技家分为"医经""经方""神仙""房中"四个子派别，后世多把岐伯、俞跗、秦缓、秦和、扁鹊、仓公等作为方技家的代表人物，而且《史记》《汉书》等也多把医家纳为方技家进行记载。

总而言之，中医学既不是凭空而生的，更不是孤立存在的，正是先秦时期高度的思想解放、繁荣的文化氛围、快速的生产力发展和科技进步，促成了中医药理论和技术的创立与成长，为中医药探索与创立提供了巨大的初始生命力。

## 五、中医药的初始生命力源自先贤圣哲的实践探索

学术界一般把《黄帝内经》成书之前的历史时期作为中医药的早期实践探索时期，并且将一些著名的历史人物奉为典型代表。但从整个社会历史的发展总体分析，包括中医药在内的任何学科的探索与创立，都不大可能是少数精英能够独立承担并完成的。首先，实践探索超大规模的工作量，需要相应的足够规模的人员参与，这一场景绝不可能是少数精英的个体活动所能胜任的，即使在组织化程度偏低的自发性探索时代，这些探索也应当是许多人的自发性实践，或不约而同，或不谋而合，总是许多人的共同行为；其次，这个实践探索过程又是一个十分漫长的历史时期，按照当时的人体寿命分析，任何一个精英的寿命（即使包括未成年和老弱阶段）都不大可能达到那么长的时间，只能是一代接着一代世代接力连续探索的群体活动，因此，唯物论者普遍认为人民群众才是创造历史的动力，这一点是毋庸置疑的。但是，部落首领、社会精英、先贤圣哲的个体贡献也是不容忽视的，他们作为首领或名流牵头从事的经验总结、案例汇总、原理分析、成果推广等高端性前沿性工作，在中医药早期实践探索中具有不可磨灭的历史地位。

关于中医药早期实践探索的先贤，曾经有过岐伯、俞跗等的记载，司马迁《史记·扁鹊仓公列传》中曾指出："上古之时，医有俞跗，治病不以汤液醴洒，镵石，挢引，案杌，毒熨，一拨见病之应，因五藏之输，乃割皮解肌，诀脉结筋，搦髓脑，揲荒爪幕，湔浣肠胃，漱涤五藏。"这一时期由于并没有形成大一统的国家制度，先期的部落和之后的方国，也尚未形成思想文化方面的大一统，各种实践探索是在高度宽松的思想环境中实现的，人们为了达到探索自然奥秘特别是生命奥秘之目的，其行为不受任何条条框框的束缚和制约，而是一切以达到目的为出发点的。此时，由于理论尚未形成，探索的重点是实践观察和实践效果，器官学的研究是最先开始的，解剖学应当是探索的重点所在。"解剖"一词最先在《灵枢·经水》中出现，"若夫八尺之士，皮肉在此，外可度量切循而得之，其死可解剖而视之。其脏之坚脆，腑之大小，谷之多少，脉之长短，血之清浊，气之多少……皆有大数"。同时，《黄帝内经·灵枢》中的"肠胃""经筋""骨度""脉度"篇中也对人体骨骼、部位、脏腑、血管等，均有长度、重量、体积、容量的详细记载。《灵枢·肠胃》指出："唇至齿长九分，口广二寸半，齿以后至会厌，深三寸半，大容五合；舌重十两，长七寸，广二寸半；咽门重十两，广一寸半；至胃长一尺六寸，胃纡曲屈，伸之，长二尺六寸，大一尺五寸，径五寸，大

容三斗五升。"说明中国人早期也是非常注重解剖学研究的，而且逐步关注于形态结构以及大小尺寸的观察，但这些应当都是对《黄帝内经》成书之前所有解剖学发现的记载，虽然未必精准，但确实反映了当时的研究现实，而且《黄帝内经》在论述人体健康、疾病发生发展以及诊断治疗原理之时，并没有过多涉及五脏器官的形态、结构、质地等问题，从另外一个角度提示《黄帝内经》所收载的有关器官学内容，大多是系统理论尚未形成之前历代先贤的探索结果。与此同时，古代的动物学研究也为当时的人体生命科学研究提供了帮助，大约在公元前1900年至公元前1500年之前，中国人已经普遍开始驯养猪、牛、羊、鸡、犬等畜禽，并有了与畜禽疾病进行博弈抗争的史前兽医活动，《周礼•天官》记载有"兽病""兽疡"和灌药、手术及护养等方式，之后，许多典籍记载的"驼医""马医""牛医"等说明关于动物医学的发展已经具有一定的水平。关键的问题是，中国人早就认识到生物界特别是人与动物之间多数会发生着相同或相近的运动变化，多数会遵循着相同或相近的运动变化规律，或许可以通过观察动物而了解人体，中国人早期关于动物医学的认识或许为人体医学提供了借鉴，那种所谓中国没有动物实验的说法是不是不符合历史实际呢？难道说中国古人关于动物的躯体、健康、疾病等方面的研究对中医药早期探索一点都没有产生过影响和帮助吗？

关于岐伯，《史记•孝武本纪》载"黄帝时虽封泰山，然风后、封钜、岐伯令黄帝封东泰山、禅凡山、合符，然后不死焉"；晋时皇甫谧《针灸甲乙经•序》称"黄帝咨访岐伯、伯高、少师、少俞之徒，内考五脏六腑，外综经络、血气色候，参之天地，验之人物，本性命，穷神极变，而针道生焉"；《帝王世纪》载"岐伯，黄帝臣也，帝使岐伯尝味草木，典治医病，经方《本草》《素问》之书咸出焉"；宋代林亿等在《重广补注黄帝内经素问•序》中说"黄帝与岐伯，上穷天纪，下极地理，远取诸物，近取诸身，更相问难，垂法以福万世……而《内经》作矣"；宋《路史》载"古有岐伯，原居岐山之下。黄帝至岐见岐伯，引载而归，访于治道"。无论如何，就目前所见的典籍来看，岐伯应当是最早的中医药探索与实践第一人。更重要的是，《黄帝内经》虽然托名"黄帝"，其论道方式也以黄帝与岐伯的问答形式展开，但学术界多数认为《黄帝内经》的成书时间应当在秦汉时期，比黄帝、岐伯等先贤生存的时间晚了许多，这也再一次显示《黄帝内经》中有关解剖学的记载当属前人的探索所见。学术界常常把《黄帝内经》称之为对前人医学经验的总结，看来是不无道理的。

中医药先期探索者的另一个杰出代表是神农。关于神农，其与黄帝和岐伯等均属传说时代的人物，有关其生活遗迹的记载多是后世之事。《淮南子》记载神农氏"尝百草之滋味，水泉之甘苦，令民知所避就。当此之时，一日而遇七十毒"；《路史•外纪》亦云：炎帝神农氏"磨蜃鞭茇，察色，尝草木而正名之。审其平毒，旌其燥害，察其畏恶，辨其臣使，厘而三之，以养其性命而治病。一日间而七十毒，极含气也"。国内学术界存在着关于神农里贯的多源性问题。目前影响比较大的神农里贯研究主要有秦岭北坡渭河中游的陕西宝鸡地区、山西长治晋城特别是高平为代表的南太行漳河沁河流域、地处江淮之间桐柏山区的湖北随州地区、湘东南罗霄山脉中段的湖南炎陵地区等。其中"宝鸡说"的主要脉络是"姜水说"，《国语•晋语》中"炎帝以姜水成"，多数人依据《水经注》和《大明一统志》等记载倾向于宝鸡一带；"随州说"的主要脉络是"烈山说"，古籍多将炎帝、神农、烈山氏等并称，唐代萧德言所编《括地志》记载"厉山在随州随县北百里，山东有石穴。昔神农生于厉乡，所谓列山氏也"；"炎陵说"的主要脉络是"葬长沙说"，晋代皇甫谧撰写的《帝王世纪》记载炎帝"在位一百二十年而崩，葬长沙"，并以清代"邑有圣陵"摩崖石刻佐证。就目前史料来看，关于炎帝神农的研究，以山西长治、晋城等上党地区以及豫北南太行地区的文献资料最为翔实，遗迹遗存最为丰富，祭祀祭典最为活跃，方志碑刻最为集中，成为神农文化传承的典型地标。《竹书纪年》记载"炎帝神农氏，其初国伊，又国耆"，《帝王世纪纂要》指出"其初国伊，继国耆"，《尚书传》指出"耆即黎也"，这样，由伊而耆，由耆而黎，"又国耆""继国耆"实则"又国黎""继国黎"，《尚书正义》曰"黎国，汉之上党郡壶关所治黎亭是也。纣都朝歌王圻千里，黎在朝歌之西，故为近王圻之诸侯也"，《括地志》指出"故黎城，黎侯国也，在潞城、黎城县东北十八里，《尚书》云：'西伯戡黎'是也"。这些文献明确将炎帝神农氏的初创领地指向了南太行地区特别是上党地区。明代朱载堉所著《羊头山新记》一文中援引《寰宇记》指出羊头山为"神农尝五谷之所"，并援引后魏《风土记》所述"神农城在羊头山，其下有神农泉，皆指此也……相传神农得嘉谷于此，始教播种"，又引唐天授二年碑文"此山炎帝之所居也"，进一步指出，"羊头山者，神农尝百谷，以是为名区"，隋开皇五年的宝泰寺碑记载"秦将定燕卒之乡，炎帝获嘉禾之所"，元代重修羊头山神农庙纪功诗碑《乃庚后歌碑》诗中有"神农遗迹在羊山，祠宇重修构此间"文句。在遗迹遗址方面，仅在高平市境内的炎帝神农遗迹遗址不少于 46 处，周边的整个上党地区，乃至广大的南太行地区也非常多，包括东晋始建、北齐重建、唐宋元明清不断重修的百谷山神农庙、关村炎帝庙、柏后炎帝庙、长治县北呈乡北和炎帝庙、壶关县东长井村炎帝庙、长子县色头村炎帝庙等。在石刻碑碣方面，计有隋代"隋重修镇地塔记"、宋"百谷泉始末"诗碑、百谷山神农庙明代"登碧霞峰"诗碑、明万历"重修九天圣母殿记"、清顺治"重修炎帝神农庙碑"、清道光"重修熨斗台碑记"等，极大地丰富了上党地区神农部落生产生活实践的历史场景，同时也再次说明神农被奉为中医药实践探索的先贤圣哲的原因，既是对整个氏族部落共同贡献的肯定，也是对绵延数百年神农部落持续贡献的记载。

春秋时期，又出现了一批中医药早期的探路人，纳入文献记载的有医缓、医和等。当时晋国与周边各诸侯国交往较多，各诸侯国的名医纷纷来到晋国行医问诊，为之后的中医药理论创世开启了实践探索的路径。当时秦医缓、秦医和均已成为具有一定经验和社会影响力的名医，《左传·成公十年》载"公（晋侯）疾病，求医于秦，秦伯使医缓为之……医（缓）至曰：'疾不可为也，在肓之上，膏之下，攻之不可，达之不及，药不至焉，不可为也'，公曰：'良医也'，厚为之礼而归之"，足见当时的医缓已经在医学探索和实践经验方面具有了一定的水平；之后的名医应属医和，其在为晋侯诊病之时曰："天有六气，降生五味，发为五色，徵为五声，淫生六疾。六气曰阴、阳、风、雨、晦、明也，分为四时，序为五节，过则为灾。"这正是中医药之后的六气太过即六淫的最早出处。可见，当时的医学探索已经达到一定的程度，秦医缓、和不仅仅是具体的医家代表，而且也应当是当时医学界共同探索和积累经验的典范。

扁鹊，名越人，渤海郡郑人。虽然文献中记载其从师于"长桑君"，尽传其医术禁方，修得高超医术，但从其医疗事迹和行医活动轨迹的记载分析，扁鹊不应当仅仅师从于一门一派，而是对当时各地的医学实践探索经验广泛收集，细加整理，不断进行验证取舍，从而成为博采众长的集大成者，方能名扬天下，《史记》谓"扁鹊言医，为方者宗。守数精明，后世修（循）序，弗能易也"，范文澜在《中国通史简编》中称他是"总结经验的第一人"，诚不为过。扁鹊祖居渤海郡，其行医轨迹逐步向西，遍及中原。《韩非子·喻老》记载"扁鹊见蔡桓公，立有间，扁鹊曰：君有疾在腠理，不治将恐深"，此后，每隔数日扁鹊先后指出

"君之病在肌肤，不治将益深""君之病在肠胃，不治将益深"，多次提醒无效不得已离开后，进一步解释说"疾在腠理，汤熨之所及也；在肌肤，针石之所及也；在肠胃，火齐之所及也；在骨髓，司命之所属，无奈何也。今在骨髓，臣是以无请也"，直到桓侯亡故，从中一方面反映了扁鹊望诊的精到，另一方面也反映了在当时的医学条件下扁鹊对不治之症的客观态度。《史记》记载，扁鹊在晋国时，晋国大夫赵简子专国事，"简子疾，五日不知人，大夫皆惧，扁鹊入视之，曰：昔日秦穆公尝如此，七日而寤。今主君之疾与之同，不出三日，疾必间""居二日半，简子寤"，可见，扁鹊能将之前医治秦穆公的经历和经验在赵简子诊疗中进一步应用，实为对临床实践反复探索印证的开拓者。不仅如此，扁鹊对早期医学多种用药针刺等技能都具有高超的水平，《史记》记载"扁鹊过虢，虢太子死，扁鹊至虢宫门下"，提出"闻太子不幸而死，臣能生之""若太子病，所谓尸蹶者也""扁鹊乃使弟子子阳厉针砥石，以取外三阳五会，有间，太子苏。乃使子豹为五分之熨，以八减之齐和煮之，以更熨两胁下。太子起坐。更适阴阳，但服汤二旬而复故。故天下尽以扁鹊为能生死人。扁鹊曰：越人非能生死人也，此自当生者，越人能使之起耳"。这不仅是扁鹊针药并用抢救危急重症的典型案例，而且更以"此自当生者"之论进一步揭示了扁鹊实事求是的医学态度。除此之外，扁鹊还是不同临床学科的名师大家，先后以在邯郸的"带下医"、在洛阳的"耳目痹医"、在咸阳的"小儿医"等专科专病大家而名扬天下，特别是在赵国被尊为"扁鹊"，成为中国医学探索奠基时代的一代宗师，对后世影响深远。

从上古到先秦，中医药植根于早期农耕文明和手工业文明的沃土，得到了诸子蜂起、百家争鸣的思想文化熏陶，从神农到扁鹊，中医药在无数先贤圣哲的实践探索中经验积累极大丰富，对生命和疾病的认识持续深入，诊疗技术日趋成熟，一个系统而完整的理论和技术体系即将破茧而出、化茧成蝶。

## 第二节　国策巨变与开放纳新，凝聚了中医药原创理论的先天生命力

先秦以前，中医学在器官学研究方面已经取得了长足的进展，其中，六腑、奇恒之腑、四肢百骸、皮毛筋肉、五官九窍等器官的形态、部位、结构、质地等的研究已经接近完善，因而在近代解剖学传入并发生对接之时，并未产生显著的差异和剧烈的冲突。五脏的研究也是按照这一路径而推进的，这些从五脏名称的初始字义中也可窥其一斑。"心"字最早见于甲骨文，其原型就是人或动物心的轮廓，心包上还有两笔简练的斜线以表示心脏肌理和血管纹络，金文的心字形状开始变化，省掉纹理，中间加上一点或许表示心脏中的血液，《说文解字》："人心，……在身之中，象形。"其他如肝、脾、肺、肾未见有关甲骨文的资料，但在《说文解字·肉部》中有"肝，……从肉，干声""肺，……从肉、市声""脾，……从肉，卑声""肾，……从肉、臤声"的记载，五脏均以"肉"（月）为偏旁，喻示着都与"肉"（月）有着密切的联系，说明早期的五脏研究基本上都是作为人体的一个肌性器官或实体器官进行观察的。在与《黄帝内经》成书时间相近的《难经》中，有了关于五脏形态结构的具体描述，如"肝重四斤四两，左三叶，右四叶，凡七叶""心重十二两，中有七孔三毛，盛精汁三合"

"脾重二斤三两，扁广三寸，长五寸，有散膏半斤""肺重三斤三两，六叶两耳，凡八叶""肾有两枚，重一斤一两"等，这些记载的粗放，一方面反映了当时研究方法的局限，另一方面也与古今度量衡特别是五脏作为实体器官在"解剖而视之"条件下不能实现精准测定有关，但无论如何，这些记载显示出在当时器官学研究具有相当重要的地位，也得到相对普遍的应用。如果按照这一思路和方法持续推进，我们有理由相信在延续两千多年之后，中医药的器官学研究一定是另一番景象，但是，中医药从其萌芽开始，从来就不是凭空而生且孤立发展的，特别是在大一统国家形态建立和稳固之后，中医药的发展必然会受到社会思潮特别是王权思想的影响。正当中医药的系统理论即将走向完善之时，恰逢秦汉统一王朝的建立和稳固，统治阶层在思想上开始施行高度集中和垄断，百家争鸣的社会条件不复存在，中医理论体系在即将创立之时就面临着何去何从的重大考验。

## 一、"尊崇儒术"与《孝经》道统，被动搁置"解剖而视之"方法

秦王朝建立之后，为统制思想文化而制造了著名事件"焚书坑儒"，《史记·儒林列传》记载："及至秦之季世，焚诗书，坑术士，六艺从此缺焉。"西汉末孔安国《〈尚书〉序》亦言："及秦始皇灭先代典籍，焚书坑儒，天下学士逃难解散。"西汉刘向《〈战国策〉序》："任刑罚以为治，信小术以为道。遂燔烧诗书，坑杀儒士。"虽然后世对"焚书坑儒"之事存有争议，但从多数文献来看，秦王朝是我国历史上第一个建立统一多民族封建国家的王朝，这一中央集权的国家形态，对思想的统一具有强烈的需求，无论其是否曾经"焚书"，是否曾经"坑儒"，是"坑术士"还是"坑儒士"，是否未曾焚烧医学、农牧等技术实用书籍，但其采取果断措施追求思想文化的统一，应当是客观存在的，只不过秦王朝存在的时间较短，而中医药理论的系统性完整性创建又是一个相对较长的过程，当时应属刚刚开始起步之时，"焚书坑儒"对中医药理论的影响应当是不很严重的。到西汉初期，经过秦末汉初的常年战乱，社会急需休养生息，国家也需要走向稳定，于是，文景二帝开始推崇道家学派中的黄老思想，以稳、静、和、养等为主流思潮，这一点正好与中医药探索时期所接受的黄老理念相契合，中医药尚能在原有的路径上得以推进。应当说从秦代到汉初，中医药理论体系建设的进程受到王权干预较少，由实践向理论的升华正式进入起步阶段。

历史进入汉武帝时期，经济社会发生了深刻的变化，一方面，文景时期的"无为而治"虽然走出了高祖时期的征战，在一定程度上有利于经济的恢复和社会的安定，但也放任了形形色色的各种政治主张和社会思潮的萌发和蔓延，且有重现"百家争鸣"之势，潜在着挑战或威胁皇权思想和皇权统治的隐患，汉武帝及其皇权阶层对此产生了警觉，开始认识到要实现政权的稳定和社会的安定，需要首先实现思想的集中统一，"罢黜百家，尊崇儒术"的大幕由此拉开。

学术界一般认同汉武帝采纳董仲舒的建议才有了"罢黜百家，尊崇儒术"的重大行动，但事实上，在当时抑百家、尚儒学已经成为一种学术思潮，并形成了具有影响力的学术流派，董仲舒仅仅是其中的著名代表人物之一，在董仲舒之前，就有过相应的主张在社会各阶层传播。《史记·儒林列传》记载："及今上即位，赵绾、王臧之属明儒学，而上亦乡之，于是招方正贤良文学之士。自是之后，言诗于鲁则申培公，于齐则辕固生，于燕则韩太傅。言尚书自济南伏生。言礼自鲁高堂生。言易自菑川田生。言春秋于齐鲁自胡毋生，于赵自董仲舒。

及窦太后崩，武安侯田蚡为丞相，绌黄老、刑名百家之言，延文学儒者数百人，而公孙弘以春秋白衣为天子三公，封以平津侯。天下之学士靡然乡风矣。"这里田蚡虽然没有明确"尊崇儒术"，但"绌黄老、刑名百家之言"中未提儒家，就已经有"尊崇儒术"的意味。同时代的赵绾、王臧等学者，都曾是"抑绌黄老，尊崇儒学"的力倡者，这些学者之所以把抑绌的对象直接指向"黄老之学"，虽然与其受到前朝太后等"尊崇黄老"一派的严重打压所产生的抵抗情绪有关，但更主要的是由于他们出将入相，位高权重，在治国理念和主张上已经与直接当政者成为共同体，且作为学者自然会向最高统治者建言献策，直到其被处置之后，董仲舒走到了进一步推行治国思想的前台，也就是说，虽然曾经有许多学者前赴后继，但真正被汉武帝采纳且成为国家意志的或许是在董仲舒走红时期才成为现实的。

《汉书·董仲舒传》记载："董仲舒，广川人也。以治《春秋》，孝景时为博士，下帷讲诵……进退容止，非礼不行，学士皆师尊之，今上即位，为江都相。"《汉书·武帝纪》记载：汉武帝昭贤良曰"贤良明于古今王事之体，受策察问，咸以书对，著之于篇，朕亲览焉"。于是董仲舒、公孙弘等出焉。《汉书·董仲舒传》中记载：董仲舒曰"《春秋》大一统者，天地之常经，古今之通谊也。今师异道，人异论，百家殊方，指意不同，是以上亡以持一统；法制数变，下不知所守。臣愚以为诸不在六艺之科孔子之术者，皆绝其道，勿使并进。邪辟之说灭息，然后统纪可一而法度可明，民知所从矣"。之后，"孝武初立，卓然罢黜百家，表章《六经》"（《汉书·武帝纪》），后世将这一影响千年的重大举措概括为"罢黜百家，尊崇儒术"，并且以汉武帝和董仲舒为代表性人物，表述为汉武帝征集治国理念，董仲舒主动建言，汉武帝采纳，"罢黜百家，尊崇儒术"成为治国之策，也就是我们今天所说的基本国策。在"罢黜百家、尊崇儒术"国策的推行中，历经罢黜刑法、设立明堂、增置博士、抑绌黄老、制策贤良和任用儒吏六个阶段，其间，汉武帝将不治儒家"五经"的太常博士一律罢黜，排斥黄老刑名百家之言于官学之外，提拔布衣出身的儒生公孙弘为丞相，优礼延揽儒生数百人，还批准为博士官置弟子五十人。更重要的是，这一基本国策，受到了历朝历代统治者的推崇，在中国的思想文化发展历史上长期居于主导地位。

人们熟知的儒家经典多数以"六经"为主，即《诗经》《书经》（即《尚书》）《仪礼》《易经》（即《周易》）《乐经》《春秋》等，但在汉武帝"尊崇儒术"之时，儒家经典扩展为十三经，《孝经》就是其中之一，如果说儒家的核心思想"仁义礼智信"对中医药的影响主要是在医德规范方面确立医术为仁义之术的话，那么《孝经》的影响由于其更多涉及伦理学乃至医学伦理学范畴，为中医药的传承发展造成了巨大的困惑和阻碍，突出地表现在《孝经》与中医药长期坚持且日臻成熟的"其死可解剖而视之"之间不可调和的根本冲突，堪称是中医药发展进程中的一次重大灾变。

一般认为，《孝经》成书于秦汉时期，有人说是孔子之作，更多人认为是孔子弟子之作，但客观上秦汉之际孔子学派的代际传承并非严格有序，应当是当时的儒家学派学者们的著作，自西汉至魏晋南北朝，注解者及百家，现在流行的版本是唐玄宗李隆基注本。

《孝经》开宗明义："夫孝，德之本也。教之所由生也。"首先强调"身体发肤，受之父母，不敢毁伤，孝之始也"，由此，把身体发肤不敢毁损上升到"孝之始"的地位，对于死亡者，"丧不过三年，示民有终也。为之棺、椁、衣、衾而举之；陈其簠簋而哀戚之；擗踊哭泣，哀以送之；卜其宅兆，而安措之；为之宗庙，以鬼享之；春秋祭祀，以时思之。生事爱敬，死事哀戚，生民之本尽矣，死生之义备矣，孝子之事亲终矣"，将生前与死后的所有行为全部纳入与孝有关的范畴，不仅将孝道视为"德之本"，而且进一步强调："夫孝，天之经也，地之义也，民之行也。天地之经，而民是则之。"可见，包括身体发肤不得毁损以及死亡之后的处置等在内的"民之行"，直接关系到"德之本""天之经""地之义"等大是大非问题，而且对于不能"则之"者，还被认为是"大乱之道"，纳入了刑罚处置的范畴，指出："五刑之属三千，而罪莫大于不孝。要君者无上，非圣人者无法，非孝者无亲，此大乱之道也。"对孝道之事极尽上纲上线，甚至对身体发肤、死亡之事等也纳入道德和刑事管辖范畴。中医药本身就属于"民之行"，其所坚持的"其死可解剖而视之"必然不能与"德之本""天之经""地之义"等重大国策相抗衡，器官学研究的政治、社会、思想、文化环境不复存在，被迫搁置就在所难免了。即使还有人不舍，也终将是边缘化行为，世传华佗为关公"刮骨疗毒"之案例不被收入医学典籍，乃至华佗仅仅因为向曹操提出开颅治病的建议便被杀害之掌故，其原因虽然大多托之于曹操生性多疑，但与当时的国策巨变特别是"人之发肤受之父母不敢毁损，孝之始也"的政治主张有很大关系，以器官学研究为主线的中医药面临着生死存亡的重大抉择。

## 二、开放纳新与术语构建，实现哲学概念的医学化改造

众所周知，《黄帝内经》作为中医药基本理论走向完善的标志，其成书时间为秦汉时期，有的学者认为其时间下限为东汉，由于秦代存在的时间较短，而《黄帝内经》从搜集汇总到编撰成书的时间又相对较长，就其编撰过程所受到的主流社会思想文化影响而言，汉武帝时期的"罢黜百家，尊崇儒术"无疑是影响最深远的。在"尊崇儒术"国策的推行中，《孝经》又被奉为儒家经典，其所提出的"人之发肤受之父母不敢毁损，孝之始也"的主张对《黄帝内经》的影响最大。由此，通过千百年"解剖而视之"而确立的器官学研究主导方向，虽然除五脏之外的直观可见的诸多器官研究已接近成熟，但五脏的研究尚在起步或摸索之中，"解剖而视之"方法的突然停滞，使五脏器官研究顿时失去了生存环境，继续推进显然已经不再可能，特别是在理论探索和提炼总结方面，五脏在不具有实体器官研究支撑的情形下，肝、心、脾、肺、肾的具体目标在哪里，就是一个回避不了的现实问题，这五个词汇是否有必要保留和存在、如何才能保留和存在成为当时的中医药理论工作者必须破解的难题。

当此之时，摆在中医药面前的事实上只有两种选择，一是由于器官学研究终止而被迫走向衰亡，二是另辟蹊径，系统梳理曾经积累的其他优势，选择新的学术方向。可以说，中医学术方向的再次确立，既得益于从上古到先秦历代圣贤哲人的不懈探索，又得益于春秋战国时期我国思想界长期的"诸子蜂起、百家争鸣"的催化，更得益于我国原创的东方传统哲学思想的指导。如前所述，中医药早期实践探索阶段，曾经经历了"百家争鸣"的思想文化繁荣时期，尤其受到道家的黄老学派以及阴阳家、数术家、方技家等学术思想的影响，在继续推进器官学研究的探索中，早已把关注的焦点放在了精气阴阳等生命物质的研究方面，在一定程度上已经认识到生命活动的内在要素或许并非器官层面的物质，而是构成这些器官或这些器官进一步化生的微观物质。《左传·秦医缓和》中记载有"天有六气，降生五味，发为五色，徵为五声，淫生六疾。六气曰阴、阳、风、雨、晦、明也。分为四时，序为五节，过则为灾。阴淫寒疾，阳淫热疾，风淫末疾，雨淫腹疾，晦淫惑疾，明淫心疾"的内容，《史记·扁鹊仓公列传》中记载扁鹊在讨论虢国太子病情时曾有关于"精神不能止邪气，邪气畜

积而不得泄，是以阳缓而阴急，故暴蹶而死""闻病之阳，论得其阴；闻病之阴，论得其阳""夫以阳入阴中，动胃缠缘，中经维络，别下于三焦、膀胱，是以阳脉下遂，阴脉上争，会气闭而不通，阴上而阳内行，下内鼓而不起，上外绝而不为使，上有绝阳之络，下有破阴之纽，破阴绝阳，色废脉乱，故形静如死状。太子未死也。夫以阳入阴支兰藏者生，以阴入阳支兰藏者死""阴阳并，藏气不定，四不治也"等论述，这些均提示，在当时的医家诊疗理念中，有关精神、六气、阴阳等原属于哲学范畴的概念已经开始应用，经过长时期的积累，逐步得到普及和推广，这为中医药理论在特殊环境下选择和确立新的方向提供了基础。

有鉴于此，中医药一方面把观察视野由体内转移到体感、体表和体外，坚持"天人相应""道法自然"的整体思维和"有诸内必形诸外"的理念，采用"取象比类""司外揣内"等方法，从而在不解剖人体的情形下继续推进"视之""数之""推之"的研究，只不过观察和研究的主体不再是体内而是体感、体表以及体外的世间万物；另一方面，引进和借鉴一些重要的哲学术语并将其转化为专门表征生命科学的语言载体，开创性地走出了一条超越器官、精气为本、普遍联系、恒定运动的新型研究路线，深刻地认识到人体与天地自然总是遵循着相同或相近的运动变化规律，因而表现出相同或相近的运动变化，人体自身也一样，体内和体表总是遵循着相同或相近的运动变化规律，因而也表现出相同或相近的运动变化，这样就将体感、体表、体外所观察到的各种信息和现象与体内的精气运动变化有机地联系起来。更重要的是，经典中医理论对传统哲学术语的引进与借鉴，始终坚持"以医为主、为医所用""互为部件、双义互文"的基本法则和严谨方法。第一，引进过程是科学选择而不是全盘照搬和任意拼凑。其中，为突出五脏精气所固有的物质特性和生命活性，选择引进了"精""气"和"精气"概念；为突出精气物质所固有的互根互化对立依存等基本属性和相互关系，选择引进了"阴阳"概念；为突出五脏精气的相互联系和基本秩序，选择引进了"五行"概念；为突出五脏精气的恒动特点及其规律，选择引进了"气化"和"升降出入"等概念。第二，哲学术语与五脏术语相互聚合，分别转化成为医学术语的构成要件，各自亦即失去了其原来单独成句的独立地位。而聚合形成的医学术语形态，通常多是五脏术语前置，哲学术语后缀，例如肺气、肾精、脾阴、肝阳、心火、肝气升、肺气降等，从此，聚合式术语结构成为常态，虽然有时偶见拆分出现的情形，也多是缘于木牍竹简帛书时代的书写局限而形成的语法技巧层面的合理省略，其本义仍表征的是聚合术语所具有的完整语义。第三，已经作为新型术语部件的哲学术语虽然并未失去哲学原义，但已经受到五脏术语的规范和界定，赋予其具体而精确的生命科学内涵，从而使"精气"由原来泛指天地万物聚焦为专论人体生命之精气，"阴阳"由原来泛指天地万物的阴阳属性聚焦为专论人体精气之阴阳，"五行"由原来泛指天地万物运行规律聚焦为专论人体五脏精气之间的生克制化等，这一系列进入到医学理论中的哲学术语，很大程度上具备了相当鲜明的为生命科学"量身定做"的特征。

由此可见，经典中医理论在自觉地应用传统哲学理论时，并不是与其他自然科学一样仅仅将其作为上层且宏观的指导思想，而是开创性地将哲学主体术语内嵌于医学理论体系中，成功地将其内化为生命科学术语的核心要件，形成了哲学术语与生命科学术语自然融合、有机统一的独特理论表述模式。这种将哲学术语改造为医学术语的探索与实践，不仅维持了经典中医理论语言体系的完整性、系统性和科学性，而且成功化解了一次看似不可避免的重大科学灾变，使经典中医理论继续保持着历经千年长盛不衰的持久生命力，是经典中医理论所独有的一次伟大的创新性的科学革命。哲学术语在尚未进入中医理论之前，其表征的是天地万物，语义指向是多元的、广义的、宏观的，并不能单纯或直接用来解答生命科学领域的具体问题，只有在与医学术语完美聚合的情形下，二者才能相互赋义、相互界定，原来的哲学术语才能在医学术语特别是五脏术语的规范下，指向生命物质及其规律，哲学术语才高度突出了专一性、具体性和医学性。这既是基于天人相应、道法自然的研究方法，又是哲学术语有序转型医学术语的独特路径，由此哲学术语真正具备了诠释生命、解读疾病的功能，才能真正体现其在医学理论中存在的合理性和必要性，否则，在经典中医理论体系中大量存在的哲学术语就会变得毫无意义。我们有充分的理由相信，倘若此后的中医学依然延续器官学的研究路径，而不是战略性地转移到精气为本这种直指毫微的纯粹自然科学技术路径，进而实现所捕捉和观察到的人体结构层次和生命物质种类持续累积，而且与之相匹配的医学专门术语也不断创造和产生，那么，也就不会直接引进哲学术语，传统哲学也一定会继续维持着"指导思想"这一单纯角色，而不大可能成为医学名词术语要件的供体，经典中医理论的表达形式和体系结构或许是另外一番景象。

哲学术语被科学地、巧妙地、完美地嵌入到中医学理论体系之后，便失去了其独立作为完整术语的特性，只是作为一个构成要件与五脏术语嵌合成为新的术语，同时，与之嵌合的五脏术语也已失去了其原有的完整性和独立性，不再专指五种器官，也仅仅只是新的术语的构成要件，二者经过嵌合已经转型为一个全新的整体，用以表征具体的、微观的、单纯的、特定的事物，成为一个以医学属性为主体、包含有丰富的哲学内涵、相互界定、互为依托的一个不可分割的凝固性结构了，如肺气、心阳、肾精、肝木、脾土等。在这里，医学部件的作用是对生命物质族群的分类和界定，而哲学部件的含义则是表征具体的生命物质及其基本属性、相互关系、内在规律以及运行秩序等。倘若强行将其拆解开来，其医学部分又将回归器官之义，而中医学已将器官学研究予以搁置，这种回归毫无意义。更重要的是，拆解后哲学部分又会回归哲学范畴，泛解泛指万事万物，失去了生命科学固有的具体化、专属化、精准化特征，其在医学研究中必然会失之于笼统和空泛。总之，经典中医学在其创立和完善过程中，对传统哲学原理（认识论与方法学）的借鉴与吸收贯穿始终，借鉴与吸收的基本路径与模式是成功地对哲学术语进行医学化改造，这是中医学发生发展历史中的一次伟大的理论再造和创新工程。当我们致力于经典中医理论的解读和诠释时，必须充分确认这一本质特征，否则必然会偏离中医学的理论本原。

## 三、精气为本与气化运动，确立原创理论的主导性方向

古代哲学的精气学说完善于先秦至秦汉时期。这一时期正值中医学理论体系的形成阶段，故古代哲学的精气学说渗透到中医学中，对中医学理论体系的形成，尤其对中医学精气生命理论和整体观念的构建，产生了深刻的影响。

古代哲学精气学说关于精或气是宇宙万物本原的认识，对中医学中精是人体生命之本原，气是人体生命之维系，人体诸脏腑形体官窍由精化生，人体的各种机能由气推动和调控等理论的产生，具有极为重要的影响。精气的概念涵盖了自然、社会、人类的各个层面，精气是自然、社会、人类及其道德精神获得统一的物质基础；精气是宇宙万物的构成本原，人类为自然万物之一，与自然万物有着共同的化生之源；运行于宇宙中的精气，充塞于各个有形之物间，具有传递信息的中介作用，使万物之间产生感应。"气"在中国传统哲学范畴中

被认为是存在于客观世界中的超微物质，也是构成世间万物和万物运动联系所依赖的动力学本原所在。当我们把"气"作为一个完整的理论概念解读时，它便具有了多个层面的含义：一是世界本体性，即万事万物都是以"气"为基本物质而构成的，虽然形态各异，千变万化，五彩纷呈，但究其根本，同源于气，万事万物概莫能外。当然，学科不同表述也不同，在西方哲学和物理学领域，通常表述为物质，而在中国传统哲学领域则表述为气，可见，气等于物质这种认识是可以被接受的，利用检测物质的技术和手段来检测"气"的存在应当也是可行的。二是世界多元性，也就是说虽然我们把世界万物都用"气"来表述，但绝不能认为世界上只有一种"气"，而是由无穷无尽的"气"所构成的，我们在现实世界中所发现的"气"所具有的各种各样的功能和作用，本质上是不同的"气"所独具的功能和作用及其共同作用所体现的，只是由于研究手段的阶段性和局限性，我们在一定阶段尚不能发现所有这些"气"的各自独立存在并加以表征，"万之大不可胜数也"就是这个道理。三是万物同质性，构成客观世界的"气"虽然千变万化，不可胜数，但归根结底是由最初的基础之"气"所构成的，在基本属性上是相同或相近的，就人体而言只有三种，即先天之气、天地清气和水谷精气。现代化学元素分类的基本模式也是这样的，经典中医学与现代科学事实上具有相向而行的内在趋势。四是万物同理性，客观世界的万事万物，形态不同，功能各异，但总体上普遍存在相同或相近的运动变化规律，并且持续服从和遵循这些规律，这些规律同时也是可以被人类所感知和掌握的。正因如此，我们可以通过一个事物或物体的运动变化推测另一个关联性事物和物体的运动变化，其结果往往是一致的、互通的、可靠的，中医学通过"司外揣内""取象比类"等方法研究生命和疾病，正是在确认这些一致性的情况下，科学地掌握和应用这些规律的结果。五是万物共生性，万事万物中的任何一种事物和物体都是与其他事物和物体共同存在并且普遍联系的，相互之间的共生伴生及其能动性作用，形成了大千世界的多姿多彩和相互依存，孤立的事物和物体是不存在的，正是这一客观现实奠定了中医整体观念的理论与实践基础。也就是说，中医学的整体观念并不是停留于可见物体固化的、宏观的、笼统的外在观察，而是建立在普遍联系基础上的，而所有的整体都是无穷个体自身运动变化的结果，这些运动变化相互之间总是发生着这样那样的联系，要研究这种复杂的普遍联系，必须从无穷的个体入手，当精准了解了这些普遍联系之后并将之用于实践，才是整体观念的本质所在。当然，物质的无限性决定了研究的难以穷尽，科学就是这样，永远充满了未知，中医学也是如此。

这些哲学思想渗透到中医学中，促使中医学形成了同源性思维和相互联系的观点，构建了表达人体自身完整性及人与自然社会环境统一性的整体观念。中医学认为，人与自然、社会环境之间时刻进行着各种物质与信息的交流。通过肺、鼻及皮肤，体内外之气进行着交换；通过感官，感受与传递着自然与社会环境的各种变化，对人体的生理、病理则产生一定影响。

中医学运用运动的观点或恒动的观点来研究人体的生命、健康和疾病等医学问题。中医承认世界是物质的，生命是物质的，而运动是物质的根本属性。气是世界的本原，也是生命的本原，气是物质的，运动是气的根本属性，气本为一、一分为二、分阴分阳，形成了阴和阳的矛盾运动。中医基础理论讲气化，认为生命的运动形式就是不断地进行着升降出入的气化运动，这就是生命运动。用这样一个观点来看待生命过程，看待健康问题，看待疾病问题。用这样一个观点来保护人们的健康，使人们能够延年益寿。

中医学关于生命物质的一个核心概念是"精气"。在传统哲学中，精与气的概念内涵基本上是相同或相近的，就是指基本物质，但在具体应用方面往往把所有超微物质表述为气，而将其中最为精微、精粹、精华的部分单独表述为精，可见精是可以包含在气的范畴中的，精气并称即所谓"精气学说"也是传统哲学中的重要理论。

人体固然是由精气所构成的，即所谓"人始生，先成精""人以天地之气生""天地合气，命之曰人"等正是这个意思。但显而易见的是，单纯的精和气的有机合成虽然能够构成人体，但却不能构成生命，生命的关键在于是否存在"化"，也就是中医学概念高度重视的"气化"，这是中医药关于人体生命活动基本形式的本质表述，也就是说，没有气化就没有生命。从特定角度上看，"气化"与现代生命科学中的"新陈代谢"有相近或相似之处。

在中医药理论的视域中，"气"就等同于人体，气是构成人体的基本物质，化就等同于生命，"气化"就是生命物质发生运动变化的状态，按照当下的理论解读，"气"就是生命物质，"化"就是新陈代谢以及抵御疾病的能力。关于"气化"，我们可以从五个方面加以理解：

一是化生，也就是源源不断地提供构成人体、维持生命的各种物质。我们知道，生命物质来源于先天精气、天地清气和水谷精微，但这些物质绝不是一次性供给，也不是原形态物质的堆砌，需要人体进行复杂的加工使之成为具有生命活性的物质，这一过程中医学称之为化生。基本过程是先由初始（原料）精气物质即先天精气、天地清气和水谷精微化生为宗气（中间体），再由宗气化生为直接产生生命活动的精气物质即卫气和营气，二者融合可称为营卫之气，正是"不可胜数"的营卫之气构成了基本形体并持续维持着生命活动。化生机制的正常与否，直接关系到人体的生长发育和生命活动的健康运转，如果化生能力低下，也就是我们常说的弱化和虚化，就会出现临床常见的精气亏虚。

二是运化，这里所说的"运"是指运行、运转、运送，也就是说生命物质化生之后需要到达其发挥特定功能的部位和场所，如气血需要遍布全身，心气心血肾气肾精需要到达"脑"等。这种运转和分布，又需要另外的精气作为动力才能实现，《内经》所说的"水精四布，五经并行"就是这个道理。我们把正常状态下的运化机能称为"健运"，如果这一机能失常，可出现两种情况，在需求侧常常表现为精气不足，而在供给侧或运化途中则会出现诸如气滞、积滞、水湿停滞以及气虚、失运、失润等情形。

三是转化，如前所述，生命原物质是不能直接用来维持生命活动的，必须通过复杂而有序的加工处理，才能形成各种各样具有活性的生命物质，这也就是精气的转化或者称之为互化。同时任何一种生命物质都是有其生命周期的，当其完成了自身的代谢周期之后，就会演化成相应的废弃物，并通过各种途径排出体外，这种由精气物质演变成废弃物的过程，也是转化的另一个含义。需要强调的是，如果转化发生异常往往会形成一些特殊的转化物如痰饮、瘀血（瘀血可以由单纯的停滞而产生，属于运化的范畴，也可以由互相作用而产生异常有形之物，属于转化范畴）等，这些异常转化物既是病理产物，又常常是引发其他疾病的重要因素。

四是催化，由于事物和物体总是互相关联、普遍联系的，一种事物或物体常常是另一种事物或物体运动变化的原因或动力所在，而同一事物和物体的运动变化也常常是另一种事物或物体对其发挥能动作用的最后结果，事物或物体之间这种相互作用及其运动变化，就是气化运动中的催生或催化作用，也是事物或物体之间相互联系的一种主要方式。由此来看，中医学对人体精气物质普遍联系的认识，绝不是单纯的物理层面的连接或连通，更重要的是物质之间的能动作用乃至发生系统性的变化，类似于现代科学方面的化学变化，从这一角度讲，催化在整个"气化"活动中的地位和作用尤为重要。

五是恒动，也就是说，精气物质从化生、运化到转化、催化到排泄，既是一个连续不断的过程，更是一个持久恒定的活动，正因如此，生命才得以持续。气化的异常就意味着健康的异常，就意味着疾病的发生，气化的停止就意味着生命的终结。

上述五个方面的气化机制是相互协调配合、相互影响参与的系统性综合机制，常常是同步发生、同步发展、同步运行、同步作用的，不可割裂开来。但为了观察和研究的方便，常常可以分别设计、分别操作，只要我们善于把所有研究结果进行综合性、关联性、系统性分析研判，就不影响建立在普遍联系基础上的整体观念这一重要原则的贯彻和实施。

中医药是关于生命物质亦即精气物质的科学，其与当代生命科学虽然不属于同一个时代，但当我们确认中医药中的核心要素"精气"所指是人体生命活动的基本物质之时，有一个不容辩驳的客观现实是，经典中医药与当代生命科学研究的主体对象是一致的，都是"生命"这一复杂的客观存在，都是"物质"这一缔造生命的基础，所不同的仅仅是术语体系、表达方式以及论证模式互有差异。同样是生命物质，中医学表征为气或精气，延伸后又有阴气、阳气、元气、宗气、营气、卫气以及肝气、心气、脾气、肺气、肾气、经气等（这些物质虽然在五官观察的直观层面难以发现其基本形态，但中医学从来不排斥其在微观层面应当具有其特定的形态及其属性，所谓"无形之气"仅仅指直观层面无形而已，而"升降出入"一定是物质的"升降出入"，这些能够"升降出入"的物质必然有其各自的形态），这些精气物质在现代生命科学则表征为有机物，延伸后又有蛋白质、脂肪、碳水化合物、维生素、酶、微量元素、递质、激素、干细胞、基因、核酸、碱基等，当中医学所观察的精气物质和现代生命科学所观察的有机物质都来自同一机体时，二者所指的具体对象必然只能是同样的物质，不会出现其他，而且二者都可以无限延伸、无限深入，不断有新的生命物质被发现。当我们确认了这一点之后，二者的互相借鉴或融合就成为可能了。

术语体系的差异并不影响研究对象的相同，这也意味着目前处于发达水平和前沿状态的任何生命科学研究手段，都可以作为中医学研究生命、研究精气的适宜技术，因为我们早已超越了"罢黜百家，尊崇儒术"的时代，更何况除解剖学之外，众多的现代的生命科学技术属于微创或无创技术，有些甚至是体外技术，这些与中医学所特有的望闻问切、司外揣内、取象比类等方法是互通的，那么在技术领域的相互借鉴也就是自然而然的事情了。

中医药在突然遭遇器官学研究不能持续的政治社会环境之下，基于之前千百年曾经在东方传统哲学指导下对超越器官的生命物质研究的深厚积累，战略性地将研究方向转移到以精气为本的生命物质研究方面来，不仅在器官学研究由于国策巨变导致的重大灾变的情况下成功实现主导性研究方向和主体理论体系的转型，而且通过"气化"理论的建立，使单纯的精气物质研究上升到运动变化的层面，实现了由研究人体向研究生命的跨越，为之后持续千百年的以"精气为本""首重气化"的主导性研究方向的传承发展奠定了基础。

### 四、诸内形外与天人相应，开创超越器官的方法学路径

关于中医学的基本研究方法，学术界向来有争议。以往多数以文献考据、经典注解、临床经验整理与挖掘等为主，这些方法无疑是有其合理性和有效性的。从另外一个角度看，以现代生命科学所开创的实验研究方法，能否在中医学研究中得到广泛推广和应用，或者说经

典中医学与现代生命科学能否在方法学领域实现开放共享，则一直未有定论。

有人甚至认为，中医学理论中充满了哲学和文化内涵，难以开展分析检测之类的现代实验研究，更难实现定量化统计分析。即使目前被广泛应用于硕士、博士培养以及国家自然科学基金等高端课题研究中的实验研究，也存在着这样那样的问题，其研究方法和结论多数难以进入主体理论和统编教科书，例如，当我们想要研究"肾是不是主骨"这一命题时，实验思路往往是将动物造成骨质疏松模型，之后用补肾剂（如六味地黄丸）进行治疗，如果产生良性改变，则可判定"肾主骨"，其理由是因为已知六味地黄丸属于补肾剂；同样，当我们想要研究六味地黄丸有何功效时，实验思路同样是将动物造成骨质疏松模型，之后用六味地黄丸进行治疗，如果产生良性改变，则可判定六味地黄丸是补肾剂，其理由则是因为"肾主骨"，当把两个实验放到一起分析时，则什么也证明不了，因为在实验中把有待证明的事项作为依据，这在科学逻辑学范畴内属于"循环论证"，又谓之"预设前提"或"先定结论"，是一种典型的逻辑学错误。此外，还有一些诸如脾本质研究、肝本质研究等具有典型器官学研究特征的项目，由于忽视了中医学早在《黄帝内经》成书时期就已搁置了器官学研究、两千年中医发展成就基本上与器官学研究无关这一历史事实，其结果也是可想而知的，所形成的方法也就不可能进入主流教科书进而推而广之了。

可见，要想系统建立具有中医学特色和优势的方法学体系，必须要回到《黄帝内经》所原创的方法学本原中去寻找答案了，而且这一问题日趋紧迫，必须尽快破题求解。

《素问·阴阳离合论》中有一段经典警句："阴阳者，数之可十，推之可百，数之可千，推之可万，万之大不可胜数也。"同时又指出："阴阳之变，其在人者，亦数之可数。"《素问·五运行大论》中进一步强调："夫数之可数者，人中之阴阳也，然所合，数之可得者也。"其中第一段名句，在现行统编教科书中往往是一带而过，仅仅用来解读精气阴阳的无限性，而且由于是无限的，永远也不可能到达终点，因此也就不自觉地弱化了深入探究，从来也没有将其作为原创性方法学经典理论去对待。至于后两段名句，在统编教科书中则不曾作为警句引用，也就无所谓指导研究实践了。

事实上，上述《黄帝内经》的名句，生动地描述了中医学的经典研究方法。其中，"阴阳者……"一句的"阴阳"，指的就是阴阳物质、阴气阳气，既包括天地阴阳，也包括人体阴阳；而从汉字本义分析，"数之"的数，其原义就是清点、测量、计算、定量之谓；而"推之"的推，既有用力移动物体之义，又有利用工具处理物体之义，更有借助已知事实推定未知领域之义，也就是我们今天所说的推（掰）开、推究、推定之义。将以上三个关键词进行整理之后，可以解读为，无论是天地阴阳物质，还是人体阴阳物质，都是可以通过人力或借助工具将其推（掰）开，以便于进行观察、推究（推之），进一步采取清点、测量、计算、定量（数之）等方法得出准确的结论。至于"阴阳之变，其在人者，亦数之可数"和"夫数之可数者，人中之阴阳也，然所合，数之可得者也"两段名句，则是对"通过人力或借助工具将其推（掰）开，以便于进行观察、推究，进一步采取清点、测量、计算、定量"这一方法的有效性和可靠性给出答案，即所谓"数之可数""数之可得"，也就是说通过这种方法可以将"人中之阴阳"物质数得出来、得到结论，我们将其表述为无限可分、无限可知。

可见经典中医学并不是一般所认为的那样仅注重宏观和笼统，而是高度重视深入分析的研究方法，并且确认这一方法是数之可得、推之可知的，只不过在整体观念的指导下，不仅仅是单体阴阳物质的属性及状态能够"数之""推之"，而且阴阳物质之间的普遍联系和运动

（气化）状态也能够"数之""推之"，特别是"其在人者"或"人中之阴阳"，更是能够"数之可数""数之可得"。可以断言，《黄帝内经》之所以能够指导中医学传承发展两千年，中医学之所以能够在两千年的历史中不断取得新的跨越和发展，正是历代医学家采用"数之""推之"这一正确方法，并孜孜不倦地"推"和"数"的结果。

当然，由于基本国策的巨变，体内观察研究失去了生存发展的政治社会思想文化环境，同时，由于中医药赖以存在的生产力基础是农耕文明和手工业文明，这一生产力特征决定了即使没有国策巨变，对人体精气及其运动变化的"数之""推之"也同样不可能在研究结果上取得精确的数据，但这丝毫不影响中医药"数之""推之"在方法学层面的正确性，而且中医药在农耕社会的技术条件下对"数之""推之"是付出过巨大努力的。这种努力是在始终坚持"诸内形外"和"天人相应"法则的基础上持续推进和展开的。

首先，《素问·阴阳应象大论》提出"外内之应，皆有表里"，《灵枢·本脏》指出"视其外应，以知其内脏，则知所病矣"，《灵枢·外揣》记载"昭昭之明不可蔽，其不可蔽，不失阴阳也。合而察之，切而验之，见而得之，若清水明镜之不失其形也。五音不彰，五色不明，五脏波荡，若是则内外相袭，若鼓之应桴，响之应声，影之似形。故远者司外揣内，近者司内揣外"，由此指出了尽管人体精气阴阳运行于体内，而国策巨变后又不允许打开人体具体观察精气阴阳的运动变化，但其运动变化总是会通过体感和体表而表现出来并被人们所观察和感知的，这就是所谓"昭昭之明不可蔽"，这种机制就是"内外相袭"，后世《丹溪心法》提炼整理为"欲知其内者，当以观乎外；诊于外者，斯以知其内。盖有诸内者，必形诸外"，并且将这一机制称为"诸内形外"规则。从而为观察研判体内精气阴阳运动变化开辟了一条全新的途径。

在具体应用方面，《素问·三部九候论》："必审问其所始病，与今之所方病，而后各切循其脉。"《素问·疏五过论》："凡欲诊病者，必问饮食居处。"《难经·一难》云："寸口者，五藏六府之所终始，故法取于寸口也。"在中医思维的建构方法上，取象比类思维方法在临床治疗中有广泛的运用。《素问·五脏生成》就提出"夫脉之小大、滑涩、浮沉，可以指别；五脏之象，可以类推；五脏相音，可以意识；五色微诊，可以目察"。中医药正是在这种"诸内形外""内外相袭"原则的指导下，通过"切循其脉""法取寸口""饮食居处"以及"指别""目察"等技术措施而实现对人体精气阴阳运动变化的"类推""意识"乃至"数之""推之"的。

同时，中医药在谨守"天人相应""道法自然"的原则基础上，认识到自然界存在着人类赖以生存的必要条件，它的变化可以直接或间接地影响人体，人体就会产生相应的反应。故《灵枢·邪客》说："人与天地相应也。"《灵枢·岁露》亦说"人与天地相参也，与日月相应也"，所谓"相应""相参"，即是指人体与自然界变化的相互适应，并形成一定的周期规律而已。《素问·示从容论》："夫圣人之治病，循法守度，援物比类，化之冥冥。"中医药正是发现了人与天地自然之间客观存在的这种"相应""相参"的内在联系，采取"援物比类"的技术措施而持续开展对自然界万事万物运动变化及其与人体的互动关系的"数之""推之"的研究的。中医药之所以把观察天地万物作为研究体内环境的标本，重要的一点是基于人与自然的普遍联系的，其中最为关注的是天地自然对人体的影响和人体所产生的能动性反应。一是生理上的适应性。自然界季节、气候对人体生理的影响：在一年四时气候的变化中，春属木，其气温；夏属火，其气热；长夏属土，其气湿；秋属金，其气燥；冬属水，其气寒。

春温、夏热、长夏湿、秋燥、冬寒，是一年之中气候变化的一般规律。生物在这种气候变化下，就会有春生、夏长、秋收、冬藏等相应的适应性变化。人体在一年四季之中，随着自然界季节气候的变化，人体阴阳气血也会随着进行生理性的调节。昼夜晨昏对人体生理的影响：人体的阴阳气血在每日的昼夜晨昏变化中，也有相应的调节规律。地区方域对人体生理的影响：人类的生存环境有地区气候、地理环境和生活习惯的差异，这也是直接影响人体生理功能的一个重要因素。二是病理上的相关性。自然环境除能直接影响人体生理之外，人体的发病也常常与自然环境变化存在同一性的相关变化。比如，四时气候的变化，是生物生、长、化、收、藏的重要条件之一，人类在漫长的进化过程中，已经形成了一整套适应性调节规律，一旦气候剧变，环境过于恶劣，超过了人体正常调节功能的限度，或者机体的调节功能失常，不能对反常的自然变化作出适应性的调节时，就会发生疾病。

中医药在其理论体系的主导方向战略性地转型到决定人体生命活动的物质精、气、精气等超微生命物质的研究方面来之后，之所以能够把体内研究转向体外研究，依据的是"诸内形外""内外相袭""天人相应""道法自然"的基本法则，借助观察的目标载体则是天地万物之"气"及其运动变化，"气"在人体和天地研究之间承担了桥梁、载体和实验对象的作用，并采取"司外揣内""援物比类"等技术措施，实现了"解剖而视之"被迫搁置条件下围绕"诸内形外""天人相应"持续展开"精气为本""首重气化"的研究，而且这些研究都是基于临证实践展开的，"实践至上"始终是中医药所具有的科学精神的核心所在。

## 第三节　世代传承与卓越成就，见证了中医药千年传承的强大生命力

《黄帝内经》作为中医药科学的奠基之作，是一部综合性医学全书，主论人体生命的基本原理、疾病发生发展的基本规律和疾病诊断防治的基本法则，但涉及的具体病证、具体方剂、具体药物等较少，换言之，《黄帝内经》并不是专门论述临床病证的著作。随着社会的发展和人们健康的需求，单纯依靠《黄帝内经》所确立的诊疗技术和方药已不能满足。持续传承和发展成为中医药世代接力的历史使命，同时也在传承发展过程中迸发出强大的生命力。

### 一、《黄帝内经》的地位与医经学派的传承

《黄帝内经》成书于秦汉时期，虽然现代考古学证明西汉时期已经有了造纸术，但尚未推广普及，也没有真正用于日常书写印刷，当时的书籍依然是以竹简、木牍为主，辅以帛书之类，因而也就不可能有大量的复制版本。更重要的是，东汉末年开始，战乱频发持续数百年，动荡的时局造成了大量珍贵典籍的亡佚，《黄帝内经》的散乱失传也就在所难免了，幸遇有识之士得逢真经、慧眼识珠、整理编校，方使鸿篇巨著再度传世造福人类。

史料记载第一个整理《黄帝内经》的当属杨上善，杨上善是隋末唐初时人，他首次将所发现的《黄帝内经》残卷整理为《黄帝内经太素》（简称《太素》）三十卷。此书保存了早期

的《素问》风貌，得到现代学者的重视，是研究《黄帝内经》的重要参考书。《太素》一书在北宋后失传，但在 19 世纪时，日本学者在日本仁和寺发现《太素》残卷二十三卷，后清代杨守敬出使日本时取回。《太素》是我国现存最早的一部全文类编注释《内经》之作，是《黄帝内经》早期传本之一，包括《素问》《针经》（即《灵枢》）两部分内容。

真正在《黄帝内经》的整理传承中作出突出贡献的当推唐代王冰。王冰曾做过太仆令，后世因称之为王太仆，是我国唐代著名的医学家。长期研究《素问》，经过分门别类、拾遗补阙、阐明奥义、删繁存要以及前后调整篇卷等整理研究工作，著成《补注黄帝内经素问》二十四卷八十一篇，为整理保存古医籍作出了重要的贡献。

世传《黄帝内经》的重要版本有宋代林亿、高保衡等人校勘本，该校勘本在宋金元时期形成两个版本系统，即二十四卷本和十二卷本。明清之际，又出现多种不同卷数的校注本，其所宗均未出王注林校本范围，现存最早的刻本为是金刻残本，尚存十一卷，元代胡氏古林书堂刻十二卷本。明清以降又有多个版本。

《黄帝内经》作为中医学理论的奠基之作，受到历代医家的高度推崇，有许多医家把研究《黄帝内经》作为毕生的事业，并且形成了中国医学史上影响深远的一个学术流派——医经学派。所谓医经学派，就是致力于以《黄帝内经》为代表的中医学基础理论研究的流派，早在汉代时就已经有医经七家，其代表著作有《黄帝内经》《黄帝外经》《扁鹊内经》《扁鹊外经》《白氏内经》《白氏外经》《白氏旁经》，但仅有《黄帝内经》一书承传下来。历代研究《黄帝内经》、发挥《黄帝内经》的医经学派及其代表性著作主要有：梁代全元起《内经训解》，隋末唐初杨上善《黄帝内经太素》，唐代王冰《素问释文》，宋代林亿等《素问释文新校正》，元代滑寿《读素问钞》，明代吴昆《素问吴注》，马莳《黄帝内经灵枢注证发微》与《黄帝内经素问注证发微》，李中梓《内经知要》，张景岳《类经》，清代张志聪《素问集注》《灵枢集注》，沈又彭《医经读》等。

## 二、临床医学独立发展和辨证论治法则的确立

继《黄帝内经》之后，中医药传承发展的第一里程碑是以张仲景学术体系为标志的临床医学独立发展和辨证论治法则的创立。张仲景是东汉末年著名医学家，是中国古代医学的集大成者和临床医学的奠基人。张仲景生活的东汉末年，社会极度动荡，战乱频仍，百姓流离失所，瘟疫频发，十室九空。据其所著《伤寒论》序记载，其"宗族素多，向余二百，建安纪元以来，犹未十稔，其死亡者，三分有二，伤寒十居其七"。此时的张仲景虽然官居长沙太守，但"感往昔之沦丧，伤横夭之莫救"，特别是"怪当今居世之士，曾不留神医药，精究方术，上以疗君亲之疾，下以救贫贱之厄，中以保身长全，以养其生，但竞逐荣势，企踵权豪，孜孜汲汲，唯名利是务，崇饰其末，忽弃其本，华其外，而悴其内，皮之不存，毛将安附焉。卒然遭邪风之气，婴非常之疾，患及祸至，而方震栗，降志屈节，钦望巫祝，告穷归天，束手受败，赍百年之寿命，持至贵之重器，委付凡医，恣其所措，咄嗟呜呼！厥身已毙，神明消灭，变为异物，幽潜重泉，徒为啼泣，痛夫！举世昏迷，莫能觉悟，不惜其命，若是轻生，彼何荣势之足云哉！而进不能爱人知人，退不能爱身知己，遇灾值祸，身居厄地，蒙蒙昧昧，蠢若游魂。哀乎！趋势之士，驰竞浮华，不固根本，忘躯徇物，危若冰谷，至于是也"，于是，自己产生了强烈的穷究医理，治病救人的愿望，用其自己的话说就是"每览

越人入虢之诊，望齐侯之色，未尝不慨然叹其才秀也"，下决心投身于医学理论研究和临证实践中，在此基础上，"勤求古训，博采众方，撰用《素问》《九卷》《八十一难》《阴阳大论》《胎胪药录》，并平脉辨证，为《伤寒杂病论》合十六卷"，从此，中国医学有了遵循和传承近两千年的不朽巨著。

《伤寒杂病论》的问世，奠定了张仲景在中国医学史上的重要地位，成为后世从医者人人必读的重要典籍，张仲景也被后人尊称为"医圣"。清代医家张志聪指出："不明四书者不可以为儒，不明本论（《伤寒论》）者不可以为医。"而且该书流传海外，成为各国研读中医学的重要典籍。据不完全统计，由晋代至今，整理、注释、研究《伤寒杂病论》的中外学者计逾千家。邻国日本自康平年间（相当于我国宋朝）以来，研究《伤寒论》的学者也有近二百家。此外，朝鲜、越南、印尼、新加坡、蒙古国等国的医学发展也都不同程度地受到其影响及推动。

所谓临床医学，是相对于基础医学而言的，在学科形态和研究内容方面，基础医学多以经典理论的方式研究和探讨人体健康情况下的生理机制以及疾病状态下的病理变化，虽然其最终目的也是围绕疾病的防治而展开的，但较少讨论具体的病证，《伤寒杂病论》则不然，其立论直奔临床病证，或直论通过望闻问采集到的脉证，或主论临证最佳的治则方药，尽管在其大论中充满了科学的医学原理，但其论述形式无不是从临证出发，无不是从脉证入手，生动而具体。如在上部《伤寒论》中，开篇首论"辨脉法""平脉法"，紧接着主论"伤寒例"和"辨太阳病脉证并治"，足见全篇以脉证为主线，并且有具体而实用的方药为对策，后世也曾因之将各类脉证表述为"方证"，在这些"方证"中，望闻问切和理法方药贯穿始终，其临床医学的特征跃然纸上。在其下部《金匮要略》中，开篇首论"脏腑经络先后病脉证"，特别是提出了"见肝之病，知肝传脾，当先实脾，四季脾旺不受邪，即勿补之"的著名论断，是中医学治未病思想的经典警句，并且在治法方面又提出"夫肝之病，补用酸，助用焦苦，益用甘味之药调之。酸入肝，焦苦入心，甘入脾"，这一系列研究方法和理论要旨，都是从临证实践入手的，因此我们说《伤寒杂病论》是中医临床医学的奠基之作，是临床医学走上独立发展之路的重要标志。

关于辨证论治，是中医学使用频率最高的一个词汇，也常常被表征为中医学的重要特点，但确切地说，何为辨证论治？在中医学术界内部是有不同的理解的。一般认为，辨证论治一词脱胎于《伤寒论》的"辨太阳病脉证并治"等六个标题，形成固定术语并将其作为中医学的特点提出来则是晚清民国年间才出现的，主要是为了与西方医学有所区别，但无论如何，辨证论治确实是中医学的核心理论与优势技术，就目前的文献所及和学术共识，也确实是张仲景以及《伤寒杂病论》的首创。

之所以在学术界内部对辨证论治存在一些不同的理解，关键是对"证"的理解有所差异。一般认为，证是机体在疾病发展过程中的某一阶段的病理概括。由于它包括了病变的部位、原因、性质，以及邪正关系，反映出疾病发展过程中某一阶段的病理变化的本质，因而它比症状更全面、更深刻，更正确地揭示了疾病的本质。而"辨证"就是把四诊（望诊、闻诊、问诊、切诊）所收集的资料、症状和体征，通过分析、综合，辨清疾病的病因、性质、部位，以及邪正之间的关系，概括、判断为某种性质的证。这里面的问题主要在于疾病部位的问题，众所周知，西汉以后，中医学搁置了器官学研究方法，肝、心、脾、肺、肾等原有的五脏器官学名词不再是完整的名词，而是作为新的医学术语的构成要件而存在的，只有与引进的精气、阴阳等哲学概念结合之后才成为完整的医学术语，即使在文献中，五脏概念可能单独出现，但其实质也仅仅是一种简称，其本质内涵依然是肺气、心血、肝阴、脾阳、肾精等，离开了后缀的已经经过医学化改造的哲学概念作为构成要件，原有的五脏名词便不具有任何意义。那么，围绕五脏的所谓疾病部位又从何谈起呢？同时，中医学获取疾病的信息主要是对体表部位的望闻问切，其基本方法是司外揣内、取象比类和内景返观，这些方法客观上是难以确定疾病的部位的，而中医学基本上不很重视疾病的部位，所谓脾气虚弱、肝阳上亢、肾精亏虚、心血不足等病证，都与具体的部位无关，如果非要与部位牵扯联系，也只能是疾病最为痛苦的部位，如头晕、耳鸣、目眩等，而不是真正的发病部位，这也就是对辨证的解释中人们存在一些不同理解的原因所在。

至于论治，又称为"施治"，即根据辨证的结果，确定相应的治疗方法。辨证是决定治疗的前提和依据，论治是治疗疾病的手段和方法。通过辨证论治的效果可以检验辨证论治的正确与否。辨证论治的过程，就是认识疾病和解决疾病的过程。辨证和论治，是诊治疾病过程中相互联系不可分割的两个方面，是理论和实践相结合的体现，是理法方药在临床上的具体运用，是指导中医临床的基本原则。

无论如何，辨证论治是中医学的基本法则，这一基本法则是由张仲景及其所著的《伤寒杂病论》在继承光大《黄帝内经》理论的基础上而确立的，这一点是毋庸置疑的，这也正是张仲景对中医药科学发展的伟大贡献，也是历代医家对其推崇备至的原因所在。

以《黄帝内经》为主导理论的中医学是关于生命物质（精气阴阳）及其秩序的科学，精气阴阳物质活动的正常特别是其基本秩序的正常，就是健康状态，精气阴阳物质活动的异常特别是基本秩序的异常，就是疾病状态，而采取医疗干预措施促使精气阴阳物质活动特别是其基本秩序恢复正常，就是治疗。《伤寒论》的伟大之处，就在于全面继承和光大了《黄帝内经》的正邪理论，因此我们说，《伤寒论》是在《黄帝内经》基础上的一次跨越性发展。

就《伤寒论》各篇第一条也就是我们说的提纲条款来看，原文分别是"太阳之为病，脉浮、头项强痛而恶寒""阳明之为病，胃家实是也""少阳之为病，口苦、咽干、目眩也""太阴之为病，腹满而吐，食不下，自利益甚，时腹自痛，若下之，必胸下结硬""少阴之为病，脉微细，但欲寐也""厥阴之为病，消渴，气上撞心，心中疼热，饥而不欲食，食则吐蛔，下之利不止"。这六大提纲总体来说就是正邪相争的六种状态，而正邪相争的表现聚焦于对特定正气的影响和正邪之间力量的消长。如太阳病，影响的正气主要是具有卫外功能、推动功能和温煦功能的正气，正邪力量属于正盛邪实，这是太阳病的共性所在，而麻黄汤证、桂枝汤证、大小青龙汤证等，均属于这一共性的延伸；而阳明病，影响的正气主要是具有受纳腐熟、传导水谷以及运化调控功能的正气，相互之间也属于正盛邪实；少阳病影响的正气主要是具有疏泄功能的正气，相互之间属于一种动态起伏的消长关系；至于三阴病，总体来说属于正虚邪微，只不过虚损的正气有所不同而已。

综上，张仲景的《伤寒论》是以正邪关系而立论的，其研究的重点是人体精气阴阳活动的能力和状态以及相互之间秩序的协调与否，而对邪气的研究主要关注特定邪气对特定精气阴阳物质的损害以及对秩序的破坏，其立法处方也都是以保护受累的精气阴阳物质、祛除造成损害的邪气、恢复紊乱的秩序等为出发点的，这也正是对《黄帝内经》正邪理论的发展和创新。

与《黄帝内经》一样，张仲景的《伤寒杂病论》也因战乱未能传播，是晋代王叔和高度重视并加以整理，才使得这部医学巨著得以传世并成为中医学理论和临床的重要典籍。

王叔和，晋代高平医学家。少时博览群书，通晓经史百家，与仲景弟子卫汛交好，并深受其熏染，对医学产生兴趣，曾任王府侍医、皇室御医等职，后又任太医令。他的主要医学贡献在于费千钧之力，耗日夜之苦，倾毕生之学，掘竹木之本，光大伤寒之论，再耀仲景之学，后世有人曾说，若非高平王叔和，世间再无《伤寒论》。

王叔和之后，伤寒之学成为中医界的必修科目，世传版本甚多，包括《唐本伤寒论》(唐孙思邈)、《宋本伤寒论》(宋高继冲)、《金本注解伤寒论》(金成无己)、《翻刻宋本伤寒论》(明赵开美)、《康治本伤寒论》(日本)、《康平本伤寒论》(日本)、《桂林本伤寒论》、《敦煌本伤寒论》(残卷)等。

从王叔和开始，研究伤寒之风日盛，世代延续，形成了著名的伤寒学派，至今仍然是中医界的主流学派之一。首先，王叔和从脉、证、方、治入手，按照张仲景辨证施治精神进行编次；唐代孙思邈在晚年见到《伤寒论》，按照太阳病、阳明病、少阳病、太阴病、少阴病、厥阴病分类条文，并采用"方证同条，比类相附"的研究方法，突出主方，以方类证；北宋林亿之后，研究《伤寒论》的医家不下80余家，著名的有庞安时、韩祗和、朱肱、许叔微、郭雍、成无己、王好古等。明清时期，流派纷起，研究日深，著名的有以方有执为代表的错简重订派，以张志聪、陈修园等为代表的维护原论派，以柯韵伯、徐大椿等为代表的以方类证派，以尤在泾为代表的按法类证派，以钱潢为代表的按因类证派，以沈金鳌为代表的按证类证派，此外，喻昌、张璐、程应旄、周扬俊、黄元御、吴仪洛、张遂辰、张锡驹、秦之祯等都是明清伤寒学派的重要代表人物，足见唐宋至明清时期伤寒学派的繁荣兴盛。

我们说王叔和的医学贡献是整理《伤寒论》并成为伤寒学派的开山鼻祖，其实王叔和的贡献远不止于此，尤为突出的是在脉诊、脉学方面，为世人所推崇。王叔和的脉学专著《脉经》，集汉以前脉学之大成，选录《内经》《难经》《伤寒论》《金匮要略》及扁鹊、华佗等有关脉学之论，阐析脉理、脉法，结合临床实际，详辨脉象及其主病，首次系统归纳了24种脉象，对其性状作出具体描述，确定了有关三部脉的定位诊断，为后世脉学发展奠定了基础。

## 三、临床学科的分化及其自主发展成就

从张仲景创立临床医学并确立辨证论治法则开始，中医临床医学进入了一个全新的发展时期，特别是经过盛唐时期经济社会繁荣的推动和支撑，临床医学的发展成果日益丰富，不同学科相对专门化、自主化发展成为新的趋势。

由于小儿与成人之间存在生理、病理方面的显著差异，历代医家较早开始关注小儿的特点，或者可以说中医儿科学是最早开始探索独立发展路径的学科。一般认为，中医儿科学的独立，始于宋代钱乙的《小儿药证直诀》，但据史料记载，早在先秦时期医学家就已经开始了这方面的探索，《史记·扁鹊仓公列传》中有"扁鹊……入咸阳，闻秦人爱小儿，即为小儿医"的记载，之后又有《颅囟经》一书流传，唐代王冰《素问注》第七卷内有关于《颅囟经》由"师氏藏之"一语，《宋史·艺文志》中也有关于师巫《颅囟经》二卷的记载，并且有"穆王贤士师巫于崆峒山得而释之"的说法，详细年代虽不可考，但至少应当是唐代以前之作，明代以后原书已佚，今之所存为辑自《永乐大典》和《四库全书》，属于残卷，但仅有儿科临床部分病证诊疗的论述，并没有形成系统而完整的理论体系。

中医儿科学创立的标志是钱乙《小儿药证直诀》的问世。钱乙，字仲阳，北宋医家，在《小儿药证直诀》之前，曾以《颅囟方》一书成名，专事儿科，并被授予翰林医学士和太医院丞，其一生著作颇多，有《伤寒论发微》五卷，《婴孺论》百篇，《钱氏小儿方》八卷，特别是《小儿药证直诀》传世至今，是中医儿科学的必读经典。

《小儿药证直诀》成书于宋宣和元年，全书分为上、中、下三卷，上卷专论小儿脉、因、证、治，收列儿科常见病证治 80 余条，中卷收载典型病案 23 则，下卷列载方剂 124 首。该书所提出的"小儿脏腑柔弱，易虚易实，易寒易热"的著名论断至今一直指导着临床，所创立的六味地黄丸、导赤散、泻白散等至今仍然是临床广为应用的经典名方。《小儿药证直诀》建立了儿科五脏辨证体系，是中医儿科辨证学中最重要的方法。钱乙之后，儿科名医辈出，不断有专著问世，最具代表性的有北宋董汲的《小儿斑疹备急方论》，南宋刘昉的《幼幼新书》，陈文中的《小儿痘疹方论》《小儿病源方论》，元代曾世荣的《活幼口议》《活幼心书》，明代薛铠、薛己父子的《保婴撮要》，万全的《幼科发挥》《育婴秘诀》《片玉心书》，清代夏禹铸的《幼科铁镜》，陈复正的《幼幼集成》等，形成了理论不断丰富、技术不断发展、人才不断传承的儿科医学体系。

另一个很早走向独立发展的临床学科是中医妇科学。中医学关于妇科疾病的探索也有很长的历史，《史记·扁鹊仓公列传》中有扁鹊"过邯郸，闻贵妇人，即为带下医"的记载，《黄帝内经》中也有较多关于妇女生理病理的论述，如"女子……二七而天癸至，任脉通，太冲脉盛，月事以时下，故有子，……七七任脉虚，太冲脉衰少，天癸竭，地道不通，故形坏而无子也"等。一般认为，唐代昝殷的《经效产宝》是现存第一部中医妇产科专书，但其主要内容以产科为主，而由于中医学早在《黄帝内经》时期就基本搁置了器官学的研究，因此以器官学为重要基础的产科在后世并没有得到显著的发展，能够大力发展的只有妇科学。

中医妇科学独立发展的重要标志是南宋陈自明的《妇人大全良方》。陈自明三世业医，曾任建康府明医书院医谕。所著《妇人大全良方》24 卷，共 260 多篇论述。该书是对前人成就及本人临床经验的总结，内容丰富，在理论和实践方面形成完整的体系，学术价值和实用价值很高，为中医妇科学的形成和发展作出了重要贡献。陈自明之后，中医妇科学作为独立的临床学科实现了自主发展，最具代表性的医家和医著有明代王肯堂的《女科证治准绳》、武之望的《济阴纲目》，清代傅山的《傅青主女科》、叶天士的《叶天士女科》、沈金鳌的《妇科玉尺》、吴道源的《女科切要》、陈莲舫的《妇科秘诀大全》等，从而使妇科学成为研究妇女生理特点、诊疗妇科特有病证、维护妇女身心健康的重要学科。

中医外科学的探索历史也非常久远，最早人们曾将医学划分为四个大类，即疾医、疡医、食医、兽医，其中的疡医就是指主要从事疮疡等外科疾患诊疗的医家。《黄帝内经·灵枢》中曾专列《痈疽》篇，所载外科病名 17 种，史书记载华佗曾经是以外科著称的汉代著名医家，宋代《太平圣惠方》提出了"五善七恶"以及内消、托里等治法，妇科大家陈自明也曾撰写过《外科精要》一书，及至元代，相继有朱丹溪的《外科精要发挥》、齐德之著的《外科精义》等问世，特别是危亦林的《世医得效方》，是一部创伤外科专著，总体来看，经验总结较多，但尚未形成系统的理论体系，中医外科学的成熟，主要在明代以后。明代是中医外科非常兴盛的时期，曾有薛己的《外科枢要》、汪机的《外科理例》、王肯堂的《疡科准绳》、申斗垣的《外科启玄》、陈文治的《疡科选粹》、窦梦麟的《疮疡经验全书》、张景岳的《外科钤》等问世，真正标志着中医外科学走向成熟并自主发展的是陈实功的《外科正宗》。陈实功，明代外科学家，从事外科四十余载，于明万历四十五年撰写了一部重要的外科医学著作《外科正宗》，全书共二十余万字，共分四卷。该书从病痛的根源、诊断到外科上常见的大部分疾病，从各家病因理学说到临床症状和特点，以及各种病症的治疗方法，手术的适应证、禁忌等，从各种病情的形状到药剂的组成，都进行了详细的论述，特别是详述病因病机、证候、辨证、治疗、预后等，并附典型医案加以论证，条理清晰，十分完备，影响巨大，后人称之为正宗派。及至清代，中医外科学进一步发展，影响较大的有王维德的《外科全生集》，该书创立了以阴阳为主的辨证论治法则，其创立的阳和汤、小金丹、犀黄丸等至今仍然是外科临床的常用方药，以其为代表，后人称之为中医外科的又一大学派——全生派。与此同时，高锦庭的《疡科心得集》也具有很大的影响，后人称之为心得派。需要指出的是，中医的外科学主要研究的是体表疾病，这与现代医学的外科学有很大的不同，这一点同样也是由于从《黄帝内经》开始，中医学搁置器官学研究的必然结果。

## 四、学术流派的兴起与学术争鸣的繁荣

在整个中医学术发展的历史过程中，金元时期是一个较为特殊的时期，各具特色的医学流派的形成和出现，有力地促进着中医学的发展和完善，这与金元四大家的崛起有着密不可分的关系。金元四大家是指金元时期具有突出医学成就的四位医家，即刘完素、张从正、李杲、朱震亨，他们提出了独特而又自成体系的学术主张，引发了医学上的学术争鸣。正如《四库全书总目提要·医家类》所言"儒之门户始于宋，医之门户始于金元"。在整个中医学术发展史中，金元四大家理论体系的形成与之前的医学理论和实践相比是一个新的突破，由此引起了明清以后医学发展的新的高潮。

过了南北朝和隋唐五代的医学积累时期，医学发展到宋代，所有的医学理论已不能解决不断涌现的新问题，在此矛盾下，对医学理论的新发展提出了迫切要求。金元时期，战乱频繁，传染病流行，劳倦内伤疾病普遍发生，对医学提出了新要求。为应对新形势的出现，医家开始了对《太平惠民和剂局方》（简称《局方》）的反思。《局方》作为宋政府为适应其官方药局而制定的成方规范具有巨大的学术导向作用，但其固定成方的运用与中医辨证论治产生矛盾，以及《局方》中大多为辛温香燥之品与大量火热所致的病证之间的矛盾，都迫切需要新的理论的出现。当此之时，一些富有革新精神的医学家就应运而生。

魏晋以来至宋代，医学的发展一直处于经验积累的阶段，在理论研究的深入方面略显不足，金元时期，张元素沿着《黄帝内经》的基本理论和张仲景所确立的辨证论治基本法则，结合自身的临证经验，开创了著名的易水学派。张元素，字洁古，金代易州人，著有《医学启源》《脏腑标本寒热虚实用药式》《珍珠囊》等。张元素是一位具有革新思想的医家，他针对性地提出"运气不齐，古今异轨，古方今病不相能也"的主张，力主理论革新，紧紧围绕五脏精气族群在疾病发生发展中的变化和作用而开展研究，以脏腑寒热虚实以言病机，从五脏精气的生理、病理、演变、预后以及治疗方药等方面进行阐述，被后世尊为脏腑辨证的集大成者。

刘完素，字守真，约生活在公元1110～1200年，河北河间人，故后人称其刘河间。他非常重视对《黄帝内经》理论的研究，认为医学的"法之与术，悉出《内经》之玄机"。他注重对五运六气和亢害承制理论的研究，受运气学说的影响，在深入研究《内经》病机十九条

的基础上，对火热病证详加阐发，成为主火论者。刘完素提出了"六气皆能化火"说，强调风、湿、燥、寒诸气在病理变化过程中，大多能化热或火热相兼同化，而火热也往往是产生风、湿、燥、寒的原因之一。因此，后人把这一论点概括为"六气皆能化火"。同时，刘完素对内伤火热病机十分重视情志致病，并提出"五志过极皆为热甚"的观点。他说："五脏之志者，怒、喜、悲、思、恐也。若志过度则劳，劳则伤本脏，凡五志伤皆热也。"刘完素认为阳气怫郁是火热病发生发展过程中的一个中间环节，由于阳气郁结，气机阻滞，而化火热；如寒邪可以导致阳气怫郁而生热，因"寒主闭藏，而阳气不能散越，则怫热内作"；又如湿热之邪郁而日久化热，乃水湿怫郁不得发散，营卫受阻，"积湿成热"。阳气怫郁可导致气机升降出入的道路闭塞，气机郁滞，阳气不能开通宣行而广泛致病。

张从正，字子和，约生活在公元 1156～1228 年，金代睢州考城（今河南兰考县一带）人。张从正丰富发展了《黄帝内经》"其在皮之，汗而发之""其高者，引而越之""其下之，引而竭之"的治疗原则，善用汗、吐、下三法以攻邪。其对汗、吐、下三法的独特运用，丰富了三法的内容，扩大了三法的治疗范围，完善了三法的治病理论，在临床上有很高的实用价值。从中医病因学说的观点来看，疾病的产生与否，主要取决于人体正气和邪气两个方面。人体正气充沛就能拒邪于外，而邪气亢盛常致正气虚衰而致病，故《黄帝内经》中有"正气存内，邪不可干；邪之所凑，其气必虚"之说。张从正创立的攻邪学说，独特运用了汗吐下三法，辩证地揭示了寓补于攻的道理，把驱邪与扶正置于一个事物的两个方面，力主攻邪，但在攻邪的同时又要注意人体正气的培补。

李杲，字明之，晚号东垣老人，宋金时真定（今河北正定县）人，生活于公元 1180～1251 年。李杲所处时代正值金元混战，人民疲于奔命，恐惧忧伤，饥困劳役，致损伤脾胃。而医执古不化，或滥用《局方》温燥，或不善师仲景、河间，妄用发表、寒凉，重伤脾胃之气，因此罹患脾胃病的人很多。李东垣提出"脾胃是元气之本""脾胃为升降之枢""内伤脾胃，百病由生"。提出脾胃内伤的原因有饮食不节、劳役过度、精神刺激等。因此脾胃内伤的病机为气火失调，升降失常。李杲在气机升降的问题上十分重视元气、胃气生长和升发的一面，指出只有元气、胃气升发上升，脾胃升降正常，其脾胃的生理功能才能正常。

朱震亨，字彦修，元代著名医学家。婺州义乌（今浙江义乌市）人。生活于公元 1281～1358 年。朱震亨是一位富于创新精神的医学家。为纠正时弊，承河间、从正、东垣诸家之说，结合自己的临床实践，提出了"阳常有余阴常不足"和"相火论"等新学说，在治疗上提倡滋阴降火，其目的是使人体的阴阳达到"阴平阳秘"。朱氏在治疗杂病方面也有自己独特见解。以气血痰郁为纲，其治法"不出乎气血痰，故用药之有三：气用四君子汤，血用四物汤，痰用二陈汤。又云久病属郁，立治郁之方，曰越鞠丸。故四法者，治病用药之大要也"。朱震亨滋阴论的理论特点是以理学的"阳常盈，阴常亏"为哲学依据的，阐述了人体阳有余而阴不足，复加相火妄动，耗伤阴液，从阴阳的对立制约关系出发，强调阴虚不能制阳和阳盛必伤阴的两种机理皆可以引起"阴虚阳盛"的必然结果，较为系统地发挥了滋阴的理论，从而为滋阴的治疗奠定了理论基础。朱震亨在中医理论方面另一个重大贡献是首次提出"肝主疏泄"的论断，在此之前，《黄帝内经》虽然也曾经有过"疏泄"一词，但并未与肝发生关联，与肝的特性有关的描述是"木曰敷和"，敷就是敷布，和就是和畅，直到朱丹溪的《格致余论》首次提出"主蔽藏者肾也，司疏泄者肝也"，"疏泄"一词开始与肝的特性联系起来，之后明代薛立斋《内科摘要》直接表述为"肝主疏泄"，这一论断至今依然是中医理论体系中的核心之一。

继河间、丹溪之学广为传播之后，明代时医用药每多偏执于苦寒，常损伤脾胃，克伐真阳，又形成了新的寒凉时弊。鉴于此，以薛己为先导的一些医家在继承东垣脾胃学说的基础上，进而探讨肾和命门病机，从阴阳水火不足的角度探讨脏腑虚损的病机与辨证治疗，建立了以温养补虚为临床特色的辨治虚损病证的系列方法，强调脾胃和肾阳对生命的主宰作用，在辨证论治方面，立足于先后天，或侧重脾胃，或侧重肾阳，而善用甘温之味，后世称之为温补学派。代表医家有薛己、孙一奎、赵献可、张介宾、李中梓等。薛己的学术思想悉以东垣脾胃内伤论为中心，强调"人以脾胃为本"，"胃为五脏本源，人身之根蒂"，"若脾胃一虚，则其他四脏俱无生气"（《明医杂著·补中益气汤》注），"人之胃气受伤，则虚证蜂起"（《明医杂著·风症》注），发挥了东垣"脾胃内伤，百病由生"的理论，更强调了脾胃内伤与虚证的关系。在治疗上统治以东垣补中益气汤，或出入于四君、六君之间。又主张若补脾不应，即求之于肾和命门之水火阴阳不足，若肾阴不足，用六味丸，壮水之主以制阳光；若命门相火不足，用八味丸，益火之源以消阴翳。临床上崇尚温补，力戒苦寒，实为温补学派之先驱。孙一奎论命门学说的特点是综合《难经》关于命门和肾间动气理论，并融入《易经》中太极生阴阳的思想，阐发为命门动气说，即以命门为两肾间动气，为人身生生不息之根，并以命门动气说指导临床，突出表现在注重保护三焦元气，对虚损诸证，多从下元不足论治，自制壮元汤，配合东垣补中益气汤作为三焦元气不足之主方。此外，注意保护脾胃，也是孙氏的临床特点之一。赵献可阐发命门学说，以命门为君火，并居先天之水火。其临床治疗亦特别重视先天之水火，云："先天水火，原属同宫，火以水为主，水以火为原。故取之阴者，火中求水，其精不竭；取之阳者，水中寻火，其明不息。斯大寒大热之病得以平矣"（《医贯·阴阳论》）。其所谓"火中求水"，即用六味丸补水以配火，用治因真水不足所致之火有余证，壮水之主以制阳光；"水中寻火"，乃用八味丸于水中补火，用治因真火不足而致的水有余证，益火之源以消阴翳。大大推广了六味、八味的临床应用，是温补学派的重要分支。张介宾所论命门与赵献可略同。认为命门藏先天之水火，为元阴元阳所居之所，故"命门之水火为十二脏之化源，五脏之阴气非此不能滋，五脏之阳气非此不能发"（《类经附翼·求正录·真阴论》）。五脏之功能必赖命门始能发挥正常。若命门之元阴、元阳亏损，则必变生脏腑阴阳虚损之病，所谓"火衰其本则阳虚之证迭出，水亏其源则阴虚之病迭出"（《类经附翼·求正录·真阴论》）。创制左归、右归作为治疗命门先天水火不足的主方。大力倡导"阴阳相济"，完善了阴阳虚损治法。其阴阳理论的另一个重要观点是阳重于阴，反对朱丹溪的"阳常有余，阴常不足"论，针对性地提出"阳非有余"论，认为"天之大宝，只此一丸红日；人之大宝，只此一息真阳"（《类经附翼·求正录·大宝论》），为其温补学说奠定了理论基础。

在中国古代，影响人类生命健康的因素主要有战乱、洪水和瘟疫，因此研究瘟疫的防治就成为从《黄帝内经》到历代医家的重要课题。直到明清时期，形成了中医学研究瘟疫疾病的重要学科——温病学。其实早在《黄帝内经》就已经发现了瘟疫疾病在人际的相互传染性特点，即所谓"五疫之至，皆相染易，无问大小，病状相似"。这里需要强调的是，17世纪以前，西方人并不知道病原微生物的存在，也对其具有的传染性特点知之甚少。相较之下，虽然显微镜并不是中国人发明的，但中国人却早在两千年之前就准确描述出瘟疫疾病"皆相染易"的特点，而且在温病学正式形成时进一步认识到其是一种特别的疫疠之气，堪称为医学史上的一大创举。明清时期温病学的发展也是将着眼点放在物质（正邪交争）研究方面，他们大胆突破了"温病不越伤寒"的传统观念，在温病的辨证施治上，敢于总结前人经验，创立新理论，制定新治法，终于在外感热性病方面，取得了划时代的成果。所以我们将明清时代作为温病学的形成阶段。这一时期，温病学家首先提出疠气学说，最早发现导致传染性疾病的病因不同于一般的外感内伤，而是一种特殊的病因，这就是明代吴又可首次提出的"疠气"致病，正所谓"温疫之为病，非风、非寒、非暑、非湿，乃天地间别有一种异气所感"，在病因学上是一大进步，并且以温病作为多种热性病的总称，确立卫气营血和三焦辨证的温病学理论体系和瘟疫疾病的辨证论治法则，丰富了温病的诊断和治疗的方法，包括"在卫汗之可也，到气才可清气，入营犹可透热转气，入血就恐耗血动血，直须凉血散血"和"治上焦如羽，非轻不举，治中焦如衡，非平不安，治下焦如权，非重不沉"等，在重大传染病防治中屡屡发挥主要作用。

各个学术流派的创立和出现在时间上是一个漫长的过程，这一时期的医学思想和理念基本上是坚持《黄帝内经》所确立的主线，不断向深度、广度和高度拓展，对中医学理论体系的充实和推进作用、对后世医家成长的影响都是不可磨灭的。他们处于前后的时代，相互之间既是争鸣的，也是借鉴和促进的，从而进一步促进了中医学的发展，也为后世的新学科、新学说的发展作出了贡献和探索。特别是当我们对这些取得重大发展与突破的医家的学术主线进行研究和梳理时发现，他们的学术思想大都是在精气阴阳的基础上而展开和推进的。这种传承经典而不断超越和创新的行动，正是中医药生生不息的生命力源泉。

## 五、药性理论的发展与用药技术的完善

药性学，是中医药理论的重要组成部分，包括四气五味、升降浮沉、归经、引经、配伍宜忌等多个学术体系，是中医药在长期的临床实践中深度观察、反复体验、持续积累而形成的独特理论，在指导合理用药、实现辨证论治、提高临床疗效过程中，具有重要的地位和作用。

在中药"四气"理论领域，早在《黄帝内经》成书之前，古典文献中就已经出现了"四气"一词，《礼记·乐记》中有"动四气之和，以著万物之理"的记载，专指四时之气，主要用于气象物候领域。《黄帝内经》"四气调神大论"篇的"四气"，同样是指四时之气，即春气、夏气、秋气、冬气。在《神农本草经》中就有了表征药物寒热属性的实例，计有大热、温、微温、平、微寒、寒等6种，《汉书·艺文志》中有"本草石之寒温""以热益热，以寒增寒"的论述，《本经疏证》指出"凡物之阴者，喜高燥而恶卑湿；凡物之阳者，恶明爽而喜阴翳"，总的意思是天地四气赋予了药物的四气，药物四气是天地四气的表达。但更重要的是，四气理论源自辨证论治，证候类型和治疗效果定义了药物四气属性。药物的寒热温凉，不是人们直接的感官体验，也不是通过温度测定所获得的结果，而是建立在辨证论治基础上的综合分析判断。

在中药五味理论领域，五味之说最早源自人们的直观感觉，主要包括滋味和气味，滋味主要来源于味觉，气味则是味觉和嗅觉的共同表现。先秦诸家经典著作中早已出现关于五味的记载，如《管子》曰"在味者，酸、辛、咸、苦、甘也"，《荀子》云"甘、苦、咸、淡、辛、酸，奇味以口异"，《神农本草经》则将药物与五味结合起来，指出"药有酸、咸、甘、苦、辛五味，又有寒、热、温、凉四气及有毒无毒"，由此在后世不断研究发展，使五味理

论成为中医药性理论的重要组成部分。而且药物的四气和五味是一种共同存在，我们耳熟能详的辛温、辛凉、甘温、甘寒、苦温、苦寒等，就是药物自然形成的药性组合，与此同时，一种药物也会存在多种滋味或气味，如辛甘温、甘苦寒等。与四气理论的形成一样，临床功效对药物五味属性的确认具有非常重要的作用，正如《素问·脏气法时论》所指出的"肝苦急，急食甘以缓之""心苦缓，急食酸以收之""脾苦湿，急食苦以燥之""辛散、酸收、甘缓、苦坚、咸软"等。

在药物的升降浮沉理论领域，此论最早来自《黄帝内经》对人体气机升降出入理论，即所谓"出入废则神机化灭，升降息则气立孤危。故非出入，则无以生长壮老已，非升降，则无以生长化收藏，是以升降出入，无器不有"（《素问·六微旨大论》）。经两汉唐宋的发展，药性理论取得了长足的进步，四气、五味以及升降浮沉等逐步受到历代医家的关注，金元时期开始出现相应的专题研究和论述，金代张元素在其《医学启源》一书中专列"气味厚薄寒热阴阳升降之图""用药升降浮沉补泻法"等专篇，升降浮沉开始成为中医表征药性的专门术语；之后李东垣进一步提出"味薄者升，气薄者降，气厚者浮，味厚者沉"，从而将升降浮沉与药物的气味厚薄结合起来；王好古在《汤液本草》中进一步论述了升降浮沉与四气五味的关系；明代李时珍在《本草纲目》中从气味而论指出"酸咸无升，甘辛无降，寒无浮，热无沉"；清代汪昂《本草备要》也说"气厚味薄者浮而升，味厚气薄者沉而降，气味俱厚者能浮能沉，气味俱薄者可升可降"，可见，在历代本草学著作中，把药物升降浮沉的作用特点与四气五味高度关联进行研究已成主流。

在药物归经理论领域，学术界一向把《黄帝内经》所说的"五入五走"和"苦欲补泻"之论作为归经理论的最早源头，所谓"五入五走"，就是《素问·宣明五气》所说的"五味所入，酸入肝，苦入心，甘入脾，辛入肺，咸入肾，是谓五入"，《素问·至真要大论》所说的"夫五味入胃，各归所喜，酸先入肝，苦先入心，甘先入脾，辛先入肺，咸先入肾"，《灵枢·九针论》所说的"酸走筋、辛走气、苦走血、咸走骨、甘走肉，是谓五走也"和《灵枢·五味》所说的"五味各走其所喜，谷味酸，先走肝，谷味苦，先走心，谷味甘，先走脾，谷味辛，先走肺，谷味咸，先走肾"等相关论述，但是，《黄帝内经》并未将药物归向以"经"表述，之后《神农本草经》所指出的大枣"安中养脾，助十二经"中的"助十二经"之论或可视作药物与十二经的关联性论述，但《神农本草经》中此类记载甚少，尚不能作为归经理论起源的论据。张仲景的《伤寒杂病论》中也未见专门论述药物归经的记载。陶弘景《名医别录》中韭"归心"、蒜"归脾肾"、葫"归五脏"等开始用到"归"字，唐代《食疗本草》中又有绿豆"行十二经脉"之说，宋代《图经本草》也指出瞿麦"通心经"等，但终归属于零散性记载。相对系统完整地论述药物归经这一独特药性理论的医家当属金元张元素，虽然在其医著中仍然未能正式提出"归经"二字，但是在各药条目下均注明其所属经脉，并且对同类药物的选择应用也与所属经脉有关。《珍珠囊》中记载常用药物 114 种，各药下分别有性味、阴阳属性、功能、所属经脉以及炮制方法、用药禁忌等。更重要的是，张元素发现某些特定药物对其他药物具有引导性作用，因而首创了中药引经报使理论，将引经药称为"的药"，《医学启源》专列"各经引用"篇；李东垣高度推崇张元素对药性理论的贡献，并且在药性研究方面付出了很大的努力，其在《珍珠囊补遗药性赋》中专列"诸药泻诸经之火邪"章节，把泻火的目标明确指向了"诸经"；王好古在《汤液本草》中以列表的形式对各药物归经作了归纳提炼，称之为"向导图"，在该书所论 242 种药物中，专门强调"入""走""到"

某经的药物就有 80 余种，与"归经"相关联内容的表述也有 140 多种；明清时期，刘文泰《本草品汇精要》中专设"行何经"一项；"归经"一词首见于清代沈金鳌《要药分剂》一书，以脏腑名称表述。中医药性理论中所谓的归经，其核心指向都是药性发挥作用的部位，这一点，在李时珍的《本草纲目》中早有所论，其以"血分""本病""经病""窍病"等，明确将药物归经指向了正气自身异常变化的特定部位以及正气与邪气发生抗争的部位，药物选择性地在这些部位发挥作用，类似于如今所说的"靶向作用"。

在药物的七情和合理论领域，早在《神农本草经》就明确提出了"七情"这一词汇，指出"凡此七情，合和视之，当用相须、相使者良，勿用相恶、相反者。若有毒宜制，可用相畏、相杀者，不尔，勿合用也"；张仲景的《金匮玉函经》关于药物两两配伍提到了六种情形，指出"药有相生、相杀、相恶、相反、相畏、相得"；陶弘景的《本草经集注》未曾过多关注"单行"，而是把重点放在了两两相配方面，分别论述了"相恶""相反""所畏""相须""相使"等情形；《新修本草》基本上延续了汉魏之论，全文收录了《本草经集注》的内容；及至宋代，《嘉祐本草》对数百种药物进行了"七情合和视之"的统计分析研究；南宋淳祐八年的《宝庆本草折衷》中甚至出现了"十九畏歌诀"的记载；李东垣可能更加关注两两相配的"相克"问题，在《珍珠囊补遗药性赋》中特别指出"所谓畏者，畏其制我，不得自纵……所谓恶者，恶其异我，不得自尽……统而论之，彼所畏者，我必恶之；我所恶者，彼亦畏我"；明代《本草纲目》对七情和合的论述更加条理化而系统，专列"相须相使相畏相恶诸药"及"相反诸药"等章节，进一步扩大了七情和合理论的研究视野。

在君臣佐使配伍理论领域，随着药性理论研究的深入，多种药物配伍成为中医临床用药的主流，这种配伍又是在对药物的四气五味、升降浮沉、归经引经、七情和合及其与疾病状态下人体的精气阴阳变化、正邪关系、发病机制等各种因素进行综合分析判断之后形成的规律和规则。君臣佐使配伍理论奠基于《黄帝内经》，在两千年的传承发展中脉络清晰，递进有序。早在《素问·至真要大论》中就有"主病之谓君，佐君之谓臣，应臣之谓使"之论，并且首创了奇偶制方法和小中大制方法；而《神农本草经》基本遵循了《黄帝内经》的主张，提出"药有君臣佐使，以相宣摄，合和宜一君、二臣、三佐、五使，又可一君、三臣、九佐使也"；陶弘景《本草经集注》指出"用药如立人之制，若多君少臣，多臣少佐，则气力不周也"；唐代王冰在《补注黄帝内经素问》中，遵循了《黄帝内经》的观点，提出"治病之道，不必皆然，以主病者为君，佐君者为臣，应臣之为佐，皆所以赞成方用也"；宋代《圣济经》则主要从药物配伍的次序角度解读君臣佐使，指出"若此者，古方谓之相次，为君、为臣、为赞、为助，相治之道也"；对君臣佐使进行系统性论述，特别是在具体的处方中予以君臣佐使解析的，当属金代医家成无己，成氏在《伤寒明理论》一书中专列"药方论"，首次将"大、小、缓、急、奇、偶、复"明确为"制方之体"，不仅将配伍法则与药物的基本药性进行关联性论述，指出"欲成七方之用者，必本于气味生成，而制方成焉"，而且以"君臣佐使，各以相宜，宣摄变化，不可胜量"之论，表征了药物配伍的相宜性和延展性，还特别强调组方配伍既要关注药物之间的相宜性和有序性，又要关注药物与病症的适应性，所谓"制方之妙，与病相对，有毒无毒，所治病为主，主病之谓君，佐君之谓臣，应臣之谓使，择其相须相使，制其相畏相恶，去其相反相杀，君臣有序，而方道备矣"，更重要的是，成氏率先以君臣佐使理论对《伤寒论》20 首方剂的用药之理、制方之道加以解析，从而也标志着君臣佐使理论进入了具体方解的范畴。我们说方剂学独立成为一门学科始于宋元，既缘于宋代正式出现官修成方书和官办制剂机构，也缘于成无己通过"方论"对君臣佐使理论的贡献，后世所谓"方之有解，始于成无己"，诚非虚论；金元时期的医家对君臣佐使药物配伍，开始关注各种药物与其在方中所处地位的剂量问题，张元素在《医学启源·用药各定分两》中提出"君最多，臣次之，佐使又次之，药之于证，所主停者，则各等分也"；李东垣在《脾胃论》中再次强调"君药分量最多，臣药次之，不可令臣过于君"；明代何柏斋《医学管见》中，以"与君相反而相助者"之说，首次明确了反佐药的概念，以"引经及引治病之药至于病所者"之说，首次明确了"引经药"属于使药范畴；清代吴仪洛《成方切用》则一改既往从单一角度论述君臣佐使的惯例，开创了以药物功效、药味数量、用药剂量、主治病症的角度进行综合论述，指出"主病者，对证之要药也，故谓之君，君者味数少而分两重，赖之以为主也。佐君者谓之臣，味数稍多，而分量稍轻，所以匡君之不逮也，应臣者谓之使，数可出入，而分量更轻，所以备通行向导之使也"。可见，君臣佐使配伍理论发端于《黄帝内经》《神农本草经》，发展于唐宋金元，成熟于明清之际，有一个不断传承和完善的过程。

如果说，有关药物的四气五味、升降浮沉、引经归经、七情和合、君臣佐使等主要属于对药物本身内在属性的认知和掌握，是理论层面的知识，那么，药物的炮制和制剂则是技术层面的重大进步。炮制技术是中医特有的药物加工环节，通过炮制，旨在增强临床疗效，改变或缓和药物的性能，强化药物与药物之间的相互联系，改变或增强药物作用的部位和趋向，降低或消除药物的毒性或副作用，便于调剂和制剂，有利于贮藏及保存药效，提高药物净度。在传统药学理论中，炮制的作用主要是针对药性而言的，如同性互补、强化疗效，即所谓"从制"，常见的有胆汁制黄连，增强黄连苦寒之性，所谓寒者益寒，酒制仙茅，增强仙茅温肾壮阳作用，所谓热者益热；纠正偏性、缓和药性，即所谓"反制"，常见的有姜汁制栀子能降低苦寒之性，以免伤中；改变药性，扩大功能，常见的有辛温的天南星本专于燥湿化痰，祛风止痉，加胆汁制成胆南星，则性味转为苦凉，具有清热化痰，息风定惊的功效；改变升降，引导趋向，最常见的有酒制引药上行，盐炙引药下行；调整归经，直达病所，最常见的有醋制入肝经，蜜制入脾经，盐制入肾经等。

从天赋地禀到气纯味正，从七情和合到君臣佐使，从水火炮制到丸散膏丹，中医在药学研究方面不断取得进步，从而也促进了中医药理论的发展和临床疗效的提升，这也是中医药世代传承经久不衰的动力源泉所在。

## 六、经络理论的本原与针灸技术的成熟

中医学关于人体的认识，最令人困惑且至今仍然有一定争议的话题非经络莫属。按照一般的解释，所谓"经络"，就是经脉和络脉的总称，其功能是运行气血，在《黄帝内经》中也经常出现"经脉"一词，但在通常情况下，"脉"主要是指血脉，其功能是运行血液，而且在中医领域中，血脉是作为奇恒之腑存在的，提示我们经脉之脉应当不是血脉之脉，这样，经络的实质就成为长期以来学术界一直高度关注的研究课题。

不少人认为经络就是神经系统，这些认识有一个共同之处，那就是都承认经络是一种客观存在。那么，经络是不是神经系统呢？这个问题很值得探讨。此前较为普遍的研究是沿经络的低电阻也就是经络的传导性研究。美国衣阿华州立大学生物化学与生物物理学系的A. J. Wheeler 等人曾对 6 只山羊进行了测定，发现其穴位图与中国古代猪、牛、马的穴位图

十分相似[1]；有人曾在 50 只正常大鼠后肢和腹部相当于人类胃经部位上，147 次实验中有 129 次（87.1%）测出了与人类胃经相似的低阻抗线；在其背部相当于人类膀胱经沿线，79 次实验中有 70 次（88%）测出了与背中线相平行的（膀胱经）低阻抗线[2]。以后又发现，即使在麻醉、失血乃至离体的状态下，家兔的胃经和膀胱经的低阻抗性依然存在。祝总骧等人则在人体的离体肢体上仍然检测到了明显的经络现象。同时，人们发现经络传导远较神经组织的传导慢，且具有普通生物组织所没有的导光性。早在 20 世纪五六十年代，日本学者曾报告过人体在患病时感传出现，病愈后则感传消失。北京李定忠观察 30 多年，发现了 315 例共 423 条与经络循行路线相一致的皮肤病，首次提出了"循经皮肤病"的概念，并发现经穴与循经皮损有密切联系[3]。此外，气功练习可以使经络感传活跃起来，特别是针刺及其不同的手法、强度、温度、附加刺激等，所激发的经络感传现象显著不同。这些现象都是神经系统所不具备的，进而说明经络是独立于神经系统之外的客观存在，只不过由于其运行分布不同程度地与神经系统发生了交叉，因而也会呈现出一定的神经作用现象。

当我们排除了血管、神经系统之后，经络的本原和实质就是我们必须面对的问题。研究的切入点必须从中医学本来的认识出发，特别是要围绕其已经被发现的生理功能展开。我们知道，经络存在的意义主要是运行气血，而运行血液的功能已经由血脉单独承担，我们所说的经络专指运行气的部分，所行之气称之为"经气"，我们常说手之三阴从胸走手，手之三阳从手走头，足之三阳从头走足，足之三阴从足走腹，这里所说的"走"，绝不是具有固定形体结构的经脉的移动，而且早在《黄帝内经》成书时期，中医学就不得已搁置了关于体内形体结构的观察和研究，这样，有关经络的论述实质上指的就是"经气"。更重要的是，临床上对经络理论应用最为直接、最为紧密、最为广泛的是针刺疗法，判定针刺是否有效的重要指标是"得气"，即所谓"刺之要，气至而有效"（《灵枢·九针十二原》），这里强调的是"得气"和"气至"，而不是"得经"和"经至"，所言之气正是经气，即经络之气，而不是经络的固定性形体结构，因此，关于经络本原和实质的研究，应当主要围绕经气的存在及其功能属性而展开，那种企图在形体结构层面发现经络的研究方法，从本原上偏离了中医学固有的关注重点，终将是很难实现研究的目标和愿望的。

在中医学的视野中，十二经脉、奇经八脉以及无穷无尽的络脉和经别等，无论多么错综复杂，都是一种非固态化的线性存在，或是由经气物质呈现出的线性排列，而且进一步由众多的线性排列构建成为复杂的网状系统，主要承担生命活动信息的采集、输入、处理、输出等功能，我们或可将经气视为人体精气中专门负责信息处理的特殊的精气物质。我们有理由相信，在搁置了"解剖而视之"之类的器官学研究的条件下，这种线性存在之所以能够被发现并加以描绘记录，只能是通过对针刺过程中的"得气"和"气至"现象的详尽观察而实现的。我们知道，所谓"得气"和"气至"，就是针刺反应的传导，这种传导是有一定的方向性的，从线性存在到方向性传导，说明经气运动本身具有线性和方向性规律。同时我们发现，在人体遭到损伤或者外科手术过程中，经络的异常充其量是阻滞或不通，从来没有关于经络被切断的记载，手术医生术前术中也从来不会关注经络被切断这一风险的存在，更重要的是，虽然我们知道经络是在四肢末端实现交汇的，但截肢之后存留的部分，经气的定向活动依然存在，可见经气的交汇是多层次多途径的。以上这些情况充分说明，中医经络学说关注的焦点不是经络的形体结构而是经气的运动模式，具体而言，经气是一类具有信息处理功能的特殊精气物质，这种精气物质是呈线性排列有序分布的，其排列和分布是非固态化、非致密性的，因而才很少发生断裂现象，相互间的联系和作用可能是经气物质自身的移动对下游物质的直接作用，也可能是经气物质化生或释放新的经气物质进一步对下游物质发挥激发作用，这种情况在形式上类似于递质与受体的作用方式，所不同的是，人们并不曾过多关注递质与受体的排列状态，但在经络学说中，经气的有序排列和定向作用是关注和研究的重点所在，说到底，经络就是经气活动，经气的有序排列和定向作用就是经络存在和作用的基本模式，经气活动的非固态化和非致密性，决定了经络是不会断裂的，它的异常变化主要表现为阻滞或不通。在这些经气物质的有序排列体系中，会在特定的点位上形成富集，进而呈现出比其他点位明显活跃的经气活动，就应当是我们所说的腧穴或经穴，由于经气排列由线成网是一个庞大而复杂的系统，那些不属于主干经络（十二经脉、奇经八脉）沿线的部位客观上也是被如环无端的非主干经络（络脉、经别）构成的网络所络属的，那些经外奇穴乃至阿是穴等，在更广泛的意义上同样应当是分布在经气活动网络上特定点位，其与经穴的形成和作用是不应有显著差异的。

尽管我们经常把经络和穴位理论作为针灸技术的理论基础，但就其起源而言，腧穴的发现应当早于经络理论的形成，而针刺和灸疗技术应当是经络和腧穴理论产生的实践基础。人们在早期的实践探索中，发现了触碰、按压、刺入特定点位可以减轻或缓解身体的疼痛以及其他不适，而且直接刺入可能比按压等效果更为明显，长期反复应用和群体共同应用之后，这些点位在认知层面被确定下来并形成广泛共识。在此基础上，人们把关注的重点聚焦于方法与工具的改进以及这些点位相互之间的关联方面来，我们常说的"砭而刺之""热而熨之"等方法和工具应运而生，"砭而刺之"追求细而长，既能减少操作中的痛苦，又能达到一定的深度而增强作用，从而发明了"砭石"，"热而熨之"追求持久且稳定，因此发明了"艾灸"。《山海经》记载的"有石如玉，可以为针"，就是早期针具的例证。随着探索的广泛和深入，人们发现对多个特定点位同时进行按压、针刺或熨灸，效果更好，而且在按压、针刺或熨灸之时，这些特定点位不仅相互间有一定特有的体感传导，而且还会传导至更远或具体的病痛部位，长期观察之后将这种特定的点位分别命名，并将传导线路描记下来，穴位和经络由此产生。针灸技术和经络腧穴理论是在漫长的历史过程中形成的，长沙马王堆三号墓出土的帛书中就有《足臂十一脉灸经》和《阴阳十一脉灸经》，论述了十一条脉的循行分布、病候表现和灸法治疗等的记载。

《黄帝内经》系统总结了前人的实践经验和理论共识，形成了完整的经络腧穴理论和针灸技术体系，包括十二经脉、十五络脉、十二经筋、十二经别、标本、根结、气街、四海、腧穴以及针灸操作方法、适应证和禁忌证等，其中尤其以《灵枢经》所记载的针灸理论更为系统。晋代皇甫谧《针灸甲乙经》全面阐述了经络学说，确定了349个穴位，并对其位置、主治、操作和常见病针灸治疗方法进行了描述。唐宋时期，关于经络腧穴进入到绘图表述阶段，唐代孙思邈《备急千金要方》中绘制了彩色的《明堂三人图》，宋代王惟一编撰了《铜人腧穴针灸图经》，考证了354个腧穴，铸造了2具铜人模型。明代的针灸学研究达到了新的鼎盛时期，《针灸大全》《针灸聚英》《针灸四书》等相继问世，特别是杨继洲的《针灸大成》被后世尊为针灸学的巅峰之作。由于针灸理论和技术逐渐成熟，加之很长时期内中国一直居于全球科技文化的领先地位，针灸技术逐步得到广泛的认同，域外有识之士纷纷前来学习，大约在两晋南北朝时期，针灸传到了朝鲜、日本等国，16世纪前后针灸开始被介绍到欧洲。

新中国成立以后，针灸理论和技术进入了新的发展时期，优势病种和显著疗效得到广泛认同，应用现代科学对经络、穴位、针刺、艾灸的研究日益繁荣，经络感传现象和针刺麻醉等引起了各国医学家的高度关注，在已经批准中医药技术准入的国家和地区，针灸技术是最先进入且得到最大范围推广的，古老的针灸技术越来越焕发出勃勃生机和发展优势，从而为新时代中医药创新发展不断注入新的活力。

## 参 考 文 献

[1] 冀来喜，施怀生，冯俊婵. 经络是原始生物信息器官退化后的痕迹 [J]. 中国中医基础医学杂志，1995（3）：51-52.

[2] 王本显. 国外对经络问题的研究 [M]. 北京：人民卫生出版社，1984：104.

[3] 蒋敏达，等. 福建省卫生局中医处. 首届全国中医学术会议资料选编：下册 [Z]. 福州：福建省卫生局中医处，1980：242.

# 第二章　中医药创新的首要问题是科学解读经典理论本原之"正"

　　近年来，中华中医药学会发布的中医药重大科学问题和工程技术难题中，多次强调"讲清楚，说明白"，矛头直指传统中医药理论的模糊性、复杂性、抽象性、感性等特征遭到各界医生、学者的反复抨击与质疑，如何用现代科学语言来规范地阐述其科学内涵，目前尚缺乏统一的理论标准与实例示范，并将其作为当前亟待解决的重大问题，并且将这些问题作为重大科学问题上报中国科学技术协会。也就是说，传统中医药理论存在着不能"讲清楚，说明白"的重大缺憾。但我们所面对的客观现实是，从秦汉到明清两千年左右的时间内，传统中医药理论并没有遇到医生、学者的抨击与质疑，从来也没有人提出过所谓传统中医药理论的模糊性、复杂性、抽象性、感性等问题，或者说不存在讲不清楚、说不明白的问题，为什么这些问题在当今时代日益凸显出来呢？看来非常有必要就所谓中医药理论的模糊性、复杂性、抽象性、感性等问题的来龙去脉作一个深刻的讨论。近代以来，中医学所遭遇的迷茫与困惑，既有自身所具有的农耕文明和手工业文明特征与近代工业化文明特征之间的差异和冲突，又有重大的社会历史背景，举其要者，是全社会语言环境发生重大变化——在西学东渐不可逆转、"中学为体，西学为用"未能如愿的情形下，废止文言文、普及白话文运动异常活跃，废止旧医之论甚嚣尘上，中西医汇通虽然仅仅是昙花一现，但却催生了一批中医学校和以白话文解读中医的教材，人们在积极探索用白话文乃至近代科学原理解读经典中医理论的过程中，偏离了经典中医理论的科学本原。这一时期是造成所谓中医药理论模糊性、复杂性、抽象性、感性等问题的重要起始节点。更加重要的是，中医学的困境，并非中医学一个学科的遭遇，放之近代社会大动荡、大变革、大辩论的特定场景，我们不难发现，几乎所有的中国传统科技文化同时遇到了巨大冲击，全盘否定传统文化成为社会的主流；不仅否定这些传统文化的思想本原，同时还要废止承载传统文化的语言文字载体，不仅西方科学的基本原理成为理论主体，而且西方科学的载体包括拉丁字母、阿拉伯数字以及由这些字母和数字所表征的公式、定理等形式掌握了科学理论表达的话语权，中国传统有关科学理论表达的方式方法和逻辑体系所具有的科学内涵长期被质疑（至今依然存在）。而重新确立传统科学理论表达方式和逻辑体系的科学地位，应当是传统科技文化复兴和中医药"守正创新"的必由之路。

# 第一节　理论知识表达形式的差异不是判定科学与否的标准

## 一、公式化定理化与议论式案例式都是科学原理的表达方式

近现代科学的主要表达方式是由拉丁字母与阿拉伯数字所构成的公式以及引申出来的定理，基础学科领域主要体现在数学、化学、物理学等，应用学科领域的天文学、地理地质学、生物学乃至几乎所有的学科，也都采用的是相同或相近的表达方式，其是当代科学的主流形式，其思维基础则是逻辑学，之后又在经济学、社会学、人类学等有关人文社科领域得到广泛认同和应用，是近现代科学的主体现象。

所谓公式，原本属于逻辑学范畴，它是用字母、数字符号和数学计算方式表示各个事物之间相互关系及其相应变化轨迹的主体格式，被认为具有普遍性，也被认为是解释各类关系和各种变化的所有问题的方式。在数理逻辑中，公式是表达命题的形式语法，之后又被用来泛指可普遍阐释同类事物的方式方法。而所谓定理，同样源于逻辑学，指用逻辑方法判断正确与否并作为推理根据的命题的规定性表达，定理需要在逻辑限制的条件下证明真伪，在数学中应用最为普遍，或被认为是数学的中心所在。定理在逻辑框架和数学推演的支持下，进一步发展可形成公理或公理系统，也可以从公理中推演出新的定理。定理常常可用公式来叙述和表达，因而定理和公式经常会同时出现和同时应用，许多公式本身就是定理。其实，有关定理早在中国历代文献中就有过相类的记载，主要用于表达已经非常确定的法则或道理，《韩非子·解老》曰："凡理者，方圆、短长、粗靡、坚脆之分也，故理定而后可得道也，故定理有存亡，有死生，有盛衰，夫物之一存一亡，乍死乍生，初盛而后衰者，不可谓常。"宋代陆游的《上殿札子》曰："臣闻天下有定理决不可易者，饥必食，渴必饮，疾必药，暑必箑，岂容以他物易之哉。"清代百一居士的《壶天录·卷下》曰："《书》云：'作善降祥'，此定理也。"在古代文献中也常被用于表达已经被证明具有正确性和准确性、可作为原则或规律的命题，梁启超在《近世文明初祖倍根笛卡儿之学说》中说："凡一现象之定理，既一旦求而得之，因推之以遍，按其同类之现象，必无差谬，其有差谬者，非定理也。"与西方科学中的定理的明显差异是，中国传统的定理表达形式是用汉字和汉语词汇来表达的，即使是量化和计算过程，也全部都是用汉字来叙述的。与定理同等重要且经常应用的另外一个词汇是定律，它是指已经为实践和事实所证明，用以反映事物在一定条件下发展变化的客观规律的论断，常常以一种理论模型的形式出现，用以描述特定条件、特定量化指标下的客观事物及其运动变化规律，具有可证明且曾经被不断证明的特点，最著名的如牛顿三大定律、能量守恒定律、物质不灭定律、万有引力定律等。与定理的相似之处是，定律同样大多以数理公式来表达，这种以数理公式为主要表达方式的定理和定律，由于都是经过反复实践、实验所证明且经过严密的计算推演而形成的，确实具有精准性、简练性、明确性的优势，将其作为科学原理的主要表达方式原本无可非议，但如果将由外文字母和阿拉伯数字构成的公式、定理和定律作为科学原理的唯一表达方式，则会流于极端，失之偏颇。众所周知，拉丁字母

以及阿拉伯数字传入中国且被广泛应用的时间很晚,仅就阿拉伯数字而言,虽然原创于印度,在传入阿拉伯的前后阶段已传入中国,但并未在现实生活中得到推广和应用,而且在明代利玛窦与李之藻共同翻译的《同文算指》一书中,甚至将阿拉伯数字全部翻译为汉字数字,从而说明将阿拉伯数字翻译为汉字数字能够表达同样的原理。在此之后,化学元素知识传入中国时,中国的科学家一方面保留外文字母命名的原形态,同时又创造了一系列专用于命名化学元素的专有汉字,二者之间形成了明确的对应性关系,成为汉字语境下中国式化学元素的表述特征,由于这些新创汉字的语义单一,因此相互的对应不会产生歧义,同时也说明这种建立在单一语义基础上的相互对应是可行的。至于阿拉伯数字被中国广泛使用却是在近代西方各种自然科学传入中国的过程中才出现的,目前所能见到的阿拉伯数字开始直接用于汉语数学启蒙书籍的,当属19世纪后期的《西算启蒙》。可见,在此之前,中国历代的科学著作中,是不可能出现以西方字母和阿拉伯数字为主要表达形式的所谓定理、定律的,此前的包括数学在内的中国传统科学知识和科学原理的表达,始终是以汉字词汇和语言方式展开的。

如上所述,定理属于逻辑学的范畴,而在中国历史上,逻辑思维和逻辑论证的萌芽和奠基很早,在先秦时期,"类""名""辩""故"等逻辑概念相继产生,广泛开展了诸如"名"(概念、定义)的确定性及其正名原则和方法的讨论,著名的"白马非马"和"矛盾之说"逻辑命题更是尽人皆知的,曾经诞生了中国历史上著名的成体系的逻辑学著作《墨经》和《正名》。主要围绕"名""辞""说""辩"等逻辑思维形式及其规律开展研究,提出"名也者,所以期累实也。辞也者,兼异实之名以论一意也。辩说也者,不异实名以喻动静之道也",而"名""辞""说""辩"恰恰与西方逻辑学中的概念、判断或命题、推理和论证等相对应。中国古代的逻辑学早在两千多年前就形成了比较独立、比较完整的学术体系,成为各学术流派思考和辩诘的准则与方法,之后,这种逻辑思辨方式通过魏晋时期名辩思想的复兴和清代考据学兴起等,得到了传承和延续,虽然在表达形式上,注重思想内涵,长于思辨和例证,但逻辑学的总体学术框架已经基本建构,为包括中医药理论在内的中国传统科技学术由思辨和例证的议论方式进一步走向更加严谨的论证方式奠定了基础。

定理和定律的常态化表达方式是数学公式,中国古代的数学研究同样具有巨大的成就,并且被各学科所应用。中国古代数学的发端很早,其早期工具是算筹,就是以大小长短相等的骨签、木棍等通过纵横排列方式并规定其所表示的数量或数位进行运算的过程,通常而言,当代表10以内数字时,1~5分别以纵横方式排列相应数目的算筹,6~9则将上面的算筹加下面相应的算筹即可,表示多位数时,个位用纵式,十位用横式,百位用纵式,千位用横式,以此类推,遇零则置空,这种计数法遵循一百进位制。《孙子算经》记载的算筹记数法则是"凡算之法,先识其位,一纵十横,百立千僵,千十相望,万百相当",《夏阳侯算经》也说"满六以上,五在上方,六不积算,五不单张"。至迟到春秋战国时期,算筹的使用已经非常普遍了,而且也标志着我国原创的十进位制走向了成熟。当我们把十进位制这一中国原创的数学模型与同时期其他古代文明的数学建树相比较时,就自然能够发现十进位制的显著优越性,古罗马的数字系统没有位值制,只有7个基本符号,古代玛雅人虽然已有位值制,但却是20进位,古巴比伦人用的是60进位,后世均已经废止不用,中国古代数学之所以取得许多成就,主要得益于十进位制的发明和普遍应用,并且与近代数学成功对接,至今依然是现代数学的重要基础之一,马克思在《数学手稿》一书中评价十进位制记数法为"最妙的发明之一"。在算筹记数法和十进位制记数法的基础上,中国古代数学取得了许多重大成就,包括勾股定理、圆周率等就是这些成就的重要标志。之后中国的数学计算又进入了珠算时代，"珠算"一词最早见于汉代徐岳所撰《数术记遗》，它是以算盘为工具进行数字计算的一种方法，大约在元代得到进一步发展，元末明初得到普及并逐步取代算筹成为日常生产生活中主要的计算工具。明清时期，明人程大位编撰的《直指算法统宗》为珠算的推广和发展起到了重要的作用，算筹已经彻底退出历史舞台，珠算也在这一时期开始传到日本、朝鲜、东南亚各国，后又逐渐流行于美洲。20世纪五六十年代，在我国"两弹一星"研制所需的复杂的数据运算中，珠算发挥了重要的作用。值得关注的是，算筹和珠算的应用法则中，描述记载这一过程和规律的载体是汉字，而不是外文字母和阿拉伯数字，但许多中国古代的数学成果却都在近代实现了与以外文字母和阿拉伯数字为载体的西方数理公式的衔接和转换，这一结果告诉我们，以汉字为载体的古典科学模式，其所阐释的科学原理是完全可以与公式化的西方表达模式实现互鉴互通的。

中国古代在没有外文字母和阿拉伯数字支持的情形下，主要依靠古典逻辑思维、原创语言文字、深度实践探索和特有分析工具，并由此形成了以议论式和案例式为主要标志的经典科学表达方式。

议论是对客观现象、内在机制、研究过程、研究方法、研究结果等实践活动进行综合性分析讨论的一种语言文字表达范式，其与定理、定律、公式的共同之处在于，都是在特定的逻辑架构规范下进行的，都充满了观察、分析活动。不同之处在于定理定律给定的主要是研究结果，议论描绘的则是研究的全过程，定理定律多采用字母数字等数学语言，议论采用的则是汉语汉字，定理定律侧重确切规定，议论侧重评价论理。议论包括立论和驳论两大类，立论主要是用于证明客观事物的基本规律，驳论主要用于反驳已有的认知观点。议论主要采取概念、判断、推理、类比等逻辑形式对客观事物加以分析评价和确证，通过摆事实、讲原理、举实例、比优劣、辨真伪、明是非等方式判定研究对象的正确或谬误。议论要求必须有严谨的逻辑关系分析，在此基础上，通过层层深入和正反论证等方式展开议论，或通过典型事例、对比类比、演绎归纳等方式展开议论，重在提出问题分析问题解决问题，往往通过借助事例、引证通识、相互对比、援物比类、逻辑分析等方式展开论证，以确保研究过程的准确无误，研究结果的客观正确。中国传统典籍中的申论、策论等都属于议论的常见范式，直到当今社会这种论述论证方式依然是广泛应用的表达方式。经典中医药理论就是采用这种表达方式来论述和论证其科学原理的。

案例就是客观事物运动变化中出现的典型事件和人类生产生活实践中出现的代表性事例，常常在议论中作为论证论述的依据而成为常用的表达方式。典型案例有利于挖掘和发现规律性、普遍性、必然性要素，是应用科学最便捷、有效、客观、可靠的研究论证手段和方法之一，在科学研究方法学体系中具有十分重要的作用。案例式研究聚焦于真实的场景，植根于典型的事件，着眼于问题的呈现，突出于发展的过程，立足于原理的揭示，最终体现于解决问题的方法和取得的结果，重在以典型事例印证观点的正确和原理的客观。案例式研究不仅是中国历代典籍的重要方式，而且是当代科学研究依然倚重的论证方法。中医学是中国案例式研究的先行者、开创者和集大成者，古代关于医缓、医和、扁鹊的成功医事活动记载就是早期的案例，仓公淳于意最早创立了系统性医案模式，张仲景《伤寒论》的重点条文被认为是帛书简牍时代的极简化案例。千百年来，名医医案已成为中医药科学原理的重要记载和表达方式，即使在现代社会，所有的医院都采取纸质化或电子化文本的病历文书，承载了客观真实的临证信息，蕴藏着系统丰富的科学原理，经常用于回溯式研究，可见案例式研究至今依然是医学和生命科学研究的重要路径。当我们将这些各类化存在的案例进行综合性统计分析时，就可形成现代科学所说的大样本分析，同样，当我们把历代名医的医案进行综合性回溯性统计分析时，同样可以形成大样本分析，并能够进入数字化、公式化的研究领域，同样说明经典中医理论的表达方式与现代科学的表达方式是可以实现互鉴互通的。

现代科学研究的一个重要标志是可重复性。所谓可重复性，就是理论和方法所具有的精确重现的过程和结果，其反映的是事物的一般性规律。中医学世世代代的传承，就是典型的可重复性事件，那种认为中医理论和方法不可重复的观点是不符合历史真实性和现实客观性的。同时，可重复性仅仅是事物的一般性规律，任何事物都存在着特殊性，生物进化论的研究只是从可见的生物性状和化石材料进行推理论证得到结论，人们并不能在现实研究中模拟重现生物进化的过程和结果，但并不影响这一理论为多数人所广泛接受，同样，宇宙大爆炸理论也仅仅是从射线和粒子所提供的线索进行逻辑推演的认知，人们也不能在现实研究中模拟重现宇宙大爆炸的过程和状态，但这一理论同样是天文学和物理学以及自然哲学高度认同的主流理论，单纯以是否具备可重复性而判定某些理论的正确与否，是不符合科学研究的基本规则的，是完全不可取的。

总之，无论是公式化、定理化还是议论式、案例式，无论是外文字母、阿拉伯数字还是汉字语言，其解读的对象都是客观事物运动变化及其内在规律，都是科学原理的正确表达方式，这一点是毋庸置疑的，必须予以充分肯定。

## 二、近代白话文解读经典的探索及其对原创理论的偏离

中国社会语言环境的巨变，发端于西学东渐。西学东渐虽然在明代就已开始出现，但却是在晚清民国时期才进入真正的高潮阶段。从明朝到清中叶，西学的传入主要以传教士和一些中国人对西方科学著作的翻译为主，《四库全书》将利玛窦携7000部西方著作来华传教并辑著《乾坤体义》称为"西学传入中国之始"，之后有利玛窦和徐光启合译的欧几里得的《几何原本》前六卷，李善兰与伟烈亚力、艾约瑟等人合译的《几何原本》后九卷和《代数术》《代微积拾级》等数学著作，利玛窦《万国全图》、艾儒略《职方外纪》、华蘅芳翻译的《地学浅释》等地质地理学著作，利类思翻译的《狮子说》《进呈鹰说》、李善兰和韦廉臣合译的《植物学》、严复翻译赫胥黎所著《天演论》等生物学著作，方以智编著的《物理小识》、胡威立编著的《重学》《光论》《声学》、王季烈翻译的《通物光电》及其与日本学者藤田丰八合译的《物理学》等物理学著作，徐寿翻译的《化学鉴原》和编著的《化学材料中西名目表》、同文馆翻译的《化学指南》《化学阐原》等化学著作，利玛窦的《西国记法》、艾儒略的《性学粗述》、毕方济的《灵言蠡勺》、汤若望的《主制群征》、邓玉涵的《泰西人身说概》、石铎琭的《本草补》、合信编译的《合信氏医书五种》、丁福保编著的《丁氏医丛书》等医学著作，各学科的科技著作大量出版发行，奠定了我国近代自然科学的基础。鸦片战争之后，西方的坚船利炮立即让有识之士发现了西方科学技术的先进性，较短时期内出现了以"师夷长技以制夷"为目标的介绍西方科技的著作，如林则徐等人翻译慕瑞的《地理大全》部分章节的《四洲志》、魏源的《海国图志》、徐继畬的《瀛环志略》等，20年左右的时间，翻译和编著介绍西情的著作大约有20多部。中日甲午战争之后，向西方学习和留学日本的思潮大盛，大量

的西方知识传入中国，很多人转译日本学者所著的西学书籍来传播西学，并且通过创办期刊和报纸进行更广泛的传播推广，著名的有英国英华书院在香港创办的《遐迩贯珍》，美国传教士玛高温在宁波创办的《中外新报》，美国教士林乐知创立的《中国教会新报》（后改名为《万国公报》），英国耶稣会士在上海创办的《中西杂述》，康有为创办的《万国公报》（后改名为《中外经闻》）和《强学报》，梁启超等创办的《时务报》等，其中，英国人傅兰雅在上海创办的《格致汇编》是专门介绍自然科学的期刊。在报纸方面，包括英商字林洋行在上海创办的《上海新报》、英商美查创办的《申报》等，王韬在香港创办的《循环日报》被认为是最早由华人创办的新式报纸，之后又有上海的、天津的《大公报》等陆续问世。在办学方面，先后有澳门的玛里逊学堂、上海的格致书院、北京的同文馆、上海的广方言馆等一大批以传播自然科学知识为主的新式学校相继问世。随着西方学术思想的大举传入，传统思想文化受到了巨大的冲击，由此也引发了激烈的论战，其重要标志就是《青年杂志》（后改名为《新青年》）的创刊，《新青年》大力倡导"所谓新者就是外来之西洋文化，所谓旧者就是中国固有之文化"，陈独秀在《东西民族根本思想之差异》一文中，较为倾向性地以西方文化之长来揭示中国文化之短，引起了传统主义者的抵触和反感，《东方杂志》主编杜亚泉便以"伧父"为笔名，发表了一系列论述东西方文化差异的文章，与陈独秀等人进行论战。此后的五四运动标志着新文化运动进入鼎盛，其传播之势不可阻挡，一些坚守传统的人士一方面承认这一客观现实，另一方面又对传统文化始终不舍，于是出现了中西文化调和的主张，章士钊提出"不善于保旧，决不能迎新"的观念，"伧父"也提出"把西洋文明融合于吾固有文明之中"，《新潮》《民锋》《每周评论》等报刊都争先恐后地加入到这场论战中。这期间，最具有颠覆性意义的是政治理念和思想文化方面的一系列运动，重要标志是洋务运动、戊戌变法、辛亥革命、五四运动、联省自治等，马克思列宁主义也是在这一阶段开始在中国得到研究和传播的。在民国时期甚至还出现了全盘西化的主张。客观地说，西学东渐对我们了解世界、学习和借鉴西方先进技术是有积极意义的，但这一过程中出现的亦步亦趋、急功近利甚至全盘西化等倾向，却对之后的发展造成了严重影响，终将是事倍功半、舍本逐末、成效甚微。值得一提的是，在西学东渐的过程中，出现了"中学为体，西学为用"，即中体西用的主张，这一主张始创于洋务运动时期，最早由冯桂芬提出，后由张之洞在《劝学篇》中系统阐述。中体西用虽然逐步成为许多学者的共识，但终究因为没有从根本上把握西方政治文化与中国传统思想文化的核心，"中体"未能坚守，"西用"未能实现，在整个传统文化面临颠覆的情况下，不得不惨淡收场。

西学东渐的高潮，是对传统文化的全盘否定，其标志性事件是白话文运动和废止汉字。早在太平天国时期，洪仁玕按照洪秀全的旨意颁布《戒浮文巧言谕》，提出了"不须古典之言""总须切实明透，使人一目了然"，之后，黄遵宪提出"我手写我口"，裘廷梁提出"崇白话而废文言"等，直到科举制度的废除、封建君主专制制度的推翻、五四运动的兴起等重大事件之后，白话文运动进入了高潮，也取得了显著的成就，但也出现了全盘否定传统文化的主张，其代表性事件就是废止汉字。他们认为，传统文化全都是封建糟粕，而承载这种封建糟粕的根基就是汉字，废止汉字一时间成为许多顶尖学者的共识，钱玄同提出"废孔学，不可不先废汉字；欲驱除一般人之幼稚的、野蛮的思想，尤不可不先废汉字""汉字的罪恶，如难识，难写，妨碍教育的普及、知识的传播""欲使中国不亡，欲使中国民族为二十世纪文明之民族，必须以废孔学，灭道教为根本之解决，而废记载孔门学说及道教妖言之汉字，尤为根本解决之根本解决"；陈独秀提出"中国文字，既难载新事新理，且为腐毒思想之巢窟，废之诚不足惜"；吴玉章提出"汉字是古代与封建社会的产物，已经变成统治阶级压迫劳苦群众的工具之一，实为广大人民识字的障碍，已不适应现在的时代"；鲁迅提出"汉字不灭，中国必亡""汉字是愚民政策的利器""汉字终将废去，盖人存则文必废，文存则人当亡。在此时代，已无幸运之道""汉字也是中国劳苦大众身上的一个结核，病菌都潜在里面，倘不首先除去它，结果只能自己死"；刘半农提出"汉字不灭则中国新文化无望"等，当此之时，他们给出了文字改革的途径，谭嗣同提出"尽改汉字为拼音文字"，瞿秋白提出"现代普通话的新中国文，必须罗马化，就是改用罗马字母"，蔡元培提出"汉字既然不能不改革，尽可直接的改用拉丁字母"，这一系列主张，直到 20 世纪 50 年代汉语拼音与简化字方案实施以后，才最终落下帷幕，足见白话文运动在某些方面已经走向了极端。

## 三、"废止旧医"的闹剧与汇通学派教材的成败得失

中医药原创理论的载体既是文言文又是汉字，轰轰烈烈的废止文言文和废止汉字运动，必然对中医学造成极大的冲击，如果说文言文和汉字遭受的灾难对中医学或许还是间接伤害的话，更加直接的伤害是中医学自身被列为废止的对象，标志性事件就是国民政府"废止旧医案"的出台。在这一事件发生前后，由于西方科学以其全新的面貌和强大的力量已经为以留学归来人群为主体的知识界广泛接受，并且在"科学救国"的口号下不断凝聚和释放能量，经典中医学在这一过程中逐渐受到质疑乃至诟病，晚清文学家、教育家吴汝纶在答萧敬甫、吴季白、王小泉等一众学生时先后说过"中医为含混医术""中医含混谬误，一钱不值""拒绝中医实为卓识""灼知中医之不足恃""中医不如西医""中药不足恃，不用宜也""吾国医家殆自古妄说""中药无用""中国一药医百人，其术甚妄"等决绝之论。严复在《严复家书》中说："中医缺乏实际观察和逻辑推理，中医属风水、星相算命一类的方术。要治，总须上等西医，听中医之言，十有九误，切记切记。"鲁迅在《呐喊》自序中说："中医不过是有意或无意的骗子。"郭沫若在《独立评论》中说："国医治好的病，反正都是自己会好的病。中医和我没缘，我敢说我一直到死决不会麻烦中国郎中的。"陈独秀在《新青年》上写道："中医既不解人身之构造，复不事药性之分析……惟知附会五行生克寒热阴阳之说。新旧两法子，好像水火冰炭，断然不能相容……一方面提倡西洋实验的医学，一方面又相信三焦、丹田、静坐、运气的卫生，我国民的神经颠倒错乱，怎样到了这等地步。"梁漱溟在《东西文化及其哲学》中说："中国说是有医学，其实还是手艺。西医处方，一定的病有一定的药，无大出入；而中医的高手，他那运才施巧的地方都在开单用药上了。十个医生有十样不同的药方，并且可以十分悬殊。因为所治的病同能治的药，都是没有客观的凭准的。"陈寅恪在《吾家先世中医之学》中说："宁愿让西医治死，也不愿让中医看病。"傅斯年在《大公报》发表的《所谓国医》一文中反复强调"我是宁死不请教中医的，因为我觉得若不如此便对不住我所受的教育。盼望一切不甘居混沌的人，有是非心的人，在这个地方不取模棱的态度""这本是同治、光绪间便应解决的问题，到现在还成问题，中国人太不长进了"。胡适说："我们看他叙述的西洋医学每一个方面的演变过程，我们也可以明白我们现在尊为'国医'的知识与技术究竟可比人家第几世纪的进步。"蔡元培在《医学丛书》序中说："新医学者，以最新之科学为根据者也。其言生理也，根据于解剖、组织等学，非吾铜人图之粗疏而讹谬也；其言

病理也，根据于种姓之遗传，微生物之研究，各种仪器之测候，非若望闻问切之粗略，阴阳五行之说之惝恍也；其用药物也，率皆撷其著英以应用，其对症一点，非若旧方之杂投生药，互相克制，以病者之胃肠为战场也。"这些认知作为一种能量的集中爆发就是民国时期"废止旧医案"出笼的社会背景。甚至在新中国成立以后，这样的声音在一定时期也时有传出，曾经提出"废止旧医案"的余云岫直到 1950 年还在说"中医是封建社会产生的封建医"。

20 世纪 20 年代，国民政府卫生部成立了一个专门的政策咨询机构——中央卫生委员会，委员会的成员除没有医学背景的卫生部部长之外，其余 17 名委员全部具有留学背景，且都是医学专业，其中留学日本主修医学的余云岫委员，提出了"废止旧医（中医）以扫除医事卫生之障碍案"，强调"旧医一日不除，民众思想一日不变，新医事业一日不能向上，卫生行政一日不能进展……为民族进化计，为民生改善计，不可不采取断然措施"，所开列的一系列措施包括限期施行旧医登记领执照后方许执业、对已登记的旧医进行新医培训获得证书才能继续执业、旧医年满 50 岁以上国内营业 20 年以上者可免受补充教育给特种营业执照期限 15 年、不准诊治法定的传染病及发给死亡诊断书、禁止登报介绍旧医、检查新闻杂志禁止非科学（中医学）之医学宣传、禁止成立旧医学校等，此案获得"满场一致通过"（余云岫语），并通过了三项《规定旧医登记原则》，包括旧医登记限至民国十九年（1930 年）底止、禁止旧医学校、取缔新闻杂志等非科学医（中医学）之宣传品及登报介绍旧医等，余云岫将这一提案的通过标称为"医学革命"，在接踵而来的媒体报道中，称之为"废止中医案"。这一重大事件，激起了全国中医界和力挺中医的有识之士的强烈反对，全国 15 个省 242 个中医团体的代表聚集到上海，举行了有史以来第一次全国医药团体代表大会，成立了"全国医药团体联合会"，设立了中医药大团结纪念日，组织请愿团赶赴南京，先后向国民党第三次全代会、国民党中央党部、国民政府、行政院等权力机构递交请愿书，引起了部分官员的关注，行政院院长谭延闿说"中医决不能废止！我做一天行政院长，不但不废止，而且还要加以提倡"，卫生部部长薛笃弼（非医学专业）在各方面的强大压力下，不得不改口表态"中卫会议案实有不妥……本部长对于行政方针，以中国国情内为左右，对于中西医并无歧视，并深信中医之限制，非政治势力所能收效"，卫生部也公开发函说"中央卫生委员会决议案并无废除中医中药之说"，并承诺将来会吸收中医参加"中央卫生委员会"，"废止旧医案"事实上未能实施，一场闹剧最终不了了之。但之后围绕中医的科学性的辩论一直持续，虽然在激烈的论战中中医药并没有败下阵来，但不可避免地受到了严重的伤害。

在此之前，北洋政府教育部曾经拒将中医纳入官方学校教育，国民政府也曾把中医排除在官方学校教育之外。"废止旧医案"颁布之前，国内多地出于对官办学校排挤中医的抗争，陆续兴办了多所中医药学校，在上海聚会期间，成立了教材编辑委员会，确定了中医学校入学资格、修业年限、学说采用标准，确定了五年全日制中医学校 29 门课程及教授时数，在此基础上，组织编写相应的教材讲义就成为必然，担纲编写者大多是中西汇通学派的代表性学者或支持中西医汇通主张的学者。

事实上，早在西方科学大举传入我国的过程中，面对西方科学的强大力量，国内各学科的有识之士很早就开始探索中西科学的对接路径，所谓的"中学为体，西学为用"就是这种探索的产物。而在医学方面，这种探索早在明清时期已经有了萌芽，李时珍倡言"脑为元神之府"（《本草纲目·卷三十四·辛夷》），明确指出"人之头圆如盖，穹窿象天，泥丸之宫，神灵所集"（《本草纲目·卷五十二·天灵盖》），毕拱辰、金正希等提出记忆在脑说，王宏翰以胎生学阐发命门学说，清代王清任的《医林改错》就是在这一背景下问世的。直到晚清民国时期形成了一个强大的学术流派——中西医汇通学派。学术界公认的汇通学派代表性人物是唐容川，他认为中西医原理是相通的，主张用西医印证中医，从而证明中医是科学的，但又认为"西医亦有所长，中医岂无所短"，内心充满了矛盾，自始至终也未能从西医的角度揭示中医的科学性。另一个汇通学派代表医家朱沛文认为中医"精于穷理，而拙于格物"，西医"专于格物，而短于穷理"，他主张中西要通其可通，存其互异，但也仅仅是宏观的主张，其所谓"拙于格物"实际上仅仅是指直观可见之"物"，而未能准确把握中医理论研究的主体即精气之"物"，终究未能"通其可通"。恽铁樵认为中医可以吸收西医之长，与之"化合"，结合的基点是以中医为主，同样未能实现"化合"。张锡纯认为西医用药在局部，其重在治标，中医用药求其因，重在治本，其所著的《医学衷中参西录》广为流传，所创的"阿司匹林白虎汤"也尽人皆知。这些著名的中西医汇通先行者，也是当时中医药学校的办学者和教材的编写者。何廉臣在《绍兴医药学报》发表的《公编医学讲义之商榷》一文中指出"欲保存中国国粹，必先办中医学校。欲办中医学校，必先编医学讲义"，他主张以"古医学为根本，新医学为补助，……参以新进科学之说明，发皇古典医著"，仿照欧美先进国家治科学之法编写，按生理、卫生、病理、诊断、疗法、辨药、制方等7个方面系统整理中医学术。农汉才等[1]学者曾统计了民国时期各地中医药学校的教材情况，其中中医基础理论类教材52种，以"诊断学"命名的讲义达16种，说明已经有了传统中医理论体系中不曾有过的中医基础理论和诊断学等新创学科和新编教材，并指出"民国时期的中医教育家都不排斥西医，都主张中西合参，中西汇通"，在教材编写中"吸取了西方学科构建的模式，试图改革中医学科构建，把中医整理成一个系统的体系"，其对这一时期的教材具有的意义评价是"民国时期的中医讲义，见证了中医教育近代化的过程及近代中医学构建的形成，为新中国成立后中医药高等教育的迅速勃兴奠定了基础，也为建国后中医统编教材的发展打下了深厚的基础"。这两个"基础"之说，说明这些学者是认同民国时期教材与新中国成立后中医统编教材之间的传承关系的。但必须客观地说，这些教材的编写者大多是中西汇通学派的学者，而中西医汇通学派的努力探索并没有实现汇通之目的，由于经典中医学早在《黄帝内经》时期已被迫搁置了以"解剖而视之"为主体的器官学研究，肝心脾肺肾五个名词的内涵早已转化为五脏精气族群的专有名词，两千年左右的时间内，这种情形一直是中医理论的核心和主线，但在中西汇通的探索和他们所编写的教材中，自觉不自觉地又将肝心脾肺肾重新回归于五种器官的范畴，而且将其简单对应于近代解剖学盲目武断借用中医五脏名词命名的五种器官，由此，所谓"中学为体"却未能坚守经典中医理论的核心本原，所谓"西学为用"却对西方医学理论的根基知之甚少（可能与当时刚刚传入的西方医学的发展水平的局限性有关）。虽然大多数中医人投身到探索中西汇通的努力之中，成为当时的主导性力量或主流化学派，但不可避免地出现了偏离经典、逢迎西学的牵强附会现象，最终的结果不仅是"汇而不通"，而且还创立了包括精气学说、阴阳学说、五行学说、藏象学说、经络学说、气血津液学说、病因病机学说、治则治法学说等原本在经典中医理论体系中从来就不存在的"分解式""学说化"理论表达架构。这些教科书的内容不断延续，成为当代中医药主流教科书中的核心内容和不变模式，典型的如心"七孔三毛"、肝"位于右胁下"、肾"位于脊柱两侧，状如蚕豆"等许多与望闻问切、辨证论治、理法方药等临床诊疗实践毫无关系的内容充斥其中，造成了所谓模糊性、复杂性、抽象性、感性等问题。可见，形成这些问题的根本原因是在社会语境巨变下白话文解读经典理论时的牵强附会或进退失据，以及强行借用五脏名词命名五种器官的盲目武断。换言之，所谓模糊性、复杂性、抽象性、感性等问题，是白话文解读之后的近代中医理论表述的问题，而不应笼统归咎于"传统中医理论"。

众所周知，所谓理论，理就是原理、道理、规律，论就是议论、讨论、论证、论述，理论就是关于原理、道理、规律的语言文字表述以及由此建构的知识体系，科学理论就是对客观事物运动变化规律的正确表述和完整的知识体系，经典中医药理论就是中医药关于人体生命活动基本规律、健康和疾病发生发展的基本规律、保健与治疗技术的基本原理的原创性知识体系。这些理论来自两千多年的临证实践，来自千百万人共同的提炼总结，具有不容置疑的科学本质，是一整套完整而系统的科学体系。我们说当下的中医药理论偏离了经典中医药理论的科学本原，起始于白话文解读时期，但这并不是白话文本身的错误，而是解读者对经典中医药理论核心和近代生命科学理论核心认知和掌握的偏离，是器官命名时盲目武断借用中医学五脏名词所造成的偏离，是当时的生命科学尚属于器官学研究为主体而未能深入到分子生物学阶段情形下潜意识逢迎对接造成的偏离。当我们今天重新对经典中医药理论进行科学解读之时，所运用的语言工具依然是白话文以及白话文建构的当代科学术语，其关键在于需要再次搁置器官学理念，对经典中医药理论"精气为本"的生命科学本原进行重新梳理提炼，对由文言文建构的知识体系进行现代化科学化的白话文解读，使偏离本原的现行主流知识体系回到经典中医药理论两千年坚守和传承的正轨上来，在此基础上准确把握经典中医药理论与当代生命科学在生命物质研究这一路径上"相向而行"的发展大势，开创运用当代生命科学的先进技术研究创新中医药经典理论和优势技术的路径和条件，这才是习近平总书记要求的"守正创新"所应坚守之"正"。

### 参 考 文 献

[1] 农汉才，李莎莎，孟凡红. 民国中医教材现存概况及其学术贡献初探 [J]. 中医文献杂志，2014，32（5）：47-50.

## 第二节　科学解读经典中医药原创理论之"正"

所谓中医药原创理论，既包括完整而系统的知识体系、学术体系、理论体系的建构逻辑，也包括构成这些体系的关键知识、学术根脉、理论基石的核心要义。所谓科学解读，就是准确把握和严密揭示这些知识体系和核心理论所遵循和坚守的正理、正道、正解。当我们把中医原创理论的起始点聚焦于《黄帝内经》之时，就会发现一个发人深思的现象，《素问》的第一篇《上古天真论》所讨论的关键议题集中于"春秋皆度百岁而动作不衰""形与神俱，而尽终其天年，度百岁乃去""夫道者能却老而全形，身年虽寿，能生子也""上古有真人者……，故能寿敝天地，无有终时，此其道生。中古之时，有至人者……，游行天地之间，视听八达之外，此盖益其寿命而强者也，亦归于真人。其次有圣人者……，形体不敝，精神不散，亦可以百数。其次有贤人者……，亦可使益寿而有极时"等"百岁""天年""寿敝天地""益其寿命""以百数""使益寿"等长寿范畴和"动作不衰""身年虽寿，能生子也""游行天地之间，视听八达之外""形体不敝，精神不散"等健康范畴，可见《黄帝内经》开宗明义就确定了其研究的重点就是健康与长寿，此后各篇则是围绕健康与长寿的形成机制、异常变化机理、调控纠正方法及其原理而展开的。更重要的是，在《黄帝内经》中，所有重点讨论五脏六腑、奇恒之腑、四肢百骸、五官九窍、皮毛筋肉、望闻问切、病因病机、汤液醪醴、针刺灸疗的专篇专章中，"精""气""阴阳"等关键词汇贯穿始终，提示这些专篇专章核心主题所讨论的长寿、健康、疾病、诊断、治疗等问题的本原，都是这些领域中"精""气""阴阳"运动变化的正常与否，《黄帝内经》始终是将健康长寿各种核心主题放置于"精""气""阴阳"运动变化的场景中展开分析论证的，而不是把"精""气""阴阳"与所讨论的其他主题内容分解开来，形成各自相互独立的所谓学说。当然，为了研究和论证的方便，围绕不同主题开展重点研究和讨论是非常必要的，但把生理病理和治疗学篇章与"精""气""阴阳"等核心内容分解开来，就会为研究和讨论造成重大障碍，也在某种程度上可能会偏离《黄帝内经》研究生命的基本路径和方法。我们只有遵循《黄帝内经》的原义要旨，坚守这种研究路径和表达模式，才有可能达到讲清楚、说明白之目的。

## 一、中医经典理论视域下的人体精气物质谱系

"精""气"和"精气"，都是中国传统哲学中用以表征客观世界本质属性的超微物质以及这些超微物质相互之间发生联系的媒介物质和运动变化的动力学（能量）物质的基本概念，在传统哲学中，"精"和"气"分别以单字的形式作为独立词汇，"精气"也是独立词汇，三个词汇的含义相同或相近，其内涵包括几个方面。一是表征世界的本体性，即万事万物都是以"气"为基本物质而构成的，虽然形态各异，千变万化，五彩纷呈，但究其根本，同源于气，万事万物概莫能外。对应于西方哲学和物理学领域，就是"物质"。二是表征世界多元性，也就是说虽然我们把世界万物的本原都用气来表述，但绝不意味着世界上只有一种气，如同西方哲学和物理学统一用"物质"表述万物一样，也不能认为世界上只有一种物质，世界是由无穷无尽的气，即无穷无尽的物质所构成的，我们在现实世界中所观察到的气所具有的各种各样的功能和作用，本质上是不同的气各自所独具的功能和作用，正所谓"万之大不可胜数也"。三是表征万物的同质性，即构成客观世界的气虽然千变万化，不可胜数，但其初始的本质属性是相同或相近的，都具有化生物质、自主运动、释放能量、传递信息的特征。四是表征万物的同理性，即客观世界的万事万物，形态不同，功能各异，但总体上普遍存在相同或相近的运动变化规律，并且持续服从和遵循这些规律，这些规律同时也是可以被人们所感知和掌握的，正因如此，我们可以通过一个事物或物体的运动变化情况去推测另一个关联性事物和物体的运动变化，其结果往往是可靠的。五是表征万物的共生性，万事万物中的任何一种事物和物体都是与其他事物和物体共同存在并且普遍联系的，相互之间的共生伴生及其能动性作用，形成了多姿多彩的大千世界及其相互之间的互根关系，孤立的事物和物体是不存在的。在传统哲学中，精与气的概念内涵基本上是相同或相近的，但在具体应用方面往往将其中最为精微、精粹、精华的部分单独表述为精，而把所有超微物质表述为气，可见精是可以包含在气的范畴中的，精气并称即所谓精气学说也是传统哲学中的重要理论。

"精""气"和"精气"引进到中医药理论体系之后，基本上不再作为独立的词汇存在，而是作为新词汇的构成要件与原有的五脏名词发生聚合，形成新的医学词汇，五脏概念分别是前置性构成要件，"精"和"气"分别作为后缀性构成要件，从而聚合组成肝气、心气、

脾气、肺气、肾气等新型医学术语，五脏名词转化为五大生命物质体系的统领性或分类学要件，"精"和"气"则受到五脏名称的界定和规范，转化成为专门表征生命物质而不再是表征万事万物的概念，赋予了其生命科学的内涵，实现了哲学概念的医学化改造和转型，从而也标志着中医药关于人体生命研究的核心已经由器官学研究转移到了生命物质研究方面。这种聚合式术语结构是不可解构和不可逆转的，如果强行解构，五脏名词则会重新回到器官学范畴，这在"解剖而视之"方法被搁置的环境下不具有任何意义，"精"和"气"也会重新回到原来的哲学范畴中，依然是用以表征万事万物，失去了在生命科学中存在的意义。

在《黄帝内经》确立的经典中医药理论体系中，人体精气物质是由无限层级的精气物质所构成的，即所谓"阴阳者，数之可十，推之可百，数之可千，推之可万，万之大不可胜数也"（《素问·阴阳离合论》），"阴中有阴，阳中有阳"（《素问·金匮真言论》）。在这一复杂系统中，第一层级是精气一元层级。第二层级是阴阳互根层级，第三层级是五脏族群或五行守序层级，第四层级是五脏各自的功能性精气层级，逐层深入，无限可分，无限可知，从而构成了完整而系统的生命物质谱系。

## （一）中医学关于生命物质表征的第一层级是精气一元层级

虽然人体是由无穷无尽之精气构成的，生命活动是由无穷无尽之精气激发的，但世间万物总有其相同或相通之处，所谓万物同质、万物同理，因此统一将其称之为精、气或精气，是中医理论关于生命物质的最高层级最为宏观的定义。中医学非常善于从宏观层面分析研究事物或物体的基本属性及共同规律，借鉴吸收传统哲学的"气一元论"或"精气一元论"观点，从总体上研究和把握精气属性以及气化运动的普遍规律。在这方面注重的是事物的同一性。也就是说无论生命世界存在多少种精气以及生命世界与天地万物之间有多么复杂的差异，其精气物质总是具有相同的属性，总是遵循共同的规律，它是一种客观存在，是不以人的意志为转移的，是可以通过特定的技术手段而感知或发现的。同时，任何一种精气物质都不可能是孤立存在的，相互之间存在着千丝万缕的联系，这种联系往往具有一定的倾向性和趋向性，而且总是生机盎然恒久运动的，既然有如此多的相同相通属性，因而用精、气和精气作为人体所有生命物质的最高概括和最高层级概念，是中医理论关于人体精气物质理论体系的第一位阶。

## （二）中医学关于生命物质表征的第二层级是阴阳二元层级

所谓阴阳二气，主要是按照精气物质所具有的两种不同属性而区分的，同时阴阳的概念还包括这两种不同属性的精气物质的相互关系，这种对事物的认识和界定成为方法学之后，使一元化研究进入到二分法研究领域，实现了由第一层级向第二层级的延伸。阴阳二气绝不是简单的一分为二，而是具有复杂的科学内涵。第一，强调事物的相对性，也就是说无论事物或物体多么纷繁复杂，总是存在相互对立的两种属性或两个方面，从两个方面入手，就能发现或掌握各自的本质或规律。第二，强调事物的关联性，也就是说阴阳两种物质不可能孤立存在，而总是相互依存的，《素问·天元纪大论》曰"阳中有阴，阴中有阳"，当我们在研究过程中发现或捕捉到一种物质时，就同时能够发现和捕捉到与其相依存的另一种物质的存在，从而为我们发现和研判精气的动态变化提供了理论依据和方法学基础。第三，强调事物的互动性，包括相互吸引、相互藏纳、相互交感、相互消长、相互转化、相互调适、相互平衡等，这种关联和互动特性，从阴阳二气（二元物质及其属性）层面同样是可以被感知、发现并通过测量而得到准确结果的。研究和掌握这种互动规律，对于我们判定人体的健康状态、发病机制、病情进展、预后转归以及确立治则治法都具有重要的指导意义。第四，强调物质属性的专有性，这一点与现代哲学范畴中的"一分为二"和"矛盾"等概念是不同的，当事物和物体被分为阴阳二气之时，阴和阳两类物质具有各自特定且固定的属性，凡是寒冷的、静止的、向下的等只能定性为阴类物质，而炎热的、运动的、向上的只能定性为阳类物质，二者不能相互切换和替代，而现代哲学所说的"一分为二"和"矛盾"概念，只要将事物或物体区分为相互关联的两类即可，各自并不具有固定属性，也就是说二者之间是可以相互切换和替代的。

### （三）中医学关于生命物质表征的第三层级是本初三元和四气化生层级

人体之精气不是凭空而生的，而是有其物质供应源头的，中医学系统总结了精气物质的三大来源，即所谓先天精气、天地清气和水谷精微。

先天精气禀受于父母，来自先天，先天精气是早于形体而出现的，它不仅构成了人体的早期形态结构和生命活力，而且在人的一生中源源不断地与后天精气相互作用，维持着人体的生长发育和复杂的生命活动。从物质层面入手发现并掌握先天精气的基本属性和运动状态，是中医学可持续发展的重要切入点。

天地清气来自大自然，由肺吸入，与水谷精微相互融合并且在先天精气的参与下，形成精气的中间阶段——宗气，进而化生为营气和卫气，运行并作用于全身，支持着复杂的生命活动。同样，分析和检测天地清气的吸收利用情况，也是研判人体健康和疾病状态的重要手段。

水谷精微主要是通过饮食物而提供的营养物质，其关键环节是"脾主为胃行其津液"和"脾气散精"，进一步参与到宗气的形成中。

人体精气的三大原物质往往是相互联系、共同作用的，这种联系和作用是中医学研究人体生命活动以及疾病发生发展的关键要素。

中医理论关于精气的研究还有围绕其化生周期的四气研究方法，即元气、宗气、卫气、营气四种。其中，元气也称为真气，就是我们所说的先天精气，先天精气既是构成宗气的原料，同时在生命过程中又需要得到后天精气的充养，而且自身也具有特定的功能，能够为宗气的化生源源不断地提供动能，可见先天精气既是基本原料，又在很长时期处于发育状态，而且也是具有成熟特性的功能性精气。宗气是由天地清气和水谷精微化生而成的，其作用主要是进一步化生卫气和营气，从这一角度看，宗气应当是人体精气化生过程中的一个中间形态，或可称为中间体。卫气和营气是人体精气的成熟形态，其中卫气运行于脉外，营气运行于脉中，从而分布于全身各个部位，发挥其各自的生理作用。需要指出的是，不能因为卫气和营气均以气命名，而将其运行状态简单解读为气态，多数情况下是以液态的形式存在或运行的，营气以血液的形式存在和运行，卫气多以津液的形式存在和运行。元气、宗气、卫气、营气四种形态，虽然各有其初始体、中间体、成熟体等主导性倾向，但或由于其自身依然处于无限可分的状态，或由于相互间的共生和伴生关系，总是会呈现出地位和作用的多元特性，如元气，作为原料物质能够参与宗气的化生，作为催化物质能够促进宗气、卫气、营气的化生，作为代谢物质需要得到后天精气的充养，作为成熟物质能够独立发挥作用，说明元气并非精气物质的终极形态;又如宗气,虽然主体特性是中间形态,但在特定环节也有作为成熟形态独立发挥作用的论述,如在论述肺气的"司呼吸""吐故纳新"和"贯心行血"等生理活动中,宗气就能够直接发挥作用;卫气和营气各自放置于五脏精气族群的语态环境之时,同样会体现着"可千""可万"的规律,同样具有不可胜数的特性。由此可见,由于事物本身的无限可分特性和技术手段的历史局限,经典中医药理论不可能将初始体、中间体、成熟体等精气物质做到严格区分识别和表述到终极状态,但这绝对不影响经典中医药理论的科学性和研究方向的正确性,任何学科都是发展中的学科,中医药科学也是如此,永远充满未知,持续破解未知,这才是包括中医药科学在内的任何专门学科的共有之义。

人体精气物质是千差万别的,是无穷无尽的,更是千变万化的,这就是所谓"可千""可万"的本义所在。但就其功能特性而言,大概主要有四个方面:

一是构造性物质,这一类物质主要作用是构成人体的形体结构,一般而言,这类物质可以区分为三个阶段。第一阶段是增量阶段,也就是日常所说的成人之前或育龄期之前,主要包括胚胎期、新生儿期、婴儿期、儿童期和青春期,通常以女子三七、男子三八为界,主要表现为构造性物质的持续增量和积累,也就是新生的精气物质大大超过衰亡的精气,从而支持了人体的正常生长发育。研究和创新的主要切入点就是精气物质的新生和衰亡的比例关系,研究创新促进其新生的措施。第二阶段是恒量阶段,或可称为等量阶段,也就是日常所说的青壮年时期或育龄期,这一时期的主要表现是构造性精气物质新增和衰亡相对平衡,或总是处在一个动态的增减可控的范围内,新增的精气物质主要用于补充衰亡的精气物质,从而呈现出形体结构不再发生显著变化,基本定型,通常是指更年期之前,中医学一般以女子七七、男子八八为界。研究和创新的重点就是能否维持这个动态平衡进行观察和测定,同时注重对于动态平衡的促进性干预方法的研究。第三个阶段则是减量阶段,也就是日常所说的老年期,这一时期的主要表现是构造性精气物质的逐步递减,增量逐渐少于减量,从而出现了诸如松弛、萎缩、疏松、变色、脱落、弯曲等形体变化,通常发生在女子七七、男子八八之后,随着生活水平和健康状况的改善,这一时间节点呈现出后移的趋势。研究和创新的重点是能否最大程度地促进构造性精气物质的适度递增和减缓构造性精气物质的衰亡。

二是能量性物质,曾经有人认为能量和物质是分离的,或者认为能量是独立存在的,但这种认识是不符合唯物论原则的,应当指出,任何能量都是由特定的物质产生、储藏并有序释放的,离开了物质便不会有能量,只不过能量的复杂性和多元多能性,决定了能量物质同样也是非常复杂而广泛的。在中医学范畴中,能量物质主要包括动力性物质、防御性物质、固摄性物质、催化性物质、感知性物质、思维性物质等。其活动周期大致也可分为三个阶段。第一阶段是发展阶段,各种能量性精气物质呈现出由不足、弱小到增加、完善的发展趋势,主要也指成人期或育龄期之前,也就是女子三七、男子三八之前,研究和创新的切入点,主要是对这些物质的产生和发育状况进行观察和分析,并创立相应的促进和保护措施。第二阶段是成熟阶段,呈现出各种能量性精气物质在数量和功能方面的持续稳定,其变化同样处在一个可自稳自调的动态平衡范围,主要也是指整个青壮年时期或育龄期,也就是女子七七、男子八八之前,研究和创新的切入点主要是观察这种自稳自调动态平衡关系及其失衡状况,对应性地创立调控方法。第三个阶段是衰减阶段,各种能量性精气物质呈现出在数量上逐步递减、在功能上逐步衰弱的状态,进而表现出体力不支、运动不利、不能负重、供血不足、体弱多病、饮食减少、代谢缓慢、视物昏花、听力减弱、记忆力减退、思维缓慢、二便失调等一系列功能衰减的状态，主要也是指整个老年期，研究和创新的切入点同样是从精气物质入手，最大程度地维护能量性精气物质的稳定，减缓能量性精气物质的衰减。

三是调控性物质，由中医学所高度强调的整体观念所决定，精气物质之间所存在的普遍联系必然成为关注的焦点，这种普遍联系同样不可能是凭空产生的，一定有其独特的物质基础，这就是调控性精气物质。换言之，精气物质之间总是存在着调控和被调控的对应关系，一般包括行为调控、意识调控、功能调控、体温调控等，调控的向度一般为激发、增强和抑制、减弱两个方面。人们常说的体内各种信号或指令，事实上指的就是一系列信号物质或指令性物质，也常常被称为媒介性物质。在中医学的范畴中，多数调控性精气物质是以经络的形式有序排列和定向作用的，这种排列很可能是非致密性的松散型排列，也就是中医学所说的"经气"即"经络之气"，而在特定部位又可能形成相对集中、相对富集的状态，这或许是人体穴位的存在基础，而这种有序排列在一定段落是与血脉的分布相重合的，因此常常将经络和血脉并称为经脉，但事实上二者是相互独立的两个系统。除此之外，体温调控类精气物质的终端，还可能广泛分布于全身体表。研究和创新的切入点应当是围绕这种有序排列、定向作用、相对富集、体表遍布等特殊现象，观察和发现相应的物质及其运动联系方式，同时，研究创立维护排列的有序性和作用的定向性的干预性措施。

四是生殖性物质，这是一类更为特殊的精气物质，它的一部分来自先天，禀受于父母，更重要的部分是后天建立起来的，一般在青春期之后渐趋成熟，从而具备了生殖繁育的能力，有的书上曾经说生殖之精就是先天之精，这种认识是完全错误的，如果说先天之精就是生殖之精的话，那么人体应当在刚一出生就具有生殖繁衍能力，这显然是十分荒唐的，如果一定要把先天之精和生殖之精联系起来的话，先天之精应当是父母的生殖之精，而不是自身的生殖之精，这一点是必须要区别清楚的。而研究与创新的切入点应当是关注育龄期之前各个阶段生殖性精气物质的发生、发展和运动变化状态，同时创立维护和促进的措施与方法。

特别需要强调的是，尽管人体的精气物质可以表现为构造类、能量类、调控类、生殖类等不同特性和类别，但通常情况下并非单体存在，或者由于技术水平的限制使我们不能完全将其纯化为终极单体物质，我们所能观察到的常常是具有多种属性或综合属性的精气状态，换言之，我们所见到的构造类精气物质同时也往往具有能量类精气物质的属性和功能，能量类物质也常常具有构造类物质的属性和功能，这种现象或可表述为单一精气物质的多重属性和功能，但更可能是精气物质的共生、伴生或融合状态。特别是调控类精气物质，除表现为前面所述的有序排列、定向作用、局部富集、遍布体表等倾向外，更多表现出与构造类、能量类以及生殖类精气物质的共生和伴生，从而在调控行为、调控意识、调控防御、调控代谢等功能的同时，持续地发挥着对机体的生长发育、生理功能、生殖繁育的调控作用。

### （四）中医学关于生命物质表征的第四层级是五脏精气族群层级

仔细分析中医学的精气物质体系，我们会发现一个十分有趣的现象，这就是除五脏之外，六腑、奇恒之腑、形体官窍、皮毛筋肉等几乎所有的形体结构，都没有自身所属的精气阴阳等物质体系，虽然我们也常常会提到胃气，但多数情况下是脾胃并称、脾胃同论的，关于胃的阴阳气血理论事实上是不完整的，这样，关于人体的精气物质的研究，事实上也主要集中于五脏精气方面。

早在《黄帝内经》成书时期，由于失去了"解剖而视之"的社会和文化环境，中医学及时地搁置了围绕内脏特别是五脏的器官学研究，五个实质性器官事实上已经淡出了中医学观察和研究的视野，同时把研究的重心转移到精气物质方面来，虽然保留了肝、心、脾、肺、肾五个名词，但这五个名词已经与原来表述的五个实质性器官脱离了关系，而是作为新的名词术语的前置性构成要件，进而与阴阳精气等物质概念有机结合，形成了新的名词术语。这样，肝、心、脾、肺、肾客观上已经成为各自所属精气阴阳的统领、统属性概念，或称之为精气物质分类学概念。虽然《黄帝内经》曾指出"所谓五脏者，藏精气而不泄也"（《素问·五脏别论》），但显而易见的是，肝肾等器官并不是空腔器官，即使心有所谓"七孔三毛"、肺也有所谓"虚如蜂窝"之说，但显然容量有限，而且脾的实体器官至今尚无定论，可见，这里的"藏精气"绝对不是把五脏器官作为储藏精气的场所而对待的，"藏精气"的本义应当是，五脏主司全身精气的化生、运化与储藏，五脏是全身各部位精气储藏的供应源和主导者，说到底五脏就是遍布人体上下内外的五大精气族群。如此，当我们每每论及肝时，一定指的是肝阴、肝阳、肝气、肝血，而不是肝脏；论及心时，一定指的是心阴、心阳、心气、心血，而不是心脏，更不是心肌；论及脾时，一定指的是脾阴、脾阳、脾气、脾血，而不是脾脏；论及肺时，一定指的是肺阴、肺阳、肺气，而不是肺脏，更无关"华盖"；论及肾时，一定指的是肾阴、肾阳、肾气，肾精，而不是肾脏，更无关"蚕豆状"。说到底，五脏就是人体全部精气阴阳物质的五大族群。我们在文献或教材中经常会见到诸如肝郁气滞和肝气郁滞的表述，事实上，后一种表述才更加清晰和准确，由于肝系精气族群包括了肝气、肝血、肝阴、肝阳等，除肝气郁滞之外，尚有肝血亏虚、肝阳上亢、肝阴不足等多种病机病理病证，表述为肝郁并不能直接指向肝气，古典文献中虽然多数以肝字单独出现，但都是帛书简牍时代对上述文理词义的简化。五脏精气族群研究和创新的切入点是聚焦于精气物质这一本体进行观察和分析，只有这样才可能发现和判定五脏的实质，那种以器官学为前提的所谓五脏本质研究，终究是徒劳的。

我们说五脏精气族群是人体及其生命物质的全部，并不是说每一个部位、每一种功能都是五脏精气在同一时间、同一空间以等量度的方式同时存在或同时作用，在长期的进化发展过程中，五脏精气族群形成了不同的主导性功能分工，这也就意味着五脏精气族群在体内的分布是有序的，并按照其各自的倾向性、趋向性、亲和性、专属性、流动性、分散性及富集性呈现出相应的功能布局，这种排列组合及其运动变化，又常常在特定的规律作用下维持着一定的秩序，主要表现为在五行之间生克制化规律作用下所形成的秩序，从而使生命活动能够呈现出分工明确、运行精准、高度统一、广泛协调的生动景象。而分析观察五脏精气族群的独特属性和主导功能，分析观察其丰富的运动变化和协调联系机制，就成为研究和创新的主要切入点。

按照"数之可千，推之可万""数之可数""数之可得"的原则，五脏精气族群仅仅是人体精气的大体分类，这一层级以下的精气物质更为多元，更为多样，更为多彩，更为丰富。

经典中医理论主要是按照功能精细化分工的路径而对精气的属性和功能进行分类的。这里有一个非常典型的例子，我们在临床上经常会做出"肾阳虚"的辨证结果，但令人感兴趣的是，同样是"肾阳虚"，当以腰膝酸冷、四肢不温为主要表现时，我们常常使用金匮肾气丸为主治疗；当以水肿鼓胀为主要表现时，我们常常使用真武汤为主治疗；当以多尿遗尿为主要表现时，我们常常使用缩泉丸为主治疗；当以五更泄泻为主要表现时，我们常常使用四神丸为主治疗；当以宫寒不孕为主要表现时，我们常常用艾附暖宫丸治疗……，凡此种种，不一而足。那么问题来了，很显然这五种处方的药物组成是明显不同的，所具有的药性物质也是千差万别的，所针对的发病原因和病机变化应该也是各有专属的，从而揭示出一个长期被我们忽略或有意无意回避的问题，这就是虽然都是"肾阳"，但这里的"肾阳"仍然是一个较大的族群，也就是说当精气族群延伸到"肾阳"这一层级之时，仍然是由更多的功能各异的下一位阶"肾阳"所构成的，这就是《素问·金匮真言论》所说的"阴中有阴，阳中有阳"，如果不是这样，则同属于"肾阳虚"但其临床表现各异、所用处方和药物不同，这一命题在逻辑学上就无解。

五脏精气族群是人体精气物质的全部，在经典中医理论中，除五脏之外，其他几乎所有的形体部位（胃另讨论）均没有属于自身所属的精气物质，其作用几乎全部都是五脏精气族群运行分布到这些部位之后而产生的。同时，五脏精气族群的分布和作用虽然错综复杂，但绝不是杂乱无章、混沌无序的，而是遵循特定的表里、统合、隶属关系有规律成系统地分布和作用的。

**1. 五脏精气族群在六腑的有序分布与定向作用**

六腑的共同特征都是空腔器官，中医学对其功能定位是"传化物而不藏"，说明其主要是特定物质的容器和通道，"传化物"功能的发挥，其动能主要不是来源自身，各自有特定的专属性的动能供应，脏腑之间的表里关系正是这种内在规律的客观表述。胃的主要功能是受纳腐熟水谷，这应当属于水谷的前处理阶段，但必须具有足够的精气物质才能实现，虽然文献中也有胃气、胃阴等之类的表述，但与五脏精气阴阳理论相比较，依然是不够完善的，《素问·厥论》指出"脾主为胃行其津液者也"，就说明了受纳腐熟作用实际上主要是脾的精气阴阳以胃为场所产生的作用。胆的功能是作为"中精之腑"（《灵枢·本输》），"盛精汁三合"（《难经·四十二难》），一般认为精汁就是胆汁，可见胆的"传化物"就是传化胆汁，其本质则是肝的精气阴阳通过运行分布之后以胆为场所发挥的作用。小肠的功能是泌别清浊，可视作水谷的第二个处理环节，其本质是心的精气阴阳运行分布之后以小肠为场所发挥的作用。大肠的功能是传变糟粕，可视作饮食物向废弃物和排泄物的处理环节，其本质是肺的精气阴阳运行分布之后以大肠为场所发挥的作用。膀胱的功能是气化和排泄水液，可视作津液向废弃物和排泄物的处理环节，其本质是肾的精气阴阳运行分布之后以膀胱为场所发挥的作用。三焦的情况比较特殊，一般认为是指胸腹躯干部位，是一个大型的空腔器官，其"传化物"包括了其他五腑的全部功能，其本质应当也是五脏精气阴阳以三焦为场所在各自的表里相合部位所发挥的作用。之所以有这样的解读，主要是由于任何生理功能的发挥必须有其动能的供应和支持，只有五脏精气阴阳才具有相应的作用，所谓"表里"关系，实质上主要是五脏精气阴阳的专属性作用场所而已。当然，六腑本身也不是无所作为的，而是持续处于各自的运动状态的，离开了六腑，五脏精气阴阳便失去了在"传化物"过程中所依托的特定场所，也就失去了其相应的作用和意义，同时，六腑本身的异常变化，也会对五脏精气阴阳在各自部位发挥作用产生干扰、阻碍和其他负面影响。更重要的是，脏腑表里关系理论仅仅是中医药理论中的一个方面，在经典理论的整体视野中，五脏精气或以不同组合形式，或以共同分布运行形式，常常会是多族群分主次共同作用于同一个部位，因此，不能对五脏表里理论作出片面的简单的对应性解读。

**2. 五脏精气族群在奇恒之腑的有序分布与定向作用**

人体还有另一类器官，既不具有五脏所谓的"藏精气而不泻"的特性和自身所专属的精气阴阳，也不具有六腑那样的"传化物"功能，大多也不与体外相通，是一种异于六腑常态的特殊存在，我们称之为"奇恒之腑"，包括脑、脉、骨、髓、胆、女子胞。奇恒之腑与五脏精气并没有一一对应的表里关系（胆除外），其功能运行的机制更为复杂，一方面通过五脏各自的所主所司使其成为具有统合关系的精气活动场所，如心主神明、心主血脉、肾主骨生髓通脑、肾主生殖发育等，就意味着心或肾的精气族群活动场所分别是在脑、脉、骨、髓、女子胞等部位；另一方面同一场所往往是多个精气族群共同分布和作用的部位，如心和肾的精气族群同时可分布和作用于脑，同一精气族群又可以同时分布和作用于不同的场所，如心的精气族群可同时分布和作用于脑和脉，肾的精气族群可同时分布和作用于脑、骨、髓和女子胞。这一现象进一步提示五脏精气绝不是单一物质而是庞大族群，其中的任何一种下位精气都有其专属性分布和作用部位，奇恒之腑的各种功能，也都是五脏精气族群分别运行和分布到这些部位之后所产生的作用和功能。更重要的是，五脏精气族群对于某一个奇恒之腑而言，又常常呈现出共同作用，这些作用的产生可以是直接由所主所司关系而决定的。虽然与脏腑表里关系相比较，五脏精气族群与奇恒之腑之间的关系更为复杂，但可以肯定的是，奇恒之腑的功能和作用，都是五脏精气族群选择性地以奇恒之腑为场所而发挥的功能和作用，只不过这些精气族群功能和作用的正常与否，必然会受到奇恒之腑自身状态的影响，二者之间的关系同样是相辅相成的。

**3. 五脏精气族群在五官九窍、皮毛筋肉的有序分布与定向作用**

五脏精气族群分布于人体上下内外所有形体部位，进而在相应部位发挥其自有的作用，这种有序分布，是通过五脏精气各自的所主所司、外窍外华等隶属关系而实现的。分而论之，肝主筋、开窍于目、其华在爪，就是指肝的精气族群主要有序地分布在筋、目和爪，这些部位的功能和作用实质上是由肝的精气族群运行分布到来之后所发挥的，因此通过这些部位的特定功能及其变化如关节运动、视觉能力、爪甲荣枯等，可以判定肝的精气族群的正常与否；心开窍于舌、其华在面，就是指心的精气族群主要有序地分布在舌和面，这些部位的功能和作用实质上是由心的精气族群运行分布的到来之后所发挥的，通过这些部位特定功能及其变化如语言能力、面部色泽等，可以判定心的精气族群的正常与否；脾主四肢和肌肉、开窍于口、其华在唇，就是指脾的精气族群主要有序分布在四肢、肌肉、口和唇，这些部位的功能和作用实质上是由脾的精气族群运行分布的到来之后所发挥的，通过这些部位特定功能及其变化，如四肢力量、肌肉发育、口感味觉、唇部色泽等，可以判定脾的精气族群的正常与否；肺开窍于鼻，其华在皮毛，就是指肺的精气族群主要有序分布在鼻和皮毛，这些部位的功能和作用实质上是由肺的精气族群运行分布的到来之后所发挥的，通过这些部位特定功能及其变化，如嗅觉能力、调温御寒能力等，可以判定肺的精气族群的正常与否；肾开窍于耳及二阴、其华在发，就是指肾的精气族群主要有序分布在耳、二阴和头发，这些部位的功能和作用实质上是由肾的精气族群运行分布的到来之后所发挥的，通过这些部位特定功能及其变化，如听觉能力、排泄能力和头发荣枯变化等，可以判定肾的精气族群的正常与否。同样，五脏精气族群在五官九窍、皮毛筋肉的分布和作用，常常不是单独的和孤立的，而往往是多族群共同分布和作用于同一部位，如既强调肝受血能视又强调五脏六腑精气皆上注于目，既强调肾主骨又强调脾主四肢等，不应当简单化、片面化解读。五脏精气族群特定的所主所司部位和外窍、外华部位的功能和作用，都是五脏精气族群选择性地以这些部位为场所而发挥的功能和作用，只不过这些精气族群功能和作用的正常与否，同样会受到这些部位自身状态的影响，二者之间的关系同样是相辅相成的。

人体任何部位的功能和作用都是五脏精气族群运行分布到来或进一步在这些部位催化、转化之后所发挥的，那么，我们研究和创新的切入点就是首先要从这些部位的功能作用入手，对相应五脏精气的属性和状态进行观察分析和归纳分类。其次要从这些部位自身的异常变化入手，通过其在异常情况下的临床表现，观察分析相应五脏精气族群的盈亏盛衰，如对于肝的精气而言，通过胆汁分泌排泄、情绪变化、血液分布、视觉能力、关节运动、爪甲营养等表现，观察分析其精气的盈亏盛衰变化规律；对于心的精气而言，通过小肠泌别、思维意识、血液运行、血脉变化、语言能力、面部色泽等表现，观察分析其精气的盈亏盛衰变化规律；对于脾的精气而言，通过饮食状况、血液化生、四肢力量、肌肉运动、味觉口感、口唇色泽等表现，观察分析其精气的盈亏盛衰变化规律；对于肺的精气而言，通过大肠传导、调温御寒、嗅觉能力等表现，观察分析其精气的盈亏盛衰变化规律；对于肾的精气而言，通过水液代谢、月经来潮、生殖繁育、睡眠情况、骨骼（含牙齿）变化、髓海盈亏、听觉能力、排泄能力、头发变化等表现，观察分析其精气的盈亏盛衰变化规律，再次要通过治疗过程，观察分析其精气盈亏盛衰的恢复性变化规律，更重要的是要通过各部位综合表现及其变化情况，观察分析五脏精气之间盈亏盛衰的相互联系和相互影响规律。

**4. 人体精气阴阳无限可分不可胜数层级**

生命科学的奥秘在于不断地发现未知和破解未知，中医学同样如此。如前所述，中医学始终认为精气物质"数之可千，推之可万"，同时也强调"不可胜数"，正所谓无限可分，无限可知。即使我们分析到前文所说的多元功能层级，依然有下一层级的精气物质存在，同样可被感知、可被发现、可被掌握、可被利用，如主血脉的心系精气又有主血之精气和主脉之精气的不同；主气之肺系精气又有主呼吸之气和主一身之气的不同；主运化之脾系精气又有运化五谷之精气和运化水液之精气的不同；主疏泄之肝系精气又有疏通气血津液、调畅情绪意志、调节消化吸收、调控生殖之精等精气的不同；主藏精之肾系精气，又有主藏先天之精与后天之精、主藏生殖之精与发育之精等精气的不同。可见，精气物质与世间万物一样，是无穷无尽的。我们的任务是不断地发现未知精气的内在属性及其运动变化规律，激发常态、干预、调整和逆转修复异常，从而达到诊疗疾病、维护健康的目的。

当我们把精气阴阳确认为是生命物质、生命物质又具有可千可万的本原属性、五脏仅仅是一个层级的精气族群、五脏所主所司所统所合所表所里的多元功能本质上依然是更深层级的精气物质所具有的功能之时，进一步联系经典中医学所走过的历史发展进程分析，这一路径基本上是客观真实的，是准确可靠的，是现实可行的。目前面临的问题是，既有的经典理论的术语体系主要是建立在已知的生命活动和病理现象基础上的，用于表征业已发现的客观现实，无疑是准确的、合理的、科学的，但随着研究的不断深入，必然会有更多新的精气物质不断被发现，既有的术语就不能满足理论发展的需求了，其实这也没什么可奇怪的，当代科学同样是日新月异，特别是生命科学，不断有新的蛋白、新的基因、新的机制被发现，随之也就有一系列新的名词术语诞生。所不同的只是，西方科学家习惯以字母和数码而命名，中医学对物质的命名不仅需要给出名称代号，而且通常希望这一名称代号具有相应的内涵，因此关于中医学的研究与创新，不仅要求专注于新的精气物质内在属性及其运动变化规律的发现和掌握，同时还要注重符合中医学理论表述规律的名词术语体系的研究与创新，可谓是任重道远。

## 二、气血津液都是精气物质的存在和运行方式

我们说精气是构成人体的基本物质和维持生命活动的基本物质，主要是从其本原和本质属性的角度而言的，由于生命活动是复杂的，其对精气物质存在形态的需求也是多样的，存在的方式可以是气态、液态和固态，但从运行输布的角度而言，主要是气态和液态。无论是气态还是液态，既可以运行和分布于脉中，又可以运行和分布于脉外。其中，运行和分布于脉中的精气物质呈现为液态，其精气物质全部融入到液体中，称之为血，因此，血是精气与津液的复合体。运行和分布于脉外的精气物质，既可呈现为液态，称之为津液，因此，津液是精气与水液的复合体，其融入到液体中的精气物质称之为津，其余液体部分称之为液；还可呈现为气态，以弥漫或弥散的形式进行升降出入的有序运动，称之为气。同时，无论是脉中还是脉外，无论是气态还是液态，其精气物质均可称之为气，其中最为精华、精纯、精微的部分单独称之为精，这种形态的精不再与气同时并称。

总之，精、气、血、津液都是人体精气的客观形态和存在方式，由于其都是由更深层级的不同精气物质为主体构成的，下位层级各种精气物质具有的功能也不同。

精是人体精气中的精纯部分，是人体精气的构成要件，无论是禀受于父母的先天之精，还是来自"五脏六腑之精气"（《灵枢·大惑》）的后天之精，都必须是融合之后才能作为成熟的精气发挥气化作用。尽管胚胎阶段的先天之精未曾得到后天之精的强化，但由于其来自父母，从父母的角度分析，仍然是先天之精和后天之精的结合体。精作为一种客观存在的物质，往往与气、血、津液共生或伴生，根据其功能不同，又可区分为生殖之精、生长之精、生髓之精、化血之精等多种类型。

当我们将精定义为体内的超微物质之时，就会产生几个方面的认识。一是精作为客观物质是可以被观察、分离、分析检测的，根据其生殖、生长、生髓、化血等不同之精的功能属性，是可以分别进行定性和定量分析的，结合正常生命活动情况下精的动态变化，是可以观测到其常规量值并作为健康指标应用的。二是人体的多种生理功能是由不同之精分别产生的，其自身的异常变化必然伴随着相应生理功能的异常变化，而且两者之间应当存在着量-效、时-效关系，从生殖、生长、生髓、化血等不同功能之精的属性入手，结合其相应功能异常变化的程度，可以发现功能变化、量值变化、属性变化之间的对应关系，同时与常态指标进行比对，发现其偏离程度，是可以作为疾病辨证、发展的判定指标应用的。三是在疾病治疗过程中，伴随着生长、生殖、生髓、化血等功能的恢复，相应的生长之精、生殖之精、生髓之精、化血之精的量值数据也会发生良性变化，是可以作为疗效判定依据应用的。

气是中医学对构成人体和维持生命活动的基本物质的另外一种核心定义，其表述范围比精要更加宽泛，客观上精是气的一种特殊类型，因此常常将精气并称，这就是所谓的精气一元论。气的存在方式既可融合于血和津液，借助血和津液的运载到达特定部位而发挥气化作用，又可独立于血和津液之外自行弥漫、弥散、升降、出入到达特定部位，发挥气化作用。但必须强调的是，气是超微的物质形态，所谓无形之气并不是不具有形态，而是肉眼观察不到，当技术设备具备之时，就一定会发现任何气都是有形的，不存在无形之气之说。根据其功能不同，气又可分为构造之气、动力之气、温煦之气、防卫之气、固摄之气等多种类型。

与精的本义解读一样，气也同样需要从几个方面加以把握。一是气作为客观物质是可以

被观察、分离、分析检测的，而且从气的来源和化生环节可以观察分析气的生成过程正常与否。二是根据其构造、动力、温煦、防御、固摄等不同之气的功能属性，同样是可以分别进行定性和定量分析的，结合正常生命活动情况下气的动态变化，也是可以观测到其常规量值并作为健康指标应用的。三是同样由于人体的生理功能是由不同之气分别产生的，其自身的异常变化同样会伴随着相应生理功能的异常变化，而且两者之间也应当存在着量-效、时-效关系，从构造、动力、温煦、防御、固摄等不同功能之气的属性入手，结合其相应功能异常变化的程度，可以发现功能变化、量值变化、属性变化之间的对应关系，同时与常态指标进行比对，发现其偏离程度，是可以作为疾病辨证、发展的判定指标应用的。四是在疾病治疗过程中，伴随着构造、动力、温煦、防御、固摄等功能的恢复，相应的构造之气、动力之气、温煦之气、防御之气、固摄之气的量值数据也应当会发生良性变化，是可以作为疗效判定依据应用的。

相对于精和气而言，血是一种有形存在，其基本形态是直观可见的，而且固定呈现出红色；血是由天地清气、水谷精微、先天精气共同融合化生而成的；血是"营气"的重要载体，血的生理活动也同时反映着"营气"的生理活动；血又是一种液态物质，水液是其构成要件，因而具有生物流体的基本属性，其运行具有明确的方向性，血脉是血的存在和运行场所，体表血脉是观察血和"营气"生理活动的最佳部位，因而也就有了中医的脉诊；血的主要功能是营养和滋润全身，特别是支持神志活动，"血者，神气也"（《灵枢·营卫生会》）就是此义；血的基本特性是持续有序地流动，这种流动的持续性和有序性发生异常，就会产生瘀血等病理产物，进而导致相应的疾病。

关于血的特性需要把握几个方面。一是作为一种流体物质，能够直观观察，因而出血的部位、量值、颜色、时间以及凝血、止血的条件，都是可以被直观观察和记录的，更由于其特有的红色是以面部为主的体表色泽形成的基础，围绕面部望诊的研究在一定程度上也是关于血液观察分析的研究。二是血运行于全身，在各部位发挥作用，但说到底是由先天之精和后天之精共同化生而成的，因此通过呼吸、消化、吸收和先天发育情况，可以从原生精气物质和化生环节观察血的生成情况。三是血液分析检测技术可以作为"营气"的分析检测技术，这样，"营气"作为客观物质就可以被观察、分离、分析检测。四是营养和滋润全身分别是血中之气和血中之液各自的功能属性，支持神志活动则主要是血中之气的功能，同样是可以分别进行定性和定量分析的，并且结合其相应生理功能的动态变化，是可以得到其正常形态属性及量值指标的，而且两者之间也应当存在着量-效、时-效关系，从构造、动力、温煦、防御、固摄等不同功能之气的属性入手，结合其相应功能异常变化的程度，可以发现功能变化、量值变化、属性变化之间的对应关系，同时与常态指标进行比对，发现其偏离程度，是可以作为疾病辨证、发展的判定指标应用的。五是由于血的持续和有序性流动是一种生理性常态，因而检测和分析血液流动的持续性和有序性，就可以作为检测瘀血形成及其程度和导致疾病的有效手段。六是血液作为在固定管腔中做流体运动的液体，生物流体动力学技术是可以作为脉诊的研究和创新方向的。

津液作为一种液体，津是融合于液中的，分别称为津气和水液，津液原本是人体所有液体的统称，但当脉中之液有了血液这一特定名称之后，这里所说的津液便主要是指人体脉外之津液。津液之中的津，就是融合于水液之中的气，是气的一种特殊的存在方式，其来源同样是天地清气、水谷精微和先天精气，它以水液为载体分布于全身上下相应的气化部位；津液之中的液，是一种直观可见的存在，其来源主要是饮水一个途径，其作用是承载运行津气、滋润濡养全身、传化排泄废弃物等，其运行和输布形式主要是弥散和灌流（血液除外），并且在一定部位相对集中，如唾、涕、涎、泪等，这些液体具有滋润和排泄作用，而更多废弃物的排泄也是以液体的形式实现的，如尿液、汗液等。津液输布同样是以五脏精气为动力的，除血中津液主要由心主血脉支持之外，其他如"脾主为胃行其津液"、肺为水之上源主"通调水道"、"肾者水脏、主津液"、"肝主疏泄，调畅津液"等都发挥着重要作用。

关于津液的研究同样需要注重几个方面。一是属于津的部分，可以按照精和气的研究思路开展，只是观察分析的标本需要来自体液。二是围绕其滋润濡养和排泄等不同属性和类别津液的研究，主要应当结合各种功能表现与相应的水液基本属性、运行输布情况和量值变化进行观察分析。三是津液研究的重点应当是五脏精气族群在津液化生和输布方面的作用，具体应当先行梳理五脏精气族群中主要作用于津液化生和输布的具体精气所在，把精、气的研究观察方法与相应的津液化生输布情况对应起来，观察分析五脏精气正常与否对津液化生输布的影响，从而形成津液化生输布异常之类疾病辨证和疗效判定的系统性指标。

### 三、生命活动的基本形式是生生不息的气化运动

我们说精气是构成人体的基本物质，但人体的构成是一个渐进的过程，是持续的运动变化的过程，这一过程绝不是精气的简单堆砌，而是遵循着特定的运动变化规律而形成的一整套有机而恒动的内在机制，中医学将其称为"气化"，也就是说人体的本质是精气，生命的本质是气化。正如《素问·天元纪大论》说"物生谓之化，物极谓之变"，《素问·阴阳应象大论》也说"味归形，形归气；气归精，精归化；精食气，形食味；化生精，气生形……精化为气"，总而言之一句话，就是《素问·气交变大论》所说的"各从其气化也"。而且这种气化必须服从基本规律，正如《素问·五常政大论》所说"化不可代，时不可违""无代化，无违时"，如果违反了基本规律，就会影响到健康。气化主要包括四个方面，即化生化育、运行运化、转变转化、催生催化等，中医学将运化的基本方式称为"升降出入"，认为升降出入的终止就意味着生命的终止，正如《素问·六微旨大论》所说"出入废则神机化灭，升降息则气立孤危。故非出入，则无以生长壮老已；非升降，则无以生长化收藏。是以升降出入，无器不有"，而升降出入的动能主要是由精气的阴阳属性、动静状态、相对位置、升降过程等综合作用而产生的，《素问·天元纪大论》指出"动静相召，上下相临，阴阳相错，而变由生也"，《素问·六微旨大论》也说"高下相召，升降相因，而变作矣"，这里所说的"变"就是气化。

气化机制是所有参与气化的精气和构成气化运动的所有环节相互协调配合、相互影响参与的系统性综合机制，常常是同步发生、同步发展、同步运行、同步作用的，不可割裂开来。但为了观察、研究和论证表述的方便，常常将其分为不同的状态和形式进行论证表述，最常见的是基于阴阳二气的气化和基于五行守序的气化。

#### （一）基于阴阳二气的气化运动

所谓阴阳二气，既可指一种物质的两种属性，又常常指不同属性的两种物质，无论是前者还是后者，阴阳之间总是两两对应的、两两共生的，中医学将这种关系称之为"互根"，

进一步而言，"互根"又同时具有三种形式。一是相互对立，《素问·阴阳应象大论》指出"天地者，万物之上下也；阴阳者，血气之男女也；左右者，阴阳之道路也；水火者，阴阳之征兆也"，借用天地、上下、男女、左右等非常典型的对立性事物，形象地描绘出"天之常道，相反之物也""阴与阳，相反之物也"（《春秋繁露·天道无二》）的固有对立关系，而对立关系的存在正是相互斗争的基础，只有相互对立和斗争才能产生运动变化，可以说，阴阳对立是精气物质气化运动的原始动力。二是相互依存，也就是说，阴阳二者之间总是依据对方的存在而存在的，当我们发现一种精气物质存在时，一定能发现另一种与之属性相反的精气物质，任何一种精气物质都不可能孤立存在。换言之，即使我们只发现了一种精气物质而没有其他精气物质与之共生或伴生时，这种精气物质既不属于阴，也不属于阳，也就不具有生命物质所特有的生命活性，《素问·阴阳应象大论》所说的"阳生阴长、阳杀阴藏"，就是对这种共生、伴生、依从关系的生动写照。三是相互为用，阴阳两类精气物质的共生、伴生现象的存在，客观上为二者在相互促进方面提供了基础条件，从而使二者在气化活动中形成了互为因果、互为动力的辩证关系，所谓"阳生阴长"，就是说只有阳生，才能阴长，逆定理也成立，而所谓"阳杀阴藏"，就是说只要阳杀，就会阴藏，同样逆定理也成立，所谓"孤阴不生，独阳不长"就是这个道理。阴阳两类精气物质之间这种相互为用的原生关系，是其后任何一种运动变化关系的前提和基础。

当我们把阴阳两类精气物质之间所固有的二元互根关系明晰之时，就可以形成以此为理论指导的研究创新的技术路径。例如，按照相互对立的观点，我们在发现致病因素的同时，一定能够发现相应的抗病因素，进而研究和开发抑制或消除致病因素、激活或壮大抗病因素的技术和产品；按照相互依存的观念，我们在发现一种维护健康、抵御疾病的物质和因素的同时，一定能够发现另一种维护健康、抵御疾病的物质和因素，周而复始，使我们维护生命健康的技术和手段不断丰富起来；按照相互为用的观念，当我们发现既有的手段和措施相对单一、效果有限且尚无替代性技术时，我们一定要意识到，精气物质特别是抗病因素从来就不是孤军深入、单兵作战的，这样就能研究和开发相类的补充性增强性技术，使之相互促进共同作用，以利于最大程度地增强效果。阴阳二者之间还存在着"互藏""互感"的关系，所谓"互藏"，就是指阴阳两类精气物质常常可以相互包藏容纳，正如《素问·天元纪大论》所说的"天有阴阳，地有阴阳……，故阳中有阴，阴中有阳"，也就是说阴阳两类精气物质是以不弃不离的方式存在的，之所以形成这种相对稳定的存在，既源于阴阳之间相互依存的固有关系，也源于阴阳之间差异化属性的固有吸引力，即所谓"高下相召，升降相因"（《素问·六微旨大论》）和"动静相召，上下相临，阴阳相错，而变由生也"（《素问·天元纪大论》）。所谓"互感"，是依存互用关系的一种特殊形式，主要用来表征阴阳之间互为因果、互为动力的关系，也就是说阴或阳各自从来不可能自主发生运动变化，同时各自的运动变化所产生的效应和影响，也不可能仅仅局限于自身或局部，往往会向外进行扩散和辐射，这种扩散和辐射不是无序的，而是自主性规律性地作用于与其形成依存互用关系的另一方面，另一方面的接受感应也常常是选择性接受的。阴阳两类精气物质的互藏互感，也主要有三种方式。一是内在性互藏互感，主要是一种精气物质内部两种属性物质的互藏互感。二是相邻性互藏互感，主要是处于邻近位置的关联性精气物质的互藏互感。以上这两种情形的形成，除前述原因外，应当与相互之间可直接作用有关。三是远距离互藏互感，主要是指相距较远的精气物质间的互藏互感。这种情形的形成，应当是阴阳两种属性的精气物质相互依存、相互为用这种固有关系在发挥作用。当我们认识到阴阳两类精气物质互藏互感关系的客观存在时，就可以对研究和创新做出合理的规划和设计，例如，从内在性互藏互感的情形出发，注重发现同一精气物质内部两种下位精气物质在健康或疾病发生发展中的状态和关系变化；从相邻性互藏互感的情形出发，注重发现邻近关联性精气物质之间在健康或疾病发生发展中的状态和关系变化；从远距离互藏互感的情形出发，注重发现相距较远的关联性精气物质之间在健康或疾病发生发展中的状态和关系变化。这样，我们就能从各种形式的互藏互感异常变化中，发现疾病发生的初始状态，研判疾病发展的内在机制，研究控制和阻断疾病发生发展的技术和方法。

由于阴阳两类精气物质客观上存在的相互对立的关系，二者始终处于制约的状态，自身运动变化以及对其他精气物质发挥作用又必然是一个不断消耗的过程，加之其他外在因素的影响，阴阳各自在总量和能力发挥方面，注定不会是一个恒定的水平和强弱状态，而是持续处于动态变化之中，呈现出此消彼长或同消同长的情形，这就是阴阳消长。同时阴阳两类精气物质一方面互以对方的作用作为自身不断化生的条件和依据，另一方面又常常在自身发展到一定的限度时出现了以对方为主导才有的属性和状态，这就是阴阳转化，也就是《灵枢·论疾诊尺》所说的"重阴必阳，重阳必阴"。一般情况下，阴阳的消长常常处于可控状态。之所以可控，是由阴阳之间所具有的自稳平衡能力所决定的。但是，当其消长超过一定的限度时，这种自稳平衡能力便失去了作用，从而出现一方面无序而消、另一方面无序而长，甚至出现无序化同消同长的情形，从而导致疾病的发生，"阴胜则阳病，阳胜则阴病"（《素问·阴阳应象大论》）就是这个意思。

当我们掌握了阴阳消长转化规律之时，研究和创新的基本思路应当是，以观察阴阳两类精气物质为前提，密切关注阴阳消长动态平衡关系的发展变化，研究造成过度消长、无序消长的原因和机制；开发阻止或逆转过度消长、无序消长的技术和方法。在阴阳转化方面，同样应当是以观察阴阳两类精气物质为切入点，关注阴阳之间在促进化生方面存在的异常情况，特别是要关注过度消长、无序消长的限度，发现可能发生过度性无序化同消同长的线索，研究开发阻止和逆转"重阴必阳，重阳必阴"等重症的技术和方法，正所谓"谨察阴阳所在而调之，以平为期"（《素问·至真要大论》）。

### （二）基于五行守序的气化运动

所谓五行，最早是采用人们最为常见的五种物质对天地万物中具有相同和相类属性的五大物质类别的表称，即木类物质、火类物质、土类物质、金类物质、水类物质。之后人们发现，这五大类物质相互之间的联系及其运动变化，总是遵循着一定的规律，维持着一定的秩序，进一步经过《黄帝内经》对其进行医学化改造之后，五行与五脏精气族群之间形成了对应关系，更由于五脏精气族群的解读更加符合人体精气属性的实质，此前那种"曲直、炎上、稼穑、从革、润下"等有关万物精气属性的论述便逐步退居其次，而五行之间所固有的相生、相克、制化、胜复、相乘、相侮等错综复杂的关系，则与五脏精气族群理论所认识到的人体精气关系具有很高的吻合度，五脏精气族群总是按照这一模式循环往复、周而复始、秩序井然地运行，某一个环节发生异常都可能导致疾病的发生。因此，体现在中医学中的五行学说更多情况下是关于人体精气秩序的学说，用于认识和把握具有生命活性的人体精气的运行秩序更具有实践意义。更重要的是，五行之"五"，在很多情况并不是刻板的量化概念，在一定意义上可以解读为"多"或"各"，其核心主要是指直接和间接关联的精气族群之间客观存在的激发与促进、约束与控制所形成的基本秩序以及这种秩序破坏后的异常情形，研究和创新过程中不应当过于拘泥于"五"这个数字。

所谓相生，是指精气和精气族群之间客观存在的、按照一定的次序发生的以资生、助长、激发、促进、增强为主要特点的作用和关系，通过这种作用和关系使每一行精气或精气族群都能得到其"母"精气或精气族群源源不断的激发和助长，同时自身又能对其"子"精气或精气族群源源不断地激发和助长，从而维护着共生共长的协调关系。《素问·玉机真脏论》将其表述为"受气"，即"五脏受气于其所生""肝受气于心""心受气于脾""脾受气于肺""肺受气于肾""肾受气于肝"等。

在中医学理论中，五行主要是与五脏相匹配的，由于五脏的内涵主要是五脏精气族群，因此，五行相生所体现的激发和促进性秩序，也就是五脏精气族群之间依次具有的激发和促进性秩序，这样我们的研究和创新就找到了切入点，其基本思路是，围绕五脏精气族群的专属性和对应性，依次观察肝、心、脾、肺、肾五大精气族群是否维持着激发和促进作用，这种激发和促进作用是否维持在一定的范围，如果发生迟缓、脱节、过度或逆转等失序情况，则要观察主要发生在哪个环节以及原因何在，进一步研究调整和控制的技术和方法。

五行相克主要是指五行之间客观存在的、依照一定次序所产生的克制、约束、调减、管控等方面的作用和秩序，通过这种有序调节使每一行都能处于一种克它和被克的状态，进而使其始终维持着一定的量化范围以及相互之间维持着有序的动态平衡，避免出现太过和不及，这种关系在《黄帝内经》中表述为"所胜"和"所不胜"，我克者为所胜，克我者为所不胜，《素问·宝命全形论》从被克的角度反向表述为"木得金而伐，水得火而灭，土得木而达，金得火而缺，水得土而绝"。同样，五行相克重点关注的是生命活动的常态，同样论述的是生理关系，落实到与之相匹配的五脏精气族群时，五行相克所体现的制约和管控性秩序，也就是五脏精气族群之间依次具有的制约和管控性秩序。这样，我们研究和创新的基本思路就是，围绕五脏精气族群的专属性和对应性，依次观察肝、心、脾、肺、肾五大精气族群是否维持着制约和管控作用，这种制约和管控作用是否维持在一定的范围，如果发生减弱、脱节或逆转等异常情况，则要观察主要发生在哪个环节以及原因何在，进一步研究调整和控制的技术和方法。

所谓制化，就是人体精气客观存在的相生与相克同时作用并协调有序的秩序状态。五行固然必须周而复始地进行着母子相生活动，但这一相生活动并不是孤立存在和独自运行的，而是与五行相克高度协调匹配的，正是由于相生的存在，维持了相克的有力和持续运转，同样正是由于相克的存在，维持了相生的有序和均衡。以木、土、金的关系为例，正常情况下是土与金相生关系，木与土是我克关系，金与木是克我关系，当土气较弱时，一般是克我者木气太过，那么我生者金气就会对木气产生制约和管控作用，使木气不致太过，这样土气的较弱状态就会得到缓解，这一流程正是相生和相克共同作用形成的一种反馈回路。只有这种相生和相克的有机协调，才能实现人体精气源源不断地化生，《素问·六微旨大论》中"制则生化"一句，就是把制约和生化联系起来加以论述的。五行的制化机制，远比相生相克这种一一对应的线性关系复杂得多，但其本质上同样重点关注的是生命活动的常态，同样论述的是生理关系，同样能够落实到与之相匹配的五脏精气族群关系中，只不过是在更高层次观察和讨论五行之间错综复杂的信息反馈和调节控制，这样，我们在进行研究和创新时，既要关注精气依次连续相生的正反馈，也要关注精气依次相克的负反馈，更要关注来自相生和相克各方面运行的综合信息，也就是多元反馈，进而综合观察和研判激发促进、制约管控的整体状态和协调情况，并针对发生的各种异常情况，研究相应的纠正和调整技术措施，维护相生相克这一系统的动态稳定和有序运行。

人体精气和精气族群所存在的生克制化关系和秩序，总是动态的，虽然生命活动要求其应当维持平衡和有序，但在其运行过程中，往往会出现不同程度的偏离或偏盛，有时更会出现特殊偏盛，引起原本"所不胜"者的过盛，而使其恢复常态，这种情况下，初始过盛称为"胜气"，反应性过盛称为"复气"，这种系统性调控就是五行胜复。例如：木气过亢则致土气衰弱，土衰则不能制水而致水盛，水盛制约火气而致火衰，火衰不能制金而使金旺，金旺则可以制约和管控过亢的木气，从而使生克制化复归常态。在这一过程中，木气过亢得到制约是间接的，是通过全链条综合调控而得以实现的，实际上，这一流程反映的仅仅是建立在相克关系上的情形，由于相生相克总是综合运行的，相生关系在其中也会发生作用，如前文所述的，当木气太过（胜气）导致土气较弱时，那么我（土气）所生者金气就会对木气产生制约和管控作用，这样土气的较弱状态就会得到缓解（复气）。五行胜复是客观存在的，在《素问·至真要大论》中称为"有胜则复"，而通过生克互动共同实现的五行胜复，我们称之为"子助母强"。五行胜复反映的是另一种复杂的精气调控机制，由于其本质上同样重点关注的是生命活动的常态，同样论述的是生理关系，同样能够落实到与之相匹配的五脏精气族群关系中，只不过更注重对过强过盛一方的有机调节和管控，因此，我们在进行研究和创新时，除关注精气依次连续相生的正反馈、负反馈和多元反馈等属于五行制化范畴的情况外，特别要顺应生克制化的内在规律，围绕特定的偏胜状态研究相应的纠正和调整技术措施，不断增强干预和调控的效果。

五行相乘实质上是五行相克关系的太过，超越了五行之间自我调控的能力，破坏了我们一直强调的动态平衡，是一种非正常的病理现象。所形成的原因是复杂的，一方面是由于某一精气族群自身的化生不足或消耗太过，以及功能弱化气化不能，导致原本应当属于对自身所制约的一方过度强势；另一方面是由于某一精气或精气族群无节制壮大导致对自身所制约的一方过度控制，出现恃强凌弱的情形；还有一方面是以上两种情况同时存在。在这些异常情况的形成过程中，既可有某一精气族群自身的原因，也可有上下游精气族群异常变化的原因，还可能由于外来致病因素与精气族群自身变化相互重叠而引起。既然五行中的每一行都代表的是相应的精气族群，因而五行相乘必然也反映着精气族群之间相克太过的异常变化，实践中其在疾病的传变发展和转归预后方面应用较多。研究和创新的切入点一方面应当是从临床表现出发，紧紧围绕这些临床表现所对应的精气族群开展系统的分析观察，并结合上下游关联性精气族群的变化，对造成相乘情形的主次矛盾做出判定，从而把握疾病的传变和转归趋势，进一步围绕精气族群的变化研究开发有效的干预和控制技术措施，达到避免病情加重、促进疾病痊愈的目的。

五行相侮是建立在五行相克次序基础上的另一种异常现象，主要表现为逆向约束与控制，常常称之为"反克"。其形成原因与相乘类似，一方面是本应处于强势地位的某一精气族群化生不足或功能弱化，不能正常发挥对其所胜一方应有的约束和控制作用，反而导致对方过度强盛，能力失控，进而对自身的正常运动变化产生不应有的约束和控制；另一方面是本应处于被约束和被控制状态的某一精气族群在特定条件和环境下异常壮大，失去控制，对原本应当控制自己的一方形成了反向控制，导致对方的功能紊乱；还有一个方面就是上述两种情况的同时并存。同样，相侮情形的产生，既可以是某一精气族群自身的原因，也可以是上下游关联性精气族群异常变化所致，也经常会是精气族群的异常与外来致病因素的叠加所导致。临床实践中，相侮现象常常是"兼夹证"或"并发症"发生的原因之一，因而，我们在研究和创新中，同样应当按照"有诸内者必形诸外"的原理，首先明确精气族群与临床表现的对应关系，围绕某一精气族群的异常变化，同步观察上下游精气族群相应变化，联系临床表现对造成相侮现象的主次矛盾做出判定，对"兼夹证"或"并发症"发生发展的趋势和程度进行分析研究，进而研究和开发相应的干预和控制技术。

## 四、精气物质气化运动的基本规律和主要特征

我们曾经反复强调"气"不等于气态，无形仅仅是肉眼直观情形下的不可见，无形更不等于无序，事实上，许多情况下气不是以气态形式存在的，当我们的观察手段达到一定的水平之时，就会发现气是有形的，气化运动是有序的，是有其内在的基本规律和固有特征的，这些规律和特征是能够为我们所发现、认知、总结、提炼和把握的。

一是气化的自主性和能动性。精气物质的运动变化能力都是生物体在长期的进化过程中逐步形成的，这种能力的发生和发展大多源自生命物质内部，很多情况下是一种天然或自发状态，也就是所谓的与生俱来，这就是我们所说的内生动能或原生动能。卫气生来就能"温分肉，肥腠理，司开合"，不是由其他精气所赋予的能力，而是由卫气自身内部的属性和特征而决定的。这一点类似于现代生命科学领域的自主神经细胞、窦房结、营养物质的合成分解和肌肉收缩等机制，这些都不受大脑皮质的控制，是独立于大脑之外的一种自主能力，是进化过程中形成的生命物质的一种自然分工。

二是气化的适应性和应激性。适应性是指生物体与环境之间相适合的能力，是生物体在长期的自然选择、自我改造、自主适应、长期进化过程中形成的生存和生长发育能力，这种能力在繁育过程中又可以通过遗传途径使下一代继续获得同样的能力，遗传物质的稳定性是不能随着环境条件的变化而迅速改变的，生物都是生活在复杂的环境中的，时刻受到环境中各种生态因素的影响，生物只有适应环境才能生存繁衍，也就是说，自然界中的每种生物对环境都有一定的适应性，这就是适应的普遍性。由于遗传基础的稳定性和环境条件的变化之间总是发生着相互作用，因此适应性又具有相对性，每种生物对环境的适应都不是绝对的、完全的适应，是具有一定的程度和限度的，环境条件的不断变化对生物的适应性有很大的影响作用，这就是适应的相对性。当环境条件的变化巨大并且超出了适应性范畴之时，适应就变成了不适应，有时还可形成有害因素。人体精气物质的气化作用，正是世世代代与环境共存逐步适应并具有遗传特性的一种内生能力，它既是遗传的结果，也是持续进化的结果，具有显著的稳定性和普遍性，正是这种能力，才使无穷无尽的精气物质呈现出生动活泼的生命现象。但同时气化也具有一定的相对性和局限性，当体内外环境变化剧烈且超出原有的适应范围时，这种气化功能就会被干扰或破坏，产生太过或不及，进而形成影响健康的病因病机。

应激性是适应性的一种特殊类型，是指生物体接受外界刺激产生的反应，是生物体能趋利避害和趋吉避凶的一种能力，是生物对自然信息的本能反应。生物体内或体外总是发生着形形色色的运动变化，如温度压力的大小、光线的颜色和强度等物理变化，土壤、水源、食

物中的化学成分变化，体内酸碱度和肠道菌群等生物学变化等，都不可避免地会对生物的内在结构及其功能产生影响，生物体能自主感受到这些变化并作出相应的保护性和调整性反应，以维持其体内的相对稳态，生物体这种维持生命活动的应答性反应，称为应激性。应激性是一种动态反应，是生物体对刺激所发生的能动反应，应激的结果是使生物体不断调整自身以适应环境变化，因而它是生物适应性的一种特殊形式。应激性是适应性的生理基础，生物只有在应激性的基础上，调节自身的生命活动及生理行为，才能适应环境的变化。生物因为有了应激性，便能对周围的刺激发生反应，从而使生物体与外界环境协调一致，形成了适应性。适应性是通过长期的自然选择，需要很长时间形成的；应激性是一种动态反应，在比较短的时间内完成。应激性的结果是使生物适应环境，可见它是生物适应性的一种表现形式。但适应性更多是通过遗传而获得的，有没有新的刺激因素的发生，适应性总是相对稳定和普遍的，可见应激性仅仅是适应性的一个方面，二者有关联也有区别。人体精气物质的气化，首先是长期进化和遗传的结果，具有显著的稳定性和普遍性，因而也才能维持生命活动的生生不息，其中，总是对体内外形形色色的刺激发生着灵敏的和独特的反应，进而产生一系列保护性和调整性表现，以适应这种刺激使机体维持其应有的活动状态，当这种刺激的强度和持续时间超出了保护和调整的范围之时，气化活动就会发生紊乱，从而形成亚健康或疾病状态。

　　三是气化的系统性和有序性。系统性和有序性是一体的，系统性用以表征物质之间的整体结构性特征，有序性则用以表征系统性所具有的层级化和组织化特征。系统是由若干要素（要素本身也具有一定的结构和功能）组成的具有一定的综合功能的有机整体，这一有机整体具有所有子系统所不具有的属性和功能。各种生命体的最主要的区别在于组成要素的组织、结合、联系方式的不同，虽然组成要素各自的属性和功能很重要，但更重要的是构成系统之后形成的综合性属性和功能，相互作用是系统属性和功能的根本，系统中要素之间是由于相互作用才联系成为一个整体的，这种相互作用是非线性作用，在系统中组合后的特征不能用其中单独各部分的特征来解释，这就是整体大于部分之和的含义。通过系统的整体性原理，总是能够从系统和要素、整体和部分的对立统一中把握系统的整体性，系统和要素、整体与部分的区别是有条件的、相对的。系统的整体性就是系统要素、差异化的部分以系统整体方式表现出来的同一性和协同性。由于组成系统的诸要素和联系方式上的差异，从而使系统组织在地位与作用、属性与功能上表现出等级秩序性，形成了具有明显差异的系统等级。系统的层次性是相对的，不同层次之间又是相互联系的。同时，系统的层次性具有多样性，每一个层次又可划分为多个层次，层次的无限可分正是由客观世界的多样性所决定的。不同层次的系统发挥着各层次的系统功能。不同层次具有不同功能，不同层次系统之间又具有联系性，系统的层次之间形成的这种相互联系，使得系统处于不同层次的普遍联系之中，生物体的进化过程说到底就是分化和产生新的系统层次，并相应地具有了新的功能。

　　系统具有不断地与外界环境进行物质、能量、信息交换的性质和功能，一个孤立的系统是不存在的。系统的开放性和非平衡性都是系统自组织演化的前提条件之一。系统在与环境的相互作用中，大多总是表现出某种趋向或预先确定的状态的特性，这也就是系统具有的所谓目的性，系统的目的性具有多样性和层次性。系统具有通过失稳从一种状态进入另一种状态的特性，它是系统演变、分化和转型的一种基本形式，通过这种转化，使系统的发展呈现出多元化的丰富多彩，由于系统中要素的平衡是相对的，不平衡才是绝对的，而系统的转型、分化、演进正是系统发展过程中的非平衡因素。系统虽然具有开放性特征，但开放的系统总是具有一定的自我稳定能力，能够在一定范围内自我调节，从而保持和恢复原来的有序状态、保持和恢复原有的结构和功能。系统的稳定性是一种非平衡的、发展的稳定性，是开放中的稳定性。系统的稳定性与系统的整体性、目的性实际上是互相联系的，都与系统的负反馈有关，与在负反馈基础上的自我调节、自我稳定能力相联系。而且开放系统在系统内外两方面因素的复杂非线性相互作用下，内部要素的某些偏离稳定状态的情形可以得到自我调整和修复，从而使各要素自发组织起来，使系统从无序到有序，从低级有序到高级有序，其核心是系统内各要素之间的自主运动和有机联系，从而使相对无序的系统中的要素自发走向有序，这就是系统的自组织特性，这种自组织可以由多种因素引发，如要素的量变、质变、运动变化、排列次序变化等都可以是引发自组织的原因。系统的结构和功能、存在方式和演化过程大多具有相似性，正是系统的这种相似性才使得系统理论具有了普遍性，尽管这种相似性是一种差异化的相似性，但相似和差异的共同存在才构成了完整的系统性。系统的相似是相对的，系统的相似性实际上是相似和差异的对立统一之中的相似性，系统的相似性既包括要素上的相似，也包括关系上的相似。人体精气物质的气化活动，是一种系统性活动，具有系统的所有特征和功能，如环无端的气化运动，完整地表现出整体性、层次性、开放性、目的性、演变性、稳定性、自组织和相似性等系统所具有的所有属性和功能，换而言之，精气物质的气化总是遵循着系统内外运动变化的基本原理和普遍规律。

四是气化的同化性和异化性。所谓气化，主要包括化生、运化、催化、转化、分化等一系列过程和环节，大体可分为同化和异化两种形式，生物体从环境中摄取物质并将其转化为自身物质的过程就是同化作用，与此同时，生物体将体内不需要的、不能继续转化利用的废弃物质释放到体外的过程就是异化作用，同化和异化既对立又统一，二者互相制约、互相联系、互相依赖、互相协调、同步发生发展，构成了气化运动的全过程，二者既有明显的差别，又有密切的联系。如果没有同化作用，生物体就不能够产生新的生命物质（精气），也不能产生相应的生命功能，异化作用也就无法进行；如果没有异化作用，就不能有能量的释放，生命体内的精气化生运化也就无法进行。正是二者既相互对立又相互统一，共同决定着生命体和生命活动的发生和发展。其中，同化作用主要表现为"阳化气，阴成形"，异化作用主要表现为呼吸、排泄等生理环节，同化与异化的同步作用就是"升降出入"，二者在经典理论表述中总是一体化论述的，"阳化气"和"阴成形"既有同化也有异化，如食物由有形状态到"游溢精气""脾气散精"就是"阳化气"，而代谢过程各种不需要或不能继续利用的产物的产生过程，也是"阳化气"，前者属于同化，后者属于异化，又如，"脾气散精"构成四肢百骸，就是"阴成形"，"齿更发长"也是"阴成形"，前者属于同化，后者属于异化，"升降出入"也是如此，"升"和"入"既有"阳化气"，又有"阴成形"，"降"和"出"同样既有"阳化气"，又有"阴成形"，既有同化又有异化，是一个高度融合的生命活动形式。

五是气化的周期性和节律性。气化的过程类似于波浪式运动或螺旋式循环，当我们把气化运动放置于一定时间序列中进行考察研究之时就会发现，这种波浪式运动或螺旋式循环总是呈现了一定的交替性或重复性，但事实上并不是简单的交替和重复，波浪式运动是前进性运动，螺旋式循环是上升性循环，当一个运动或循环完成之后，就是第一个气化运动的结束和下一个气化运动的开始，如此往复交替，演绎着生动而精彩的生命活动周期，从而形成了所谓生、长、壮、老、已的生命过程。《素问·上古天真论》指出："女子七岁，肾气盛，齿更发长；二七而天癸至，任脉通，太冲脉盛，月事以时下，故有子；三七肾气平均，故真牙生而长极；四七筋骨坚，发长极，身体盛壮；五七阳明脉衰，面始焦，发始堕；六七三阳脉衰于上，面皆焦，发始白；七七任脉虚，太冲脉衰少，天癸竭，地道不通，故形坏而无子也""丈夫八岁肾气实，发长齿更；二八肾气盛，天癸至，精气溢泻，阴阳和，故能有子；三八肾气平均，筋骨劲强，故真牙生而长极；四八筋骨隆盛，肌肉满壮；五八肾气衰，发堕齿槁；六八阳气衰竭于上，面焦，发鬓颁白；七八肝气衰，筋不能动；八八天癸竭，精少，肾脏衰，形体皆极；则齿发去"。这里的七岁、八岁，二七、二八乃至七七、八八等规律性描述就是气化运动所形成的周期性更替，虽然观察指标主要是直观可视性指标变化，如"月事以时下""齿更发长""形坏而无子"等，但其内在机制却是精气的变化，如"肾气盛""天癸至""天癸竭"等，也就是气化运动的规律性和周期性。由于人体总是随着自然环境的演变发生着机体内和体内外精气物质的交换，气化运动也总是按照天人相应、道法自然的法则，随着季节变化和昼夜更替发生着节律性变化，《素问·四气调神大论》指出"春三月，此为发陈。天地俱生，万物以荣，……，此春气之应，养生之道也；逆之则伤肝，夏为寒变，奉长者少。夏三月，此为蕃秀。天地气交，万物华实，……，此夏气之应，养长之道也；逆之则伤心，秋为痎疟，奉收者少，冬至重病。秋三月，此谓容平。天气以急，地气以明，……，此秋气之应，养收之道也；逆之则伤肺，冬为飧泄，奉藏者少。冬三月，此为闭藏。水冰地坼，勿扰乎阳，……，此冬气之应，养藏之道也；逆之则伤肾，春为痿厥，奉生者少"，从而揭示了人体的气化运动随春生夏长秋收冬藏的季节性变化而产生的适应性节律性变化。事实上，这种节律性一直存在，例如任何生命体都存在着劳作与睡眠更替的节律，所谓的日出而作日入而息就是如此，更有趣的是无论是东方或西方，无论任何种族或职业，大多数人都是一日三餐，看来饮食物的消化代谢也是有其节律性的，现代生命科学的研究也开始关注到这一节律性变化，特别是人的体力、情绪、智力等关键要素的节律性变化更加显著，中医学的观察视野更加广泛，包括呼吸、血液运行等，所谓的"故人卧血归于肝"（《素问·五脏生成》）就是如此。同时，现代生命科学也已经关注到这些节律性形成的内在机制，已经发现了多个生物钟调控基因，但研究的触角尚未深入到联系方式和运动状态方面来。中医学关注的是精气物质的普遍联系与恒定运动，就是气化，当我们把生物钟调控基因作为精气的一个组成部分时，按照普遍联系与恒定运动的规则，将调控性精气和被调控精气联系起来进行系统性考察研究，就能无限接近于气化运动规律及其原理的真值。

六是气化的自洽性和调控性。生命体是具有自主组织、自主构建、自主协调能力的组织体系，这一体系既有机体内的组织化机制，又与外界环境发生着互动联系，机体内的组织化机制就是我们常说的自组织体系，这种自组织具有高度的自洽性，也就是说自组织系统总是遵循着严格的自然规律，是有序的，是在一定的环境条件下发生的，而不是随机的、无规律的。在中医学的视域下，精气的气化运动同样具有显著的自洽性，而这种自洽性的形成是由精气的运行和气化机制所决定的，《素问·天元纪大论》所说的"动静相召，上下相临，阴阳相错，而变由生也"和《素问·六微旨大论》所说的"高下相召，升降相因，而变作矣"，就是气化运动自洽性的内在机制。

精气的气化运动存在着特有的内在调控机制，这一调控主要通过阴平阳秘和五行守序而得以实现。人体的五脏原本就是五大精气族群，而五脏精气族群相互之间的有机联系和运动变化，总是遵循着一定的规律，维持着一定的秩序，这一联系和秩序的维护，主要是通过相生、相克、制化、胜复、相乘、相侮等错综复杂的调控关系而实现的，这种调控是动态的，由于精气物质运动变化过程中，往往会出现不同程度的偏离，或偏盛，或偏衰，机体就会动态化地启动胜复调控机制，抑盛扶衰，从而使精气族群的生克制化恢复常态，形成平秘守序的健康状态。如此循环往复，周而复始，维护着复杂而有序的生命活动。现代生命科学也非常重视生命信息系统的调控机制，在包括反馈调控、反射调控、免疫调控、内分泌调控、细胞素网络调控、受体配体调控及蛋白调控等领域开展了系统研究，认识到通过信息调控作用如负反馈调控抑制新陈代谢过程中某些酶的活性可使代谢的速度减慢，代谢产物逐渐减少，从而控制代谢物堆积。而这些能够调控酶活性的物质以及被调控的酶，自然应当是精气的组成部分，是精气大家族中具有调控功能的精气，这些精气的运动变化决定了气化过程的全链条可调控，这是气化运动的又一个重要属性。

## 第三节　科学解读中医药百病始生规律之"正"

如前所述，精气的有机建构形成了人体，精气的气化运动构成了生命，气化运动的平秘守序维护了健康，那么，气化运动及其平秘守序被干扰、被破坏超越了气化调控的限度，就是疾病的发生机制。这种干扰和破坏精气气化运动的因素就是病因，这些因素可以是内生的，如精气的损伤、化生不足、过度消耗等，常常会造成我们所说的虚证，而精气之间相互联系的失调失衡失控以及运动变化秩序的紊乱，就会发生内生五邪、五气化火、痰饮瘀血等，也是常见的内生病因。同时，干扰和破坏气化运动的因素也可以是外来的，如外感六淫，可以是相对单纯的，如湿邪，也可以是共同作用的，如风寒、风湿等，还可以是具有传播特性的，如疫疠之气。由于外感六淫多数情况下属于"常气"，我们也称之为六气，只有当其发生超常变化时才会引致疾病，因此，中医学关于疾病的发生，不仅注重正气和邪气本身，更注重导致正气和六气发生超常变化的环境和条件，正如《素问·调经论》所说："其生于阳者，得之风雨寒暑，其生于阴者，得之饮食居处、阴阳喜怒。"无论内因还是外因，发生盛衰和紊乱的必然是精气本身，而这些精气的盛衰和气化的紊乱的发生，又必然是在特定环境和条件下才可能产生的，即所谓外因是变化的条件，内因是变化的根据，就是这个道理。

### 一、精气化生不足或损耗过度导致的气化功能衰弱

人体的精气总是处于不断消耗又不断补充的动态平衡中，从而支持着生生不息的生命活动，只有这样才能维持着阴平阳秘和五行守序，才是真正意义上的健康状态。如果化生不足或损耗过度，都可以使精气物质的量值减少，相对应的生理活动不能得到正常支持，形成了由一方衰弱导致的失衡失序，因而形成疾病。

精气化生不足，可以发生于原物质供应环节，如呼吸困难导致天地清气纳入不足，饮食异常导致水谷精微摄入不足，胎禀不全导致先天精气禀赋不足，都属于化源不足的范畴；也可以发生于精气运化的中间过程，如脾的散精、肺的宣降、肝的疏泄、心的行血、肾的藏精等环节的失常，使精气在气化过程中发生障碍，气化的上下游之间不能衔接，都可以导致精

气不能化生；还可以发生在各自利用环节，常常是自身过度亏虚而对后续补充的精气不能有效利用，就是我们常说的"虚不受补"。精气的过度损耗，则与人体的行为状态有关，过度劳累、起居失常、情绪失控、房劳及生育过度等都是导致精气消耗的原因。此外，长期患病的后续阶段，往往表现为虚证，或阳虚，或阴虚，或阴阳两虚，有的属于病邪对精气化生的抑制造成化生不足，有的属于精气在自主抗病过程中由于邪气过于强盛而对精气的过度消耗，多数是化生不足和过度消耗共同作用的结果。人体精气都是有其具体分工的，不同的精气所产生的功能不同，围绕具体的功能异常能够观察到相应的精气物质的变化，从而对其化生不足或消耗过度进行考察和判定，这应当是我们研究和创新的切入点。

需要强调的是，精气化生不足或消耗过度，往往伴随着体内环境的改变，这种环境改变常常表现为与之共生伴生精气的异常变化，也就是相互关系的变化，而精气盛衰又常常受到环境变化的影响，因此，研究和创新的思路又回到了精气这个本质层面上来，围绕功能观察相应的精气、围绕一种精气观察关联性精气及其消长变化、围绕不同环境条件下精气的盛衰演变等进行分析研判，就是研究和创新的基本路径。

## 二、六气非其时超强度化作"六淫"导致的气化失衡失序

风、寒、暑、湿、燥、火原本是自然界的六种常态之气，是人类赖以生存的必要条件，其正常活动原本对人体生命活动并无伤害，但是当其自身的更替变化规律突发剧烈改变或其强度明显超越了人体适应能力之时，就成为致病因素，也就是"六淫"。

所谓"六气"，本是六种气象气候条件，而不完全是单一的致病物质，因为自然界能够引发疾病的因素错综复杂，绝不仅仅是六种。因此，一方面，超常的六气分别作为具体的异常气候状态，是在这一异常气候状态下容易导致疾病的所有致病因素的统称，这种气候异常可以适逢其时的过度，如夏季过热，冬季过寒等，又可以是非其时的反作，如夏季偏寒，冬季偏热等；另一方面，六淫又往往是致病因素的载体，能够把相应的致病因素带入体内，典籍中常常见到的风邪客于表、寒邪客于内的"客"字，就是能够把致病因素带入体内的意思。此外，外来致病因素中还有一种特殊的类型，这就是"疫疠之气"，所导致的疾病类型就是"温病"或"瘟疫"，同样，"疫疠之气"也不是单一的，而是多种具有"皆相染易"特征致病因素的统称，同样是在逢其时过度或非其时反作等异常环境条件下引致疾病。可见，中医学在研究六淫致病时，并不单纯把单一或具体的致病因素作为重点，而是把研究的重点放在了这些致病因素之所以引发疾病的环境条件方面来，这些环境条件是可以进行定性定量分析的，因此，观察分析这些环境条件的异常变化就成为研究和创新的切入点。

六淫致病不仅需要特定的外部环境条件，更需要相应的体内环境条件，即使是疫疠之气发作之际，也仅仅是易感人群容易患病，但并不是所有人都必然会患病的，可见体内环境在其中具有重要作用，构成这一体内环境的要素是体内精气及其相互联系等，能否发病取决于体外环境要素和体内环境要素之间的关系正常与否，或者主要是体外环境的剧变是否超越了体内环境要素的适应范围，因此，围绕体内外环境要素及其相互关系进行观察分析，据此判定不同人体或人群的体内环境要素对体外环境剧变的适应阈值，就是研究和创新的切入点所在。

### 三、精气的联系和运动失常导致的失调与脱节

人体内部存在着一个巨大而复杂的精气物质系统，这些精气物质每时每刻都在进行着复杂的气化运动，这种气化运动不仅在单一个体精气内部自主发生，而且主要是所有关联性精气之间同步协调运动，正是这样才构成了复杂的人体，才能支持和维护复杂的生命活动。从人体精气物质谱系分析，包括精气一元层级、阴阳二气层级、三大来源层级、四大功能层级、营卫宗元层级、五脏族群层级、气血津液层级、多元功能层级、无限可分层级等，构成了一幅完整而复杂的精气物质谱系图。同时，我们在得到这个精气物质图谱的基础上，能够进一步分析精气运行分布路线图，这就是以五脏精气为焦点，形成五脏精气与六腑、五脏精气与奇恒之腑、五脏精气与皮毛筋肉、五脏精气与四肢百骸、五脏精气与五官九窍、五脏精气与外华部位等交互相汇的网状体系，通过精气物质谱和精气运行图形成了精气之间的普遍联系，产生着错综复杂的生命活动，任何一种精气物质自身的量值不足或活性衰弱、任何一组精气之间相互联系的失调与脱节，都属于精气及其运动变化的异常，就可以引起疾病。其中，精气的量值不足或活性衰弱所导致的疾病就是我们所说的虚证，精气之间关系的失调与脱节所导致的疾病就是常见的气机失调之证，包括气郁、气滞、气逆以及由此引发的瘀血、痰饮、食积、湿阻、水肿等证，而瘀血、痰饮、食积、湿阻、水肿等又可以进一步干扰或阻断精气之间的联系导致气化失常，成为新的致病因素。因此，研究和创新的切入点就是围绕各种虚损表现和气郁、气滞、气逆、瘀血、痰饮、食积、湿阻、水肿等异常变化，对相应的精气物质及其关联性异常变化进行观察分析，从而对客观的发病机制和规律做出分析判断。

除此之外，精气的量值不足、活性衰弱、相互关系的失调与脱节，不仅自身能够直接导致疾病，而且还是六淫致病的重要条件，因此，观察分析体内精气对体外环境剧变的适应性，依然是研究创新的切入点所在。

### 四、准确把握中医学病因与发病的科学原理

三年来的新冠疫情防控，中西医学都承担了各自的重大使命，都发挥了各自的重要作用，从而启发我们用全新的视角重新审视中西医学各自的优势和特点，从而对中医学的科学原理进行解读和把握。众所周知，现代医学抗击传染病的最有效措施是针对性地杀灭或抑制病原微生物，但在 SARS 和新冠感染等新型传染病发生和肆虐之时，人们在早期尚不知道是何种微生物致病，不可能提前做好相应的防治技术准备，当人们锁定致病微生物之后，研制开发相应的疫苗或药物，都需要一定的时间，更重要的是，微生物的快速变异及新型微生物的发现，在很大程度上使医学界处于一种被动状态。这就需要我们思考一个问题，除去杀灭和抑制病原微生物之外，我们是不是还可能有其他的选择，同时，病原微生物侵入人体后，并不是直接夺去生命，而是通过引发人体一系列病理损伤而危害生命，即使我们成功杀灭和抑制病原微生物，其引起的足以危害生命的病理损伤如何修复，抗病毒药物显然没有这方面的作用。合理的解释是，只能依靠人体的自我抵抗、自我减缓、自我阻断、自我逆转而发挥作用，当病理损伤的程度远远超过人体的自我修复能力时，就会严

重危及生命。医学的使命应当是有效地增强人体的抵抗和修复能力，减轻和缩短病因与人体相持的程度和时间，加速疾病的痊愈。中医药防治疾病并能够取得良好效果的原因，就是不以单纯消灭病原体为目的，也不是被动地等待人体的自我修复，而是自始至终把增强人体抗病能力作为核心和关键，高度注重人体抗病能力与治疗措施的协同一致，具有主动性、系统性优势。

（一）中西医学视域下病因定义的差异

我们所处的医学科学环境，是高度以西方医学定义为主导路径的语言环境，人们习惯地形成了一种潜意识，即同一词汇表征着同一语义或同一内涵。事实却不是这样，百余年来大量的外来医学词汇并不是直译或音译，而是在国人的传统词汇特别是中医药经典词汇中寻找翻译者自认为相近或相同的词汇进行表征，五脏器官名称是这样，病因学这一词汇的翻译也是这样，严重混淆了中西医学视域下病因一词的内在差异，将病原体混同于中医学所研究的病因体系，从而针对中医药不单纯追求杀灭和抑制病原体而质疑中医的科学原理，这是我们在认识和解读中医药关于疾病发生发展机制时需要首先说清楚讲明白的问题。

首先，中医学所研究的风、寒、暑、湿、燥、火等外感六淫，在很大程度上并不是单一病原体，而是病原体能够引起疾病的环境条件及人体在这些环境条件下的反应能力。这里所说的环境条件，包括空气、水环境、气候环境、光电磁波环境、人文环境等与人类生产生活密切相关的各种条件。各种环境要素形成了错综复杂的状态，凡是有利于人体健康的要素集就是正环境能量因素，反之则为负环境能量因素。而负环境能量因素就是引发病原体滋生、变异、致病力增强并且降低人体抵抗能力的综合环境因素，中医的病因学正是研究人体内外环境及其发病趋势的。

中医药的病因学研究，更大程度上是"审证求因"或"辨证求因"。也就是说，即使病原体已经存在，但人体尚未发病之时，中医学将其纳入"条件病因"范畴，采取的是针对多数人或特定群体的防治措施，也就是属于"治未病"阶段。当病原体侵入人体并引起疾病之时，就会出现多种情况。一是同样的病原体造成的病理损害是不同的，至少在轻重程度上是有明显差异的，这就说明病原体在不同的发病条件和不同的体内环境中其致病能力是不同的，在中医的视野中，它就不能按照简单的单一病因判定。二是病原体侵入人体之后，其病情每时每刻都会发生变化，依靠单一病原体很难作出合理的解释，而在中医的视野中，每一步病情变化都可能是病因病机的变化，要不然就不应该出现不同的病情。三是病原体侵入人体后，对人体造成伤害的已不单纯是病原体本身，而是病原体与人体反应产生的病理产物的多重作用。以新冠感染为例，疾病加重甚至危及生命的直接原因，往往已经不是新冠病毒本身，而是疾病过程中所发生的渗出、水肿、充血、变性、坏死等，离开了这些病理损伤和病理产物而去单纯纠结于单一病原体，是不能反映疾病的本质和规律的。更重要的是，这三种情形在同一疾病发生、发展中所出现的临床表现是不同的，紧紧锁定临床表现的不同而得出不同的病因病机判断及制定不同的临床治疗措施，这一点中医和西医没有本质上的区别，只不过中医更注重以临床价值为导向的诊断治疗，表现在病因学研究中，就是我们常说的"辨证求因"。辨证求因是中医探究病因病机的主要方法，有人将其视为一种逆向的逻辑思维，但我们认为这种认识并不很准确，辨证求因事实上是逆向、多向、综合思维的产物，是基于科学发现的另一种独特的逻辑体系。"辨证求因"的"因"既包括了病因，同时又蕴含了病因与机体的相互作用，即疾病发生、发展与变化的规律，其联系性、动态性、系统性优势是一般性病因研究所不能比拟的。中医在认识各种重大疑难疾病中，始终把"人"的反应、生命的反应作为重要依据，而不是单纯地"随着原始病原体起舞"，是把病原体、人、疾病、生命等作为统一体进行综合考量，准确而动态地锁定侵害人体、引起疾病、干扰生命的"变量"，从而做出不同的病因病机的综合性判断，其在理论和实践中更具有科学性和可靠性。

### （二）"炎症因子风暴"的救治实践及其对现代病因学理论的启示

在惊心动魄的新冠疫情暴发阶段，最令人难以忘记的是"炎症风暴"，其作为医学专有名词反复出现在了公众面前。炎症风暴又称为细胞因子风暴，这一概念的提出虽然只有 20 多年的时间，但已经在多种新型传染病的发生、发展中受到了广泛的关注。一般认为，人体在受到突发而剧烈的创伤或者感染后，其免疫系统被激活，从生物的本能而言，旨在通过诱发炎症反应以清除创伤或感染对人体的损害，在这一过程中，刺激源诱导免疫细胞产生了一系列多肽类物质——细胞因子，形成了炎症风暴，使得机体的各项组织功能发生严重的病理学改变，组织器官受到严重损伤，并且可以危及生命。特别是在机体对新型病原体毫无认知识别的情况下，免疫系统被过度激发，调控失衡，细胞因子过量增加，成为新的致病因素，从而引起多器官功能衰竭，进入这一病理阶段之时，致病因素的重点已经不单纯是原始病原体，而是超量增加的细胞因子或相应的病理产物。我们注意到多数的救治中并没有被动地围绕新冠病毒本身开展工作，而是分别采取抗感染药物、糖皮质激素、营养支持、人工通气辅助、体外膜氧合等联合治疗措施。可见，即使在现代医学视野中，对待类似新冠感染这样的人类从未接触过的新型传染病，也并没有简单拘泥于病毒致病一途，而是超越病原体而紧紧锁定病理改变和病理产物的次生致病因素，只不过现代医学的病因学理论主要针对原发病因或一级病因，并没有把病理产物等次生病因或二级、三级病因纳入病因学理论范畴，而是将其作为病理学的研究内容，社会公众对病理产物等次生病因以及二级、三级病因知之甚少。而现实情况则是，多器官功能衰竭的病因主要是多种炎症因子，而已经不再单纯是一级病因即新冠病毒，中医学的病因理论则是一级、二级、三级等连锁性致病因素的综合性表征，这正是中医药病因理论的核心所在。

中医学虽然没有"炎症风暴"或"细胞因子风暴"之类的概念，但在临证实践中，始终坚持以真实世界研究为主导，坚持以临床表现为依据，坚持以临床价值为追求，一切从临床中来，到临床中去，奇迹般地在炎症风暴的救治中没有缺席，而且还产生了良好的效果。新冠感染患者早期主要表现为寒湿内侵证或湿邪阻滞证，随着疾病发展，湿邪郁而化热，进展为湿毒闭肺证，有些则通过五行生克制化关系转化为肝胆湿热证，危重症则以内闭外脱、气阴两伤证居多。我们可将其病邪传变和病机演化过程概括为疫毒闭阻、正盛邪实、内闭外脱，病因病机涉及"湿、热、毒、虚、瘀"等多个环节，而"湿、热、毒、虚、瘀"作为病因被准确认知和把握，并不是通过体外检测或动物模型而实现的，而是从疾病的临床表现和病程发展转归变化而判定的，进一步又通过基于辨证的理法方药的疗效得到确认，这就是基于真实世界临床价值"审证求因""辨证求因"的原理所在。

## 第四节　科学解读中医药优势技术原理之"正"

### 一、四诊技术的科学原理

中医学对生命信息的采集，坚持"有诸内必形诸外"的理念，注重从患者的体感、体表和形体等外在要素的采集与分析（事实上现代医学也是将主诉、病史和视触叩听等作为疾病诊断的首要前提的），在以《黄帝内经》为代表的系统性经典理论形成之前，医学先贤探索生命研究疾病的重要手段很早就聚焦于体感、体表和形体信息，从而形成了望闻问切四诊技术体系，医缓、医和、扁鹊等都是这一技术体系的探路人和奠基者，《黄帝内经》正是在前人探索的基础上进一步将其系统化和理论化，至今依然是中医诊疗技术体系的首要内容。

在望诊方法中，望面和望舌是重要内容，其中面部望诊包括面部神色中的色泽、神态、神情、面形、面容等，望舌又包括望舌质和望舌苔，而舌质望诊的要素主要有舌神、舌色、舌形、舌态等；舌苔望诊的要素主要有苔质、苔色等。中医在长期的医疗实践中发现，人体精气的平秘守序以及各种失调、失衡、失序、失控等紊乱状态，总是能够通过面部和舌部反映出来，无论是平秘守序在正常范围的动态变化，还是失调、失衡、失序、失控等紊乱状态的不同，其在面部和舌部的表现也不同，因此，面部和舌质舌苔各要素的表现及其变化，代表了不同体内物质的内在变化和疾病发生发展的不同性质、程度和阶段，中医学正是把这些要素的表现及其变化与其相应的内在机制联系起来，从而对健康状况以及疾病发生发展的不同性质、程度和阶段做出综合性分析研判。

闻诊包括听声音和辨气味两个方面。听声音主要是辨别语音，语音虽然主要是咽喉部气流运动所发出的嗓音在胸腔、口腔、鼻腔、脑腔的共同作用下的表现形式，但在中医学的视野中，声音的产生及其变化，同样是体内精气物质作用的结果，如肺之精气物质对呼吸的支持和调控、心之精气物质对舌体运动的支持和调控、脾之精气物质对体内精气化生的支持和调控、肝之精气物质对体内气机舒畅的支持和调控、肾之精气物质对天地清气下纳的支持和调控等，都是声音产生并维持正常的基础所在，可见，语音的产生和变化同样是五脏精气综合作用的结果，五脏精气的平秘守序及其失调、失衡、失序、失控等紊乱状态的不同，常常会通过语音表达的正常与否表现出来。对于语音的闻诊，不仅要观察语音的高低、强弱、清浊、缓急等要素，而且要观察其言语的自然性、顺畅性、流利性、清晰性等情况，不仅要观察包括微弱、断续、急促、重浊、嘶哑、呻吟、惊呼等属于声音范围的异常状态，而且要观察包括谵语、郑声、错语、妄言、謇涩等属于语言范围的异常状态，进而对相应的病机变化做出分析判断。除语音外，围绕声音的闻诊还包括呼吸声、咳嗽声、呕吐声、呃逆声、嗳气声、喷嚏声等正常或疾病状态下所发出的声音，都是精气平秘守序及其失调、失衡、失序、失控等紊乱状态的外在反映，通过对其分析观察能够对健康状况和疾病情况做出分析判断。闻诊的另一个方面是辨气味，除常见的呼吸气味和体味（汗味）之外，还包括特殊物体如痰液、涕液、呕吐物、排泄物等所呈现出的气味，通过对这些气味的观察，对疾病变化进行分析研判。

无论是中医还是西医，问诊都是了解病情的重要途径，西医的问诊要素包括在主诉、现病史、既往史、个人史（含过敏史）、家族史等范围内，中医的问诊则非常广泛而详细，主要询问患者的自觉症状、演变过程、影响条件、痛苦程度等，同时，上述情况在医生操作性检查过程中的变化，也是问诊的重要内容。明代张景岳、清代陈修园都曾把问诊的主要内容编写成"十问歌"，目前比较通用的是原卫生部中医司《中医病案书写格式与要求》改编的内容，即"问诊首当问一般，一般问清问有关，一问寒热二问汗，三问头身四问便，五问饮食六问胸，七聋八渴俱当辨，九问旧病十问因，再将诊疗经过参，个人家族当问遍，妇女经带病胎产，小儿传染接种史，痧痘惊疳嗜食偏"。其是对于人体精气的平秘守序和失调、失衡、失序、失控等紊乱状态，患者的体感和过程的演变是最为直接、最为客观信息来源，也是对健康和疾病状态进行研判的可靠指标。

中医学四诊中最具特色的是脉诊，其是中医学的特有方法和优势技术，在一定程度上又可以说是中医学的标志性和品牌性技术。由于血液是精气存在和运行的一种特殊方式，五脏精气阴阳均可行于脉中到达全身，因此除心主血脉之外，肺朝百脉、脾主运化和统血、肝主疏泄和藏血、肾精化血等，五脏精气阴阳均在气血运行和脉象形成过程中各自发挥着重要作用，而脉象的正常与否同时也反映着五脏精气阴阳及其运动变化的正常与否。由于血液运行于血脉之中，血脉又是具有柔韧弹性和自主运动的奇恒之腑，探察分析血脉的跳动情况能够感知血液运行进一步分析五脏精气运动情况，而由于寸口脉最为表浅，容易探察和把握，因此，最常见的是寸口脉诊法，观察脉象主要包括脉动的深浅、次数、节律、粗细、长短、力量、张力、流利度等技术要素，同时，脉象集中反映着原动力（心之大主），奇恒之腑（血脉自身的精气物质属性和运动状态），血流的流量、流速、流态及其所承载的五脏精气物质的属性和运动状态，也就是具有推动性作用的心之精气阴阳，具有构造性和能量性作用的血中精气阴阳，具有流动性、运载性作用的血中津液，具有统摄性、调控性作用的血脉精气阴阳各自物质属性以及相互联系和运动变化的综合结果，这正是通过脉诊探查精气平秘守序及其失调、失衡、失序、失控等紊乱状态的原理所在。

中医学的四诊技术，是中医人在长期的临床实践中探索、观察、体验、总结、提炼而形成的，望闻问切四种技术地位和作用相等，不存在孰主孰次、孰重孰轻的问题，更重要的是，四种技术需要综合应用，不能用一种代替四种，这就是所谓的四诊合参，只有四诊合参采集到的生命信息和疾病信息才是完整而可靠的，仅仅依靠其中的一种往往会造成信息采集的片面、偏离或失真，进而造成误诊。

## 二、辨证论治的科学原理

辨证，是更具有中医学特点和优势的标志性品牌性概念，按照现行主流教科书的说法，所谓"辨证"就是对四诊收集到的所有病情资料（数据）进行分析、归纳、判断，进而做出以证候名称为诊断结论的综合性系统化思维过程，在这一过程中，证候是中医学特有的一个关键性词汇，一般的构成要件常常会包括病情累及的精气族群、疾病性质和发病机制等，同时也是对各种临床表现的统领性概括。在没有进行辨证之前，这些临床表现可能是散在的，不关联的，经过辨证之后就成为证候群，常常按照不同精气族群的运行、分布、功能及不同病邪与相应精气族群的趋向性及亲和性形成规律性组合，如肝胆湿热证，病情所累及的是肝之精气族群，随表里关系涉及胆，病机是湿热阻滞，其表现的规律性组合主要有胁肋胀痛、发热、厌食、腹胀、口苦、身黄、舌红苔黄腻、脉弦数等。需要指出的是，中医学之所以做出这样的分析和判定，并不是凭空而生的，而是根据五脏精气族群与全身不同部位的统合隶属关系以及不同病邪的作用倾向而决定的，更是历代医家对无穷多的疾病表现及其规律提炼总结而形成的，只不过作为农耕文明和手工业文明的产物，这种提炼总结过程尚未形成数理统计之类的公式或方程，同时，全部由人脑实现而尚未借助其他工具或技术手段，是由感官和人脑共同进行的原始性数据处理。

中医学的核心技术是辨证论治，其中，"辨"仅仅是对疾病的分析判定，只有"治"才是对疾病的主动干预和调控，是疾病诊疗的最后一个重要环节，主要体现在理法方药四个方面。这里的"理"除包括之前讨论的发病机理之外，还包括治法原理、组方原理、用药原理等内容。

治法是针对某一具体病证的治疗方法，常常根据疾病的虚实缓急而制定，有时针对主要病因病机，如清热泻火、疏肝健脾等，有时针对疾病的主要症状，如润肠通便、消肿止痛等，有时针对同时出现的多种病因病机，如疏风散寒、行气化瘀等，有些情况下，疾病的发生发展和临床表现错综复杂，需要多种治法同时使用，如行气活血加消肿止痛、滋补肝肾加养血明目等。总之，疾病的复杂程度决定了治法的多种多样。

组方是联合用药的最主要方式，中医学从《黄帝内经》开始，就始终重视联合用药，经历千年创立了无数的经典名方，更重要的是，形成了七情配伍和君臣佐使等丰富的配伍理论。所谓"七情配伍"，除单行是指单味药治疗单一病证之外，其余主要是根据药物的属性和两两配伍后的结果而提出的，其中，相须是指两两配伍后各自均能增强对方的功效；相使是指两两配伍后形成主导和辅助关系，辅助者能够增强主导者的作用；相畏是指两两配伍后一方能够抑制或降低另一方的毒副作用；相杀是相畏的升级版，是指两两配伍后一方能彻底消除另一方的毒副作用；相恶是指两两配伍后一方能降低另一方的功效，是一种不利现象；相反则是指两两配伍后产生或相互助长相应的毒副作用。在七情配伍理论的基础上，中医学还发展了多药配伍的组方模式，主要依据的是"君臣佐使"理论，其中，君药是指在处方中主要针对主证或主病起主要治疗作用的药物，臣药是指辅助君药加强治疗主病和主症的药物，佐药包括佐助、佐制和反佐三类，佐助药是用于治疗次要兼证的药物，佐制药是用以消除或减缓君药、臣药的毒性或烈性的药物，反佐药是根据病情需要，使用与君药药性相反而又能在治疗中起相成作用的药物，使药包括引经药、调和药两类，引经药是引导方中诸药直达病所的药物，调和药是具有调和诸药作用的药物。此外，中医学还对组方之后所选取的剂型及给药途径和方法具有复杂的要求。

药物是中医学治疗疾病的主要方法，也是联合用药的主要物质，其在联合用药中的作用，取决于自身所具有的基本药性，包括四气（寒热温凉）、五味（酸苦甘辛咸）、作用趋势（升降浮沉）等主要属性。此外，为了增强有效性、保障安全性、提高方向性，中医学还创立了针对不同药物的加工炮制、先煎后下、文火武火、单煎包煎、另煎烊化等一系列炮制和煎药方法。

## 三、养生技术的科学原理

所谓"亚健康状态"，尚未见到一个权威性的准确解释，一般认为，亚健康首先是不健康，一定存在着这样那样的不适应、不耐受、不灵敏、不舒服的现象，而且在一定程度上是持续存在或反复发生的，同时亚健康又很难诊断为具体的疾病，或者说尚未达到足以诊断为具体疾病的程度，因而也不能用治疗疾病的方法对其进行调整，是介乎于疾病和健康之间的一种特殊形态。有关文献资料中关于亚健康的主要特征包括：一是身心上不适应的感觉所反映出来的种种症状，如疲劳、虚弱、情绪改变等，其状况在相当时期内难以明确；二是与年龄不相适应的组织结构或生理功能减退所致的各种虚弱表现；三是微生态失衡状态；四是与某些疾病的病前生理病理学改变相类似的表现。亚健康的表现多种多样，躯体方面可表现为疲乏无力、肌肉及关节酸痛、头昏头痛、心悸胸闷、睡眠紊乱、食欲不振、脘腹不适、便溏便秘、性功能减退、怕冷怕热、易于感冒、眼部干涩等；心理方面可表现为情绪低落、心烦意乱、焦躁不安、急躁易怒、恐惧胆怯、记忆力下降、注意力不能集中、精力不足、反应迟钝等；社会交往方面可表现为不能较好地承担相应的社会角色，工作、学习困难，不能正常地处理好人际关系、家庭关系，难以进行正常的社会交往等。根据亚健康状态的具体表现，可将其分为以疲劳，或睡眠紊乱，或疼痛等躯体症状表现为主类；以郁郁寡欢，或焦躁不安，急躁易怒，或恐惧胆怯，或短期记忆力下降，注意力不能集中等精神心理症状表现为主类；以人际交往频率减低，或人际关系紧张等社会适应能力下降表现为主类。上述三类中的任何一类持续存在3个月以上，并且经系统检查排除可能的疾病者，可分别被判断为处于躯体亚健康、心理亚健康、社会交往亚健康状态。现实生活中上述三种亚健康表现常常相兼出现。更重要的是，由于难以诊断具体疾病，难以用治病的方法对其提供帮助，许多情况下这类人群常处于无助、无奈的困境中，有人甚至会走上极端。

中医学在养生调摄方面有着独特的理论和丰富的经验，特别是在敬畏生命、注重健康、天人相应、道法自然思想的指导下，高度重视精气阴阳在维护和支持生命和健康中的地位和作用，高度重视精气间相互联系和持续运动在维护和支持生命和健康中的地位和作用，高度重视顺应四时寒温在维护和支持生命和健康中的地位和作用，形成了包括天人相应和道法自然、身心合一和形神同养、动静结合和阴阳平衡、摄养精气与脾肾为先等一系列指导养生的基本法则，创立了精神养生、饮食养生、起居养生、情欲养生、药物和针灸养生等行之有效的养生方法。

随着公众对健康的追求越来越强烈，对养生方法和产品的需求也越来越迫切，一是随着关于体质状态和体质水平检验检测技术的提升，人们对自身健康状态的认知和掌握越来越明确，对体质养生方法和产品的需求日趋旺盛；二是随着生产生活节奏的加快和激烈竞争不断增加的压力，某些特定人群出现特定的亚健康状态，如创业领袖的过度疲劳状态、职场女性的反复失眠状态、学龄儿童的厌学厌考记忆不佳状态、孕期和哺乳期女性的营养物质相对不足等，对群体养生方法和产品的需求日趋旺盛；三是随着气候改变和人们生活水平的提高，对顺应四时精气阴阳变化之类的时令养生方法和产品的需求日趋旺盛。因此不失时机地创新养生方法、开发养生产品就成为养生技术研究创新的重要话题。

### 四、特色炮制的科学原理

火制是中药炮制最常用的方法之一，其核心是加热，使药物在不同的温度条件下呈现出与患者病情高度适应的药性，并降低或消除其偏性和毒性，火制包括了单纯火制和添加辅料火制两种情形，最常用的有炒制、焙制、煨制、煅制等。

炒制就是将药物经过净选、修制、切制、干燥后，置于特定器皿内用火加热，并不断翻炒至需要的程度的方法。由于药物质地有差异，药性有区别，临床需求各有不同，所以在炒制中关注的要素很多，最主要的是根据质地和需求决定切制的规格，根据炮制的目的确定火力火候，根据药物的属性选择不同的器皿，根据药性的不同选用不同的辅料，因而也就有了用砂锅而忌铁器、文火武火各取所宜、清炒、醋炒、麸炒、蜜炙等不同讲究，所谓"制药贵在适中"就是此意。

不加辅料的炒制就是清炒，其特点是在控制火候、优化器皿、受热均匀的基础上，讲究不同的炒制时间和温度，形成了微炒、炒黄、炒爆、炒焦、炒炭等多种形式。所谓微炒就是炒干即可，用现代的观点看主要是矫味和灭酶，类似于制茶中的杀青；第二种类型是炒黄、炒爆，就是用文火加热，将药物炒至外表颜色微黄，或比原药颜色加深，并透出固有气味，或炒至药物有爆响声，表皮炸裂，质地酥松，其目的是增强健脾和胃的功能，易于煎出有效成分；炒焦则是以武火为主，加热程度比炒黄要高，炒至外表焦黄色或焦褐色，内部淡黄，并有焦香气味，使其减少对胃肠道的刺激，有利于消化吸收；炒炭就是将药物炒至外表焦黑，部分炭化，里面焦黄，仍存有一定原来的气味，炒制温度高，炒制时间长，大部分药物内在成分的理化性质发生了一定的变化，生成了以碳素为主的新的成分，临床上多用于止血，但需注意的是炒炭并非全部碳化，是需要保留一定的原有物质的，即所谓"炒炭存性"。在应用辅料炒制中，辅料包括固体辅料和液体辅料。常用的固体辅料炒制有麸炒、砂炒、米炒、滑石粉炒、蛤粉炒、灶心土炒等。麸炒就是用蜜炙过的麦麸拌炒药物，通过药物与麸皮共同加热，除去药物的部分油分，减低偏性或借麸皮在加热过程中放出的香气以矫正药物的不良气味，并通过蜜炙麸皮使药物与蜂蜜发生作用，缓和药性，且能增强健脾和胃的作用，一般流程是，先将锅具烧热，放入蜜炙麸皮，待黄白色烟冒出时，投入药料，不断翻炒，炒至药物呈黄色且均匀一致时取出，筛去麸皮，待冷收藏。砂炒就是用黄砂作为辅料与药物共同加热的方法，旨在使药物均匀受热，使其酥脆易碎，有效成分易于煎出、减低毒性、缓和药性以及便于除毛、去壳。一般流程是取粒度均匀的黄砂，洗净晒干，置锅内，炒至轻松容易翻动时，加少许食油同炒，待砂和油炒匀后，投入药料，火力宜温和，炒至药物表面略有加深，质地膨大、松疏，加食油意在使黄砂表面光滑，药物受热均匀，黄砂可重复使用。米炒就是将药物与大米混合共同加热的方法，米炒的目的是利用大米的润燥和滋养作用，增强药物的健胃作用，减低药物的毒性，同时米的香气和表面变化也是药物是否达到炒制标准的参考指标，一般流程是，先将锅具烧热，将浸湿的大米平贴于锅体内侧，加热至大米冒烟时投入药料，轻轻翻动，炒至大米呈焦黄色取出，去除大米即得。滑石粉炒就是将药物与滑石粉共同加热的方法，其目的主要是使药物酥脆易碎，便于制剂和服用，从而增强疗效，一般流程是，先将滑石粉放锅内，加热至滑石粉轻松且容易翻动时，投入药料，一般以滑石粉能淹没药料为宜，炒至药物形体膨胀、松疏即可，由于滑石粉粒度极细，受热传热慢，能使药物受热缓慢、温和且均匀。蛤粉炒就是将药物与蛤粉共同加热的方法，其目的是使药物酥脆易碎，易于煎出有效成分，增强疗效，一般流程是，先将蛤粉放锅内，加热至蛤粉轻松易翻动时投入药料，一般以蛤粉能淹没药料为宜，炒至药物形体发生变化，内部尚未炒焦时取出，筛去蛤粉即可，蛤粉可以重复使用，但当其变成灰色时则应更换，蛤粉的粒度与滑石粉相近，同样能使药物受热缓慢而均匀。灶心土炒就是将药物与灶心土共同加热的方法，灶心土自身经过多次烧炼，减少了一些杂质且改变了其酸碱属性，其主要目的是和胃健脾，与目标药物有一定的协同作用，且由于灶心土与滑石粉、蛤粉的粒度相近，有使药物受热缓慢均匀的优点，一般流程是将碾细的灶心土置锅具内炒热，加入药物，以灶心土能淹没药物为度，翻炒至药物表面微显焦黄色并放出焦香气味即可取出，筛去灶心土，冷后收藏。液体辅料炒制与固体辅料炒制最大的区别是，液体辅料能渗透入药物内部，经加热后与药物共同发生一些物质交换和物质演变，在协同作用或定向制约方面更有优势，其目的是起到解毒、矫味、矫臭，增强疗效，缓和药性，便于制剂和有效成分易于溶出等作用，常用的液体辅料有蜂蜜、盐水、醋、酒及姜汁等。蜜炙就是将药物用蜂蜜拌炒，其优点是能在补脾润肺方面使蜂蜜与药物起到协同作用，增强疗效，且能解毒矫味，缓和药性，一般的操作流程是，将锅具洗净烧热后，放入蜂蜜，炼沸以后，投入药物，小火拌炒至药物互相黏结或粘锅时，喷洒少量清水，使其吸收，炒至药物呈金黄色，取出摊冷至不粘连为宜，密闭封藏。盐水炒就是用盐水拌炒药物的方法，其目的是利用咸能入肾的特点，与补肾、固精、利水等药物互相协同，增强药物下行入肾的作用，一般流程是将食盐用水溶化，喷洒在药物表面，拌匀，稍闷，使其渗入药物内部，置锅中温火加热，炒干取出放冷即可。酒炒就是将药物用酒料炒制的方法，其优点是既能借助酒之作用引药上行，又能借助其穿透力增强活血通络之功，还能借助酒之温热之性制约药物寒性，更能通过酒料的溶媒作用，使一些难溶于水的物质先行析出于酒中并与药物共存，煎煮时更容易溶出，一般流程是将酒料喷洒在药物表面，拌匀，稍焖至酒能渗入，放在锅具内，用文火炒干取出，摊冷收藏即可。醋炒就是将药物用食醋拌炒的方法，其优点是减低药物毒性，增强散瘀止痛并具矫味作用，且有引药入肝之功，一般流程是将食醋喷洒在药物上面，拌匀，待醋渗入，投入锅具内，用文火炒干取出，摊冷收藏即可。姜汁炒就是将药物用生姜汁拌炒的方法，其优点是借助生姜辛温散寒止呕的作用，增强目标药物散寒除满，降逆止呕的功效，而且生姜自身的解毒作用也在一定程度上可以制约药物的毒性，一般流程是，将新鲜生姜洗净、捣碎，加水绞汁，喷洒在药物表面，拌匀，稍闷，使其渗入，置锅具中文火加热，炒干取出即可。

火制的另外一种方法是烘焙法，其中传统的烘制类似于烤制，就是直接将药物置于近火处予以烘热，使水分缓慢蒸发成为干品，目前已由烘箱乃至干燥室代替，焙制则是将药物置于锅具内侧，文火加热，适时翻动，焙至药物颜色加深，质地酥脆为度，烘焙实际上就是一种干燥方式，其优点是能使药物酥脆，便于粉碎，易于入药，有时也可根据药物颜色变化进行质量鉴定。

煨制法就是将药物用其他物质（湿纸、湿面、湿麸皮、湿滑石粉或这些物质共用等）包裹后，置入热灰、热滑石粉中煨烫的方法，其目的主要是去除药物的油性使其作用和缓，一般流程是将药材制成适宜黏挂粉末形态加水湿润，摇具内置滑石粉或面粉，将药物置于其中反复摇晃，使之黏挂，阴晾七成干，另将滑石粉或蛤粉炒热，将黏挂外皮的药物埋于热粉中煨烫至外皮显焦黄火色，透香气取出后，筛除滑石粉，摊晾至冷，剥去外皮即可。另有一种隔纸煨法，就是将药物浸湿平铺于吸油的草纸上，间隔平铺数层后压紧，置炉火上或烘干室内烘煨至油质渗于草纸上，干燥后除去草纸即可。

煅制法就是将药物直接或间接高温加热的方法，其目的是减少药物刺激性，改善药物的性能，增强疗效，缓和药性，使质地酥松易碎，易于煎出有效成分，煅制的温度一般在 $300 \sim 700^{\circ}\mathrm{C}$，其中，明煅就是将药物直接放入锅具内煅烧，至水分完全逸出，无气体放出，药物全部呈酥松或干燥的状态，取出摊冷即可；盖煅就是将药物放在炉火中加盖煅烧，至药物呈现一定的色泽变化，取出摊冷，或趁热喷洒不同液体辅料，冷后收藏；煅淬就是将煅透的药物立即置于低温液体中进行淬制，是煅制与淬制相结合的方法，其目的是使坚硬的药物经过高热骤冷，促使疏松崩解，易于粉碎，以便煎出有效成分，并利用不同的液体辅料缓和药性，且与药物起到协同作用，以增强疗效，常用液体辅料有醋、酒、药汁、水等；暗煅就是在高温缺氧环境下使药物炭化，其目的是对一些需要制炭但易于灰化的药物制炭，将药物置于两个对扣的锅具内，用盐泥或赤石脂泥封口，预留小孔，顶部扣压重物，置炉火上煅烧，至小孔无烟时离火即可。

　　相对于火制技术，炮制中的水制的目的则要单纯一些，主要是围绕净制、软化和去除矿物药中的水溶性杂质而设计的，常用的水制法有淘、洗、浸、润、漂、水飞等。

　　淘制主要用于粒径较小的种子类药材，由于药材来源于野外或大田，不同程度地附着有泥土、沙粒等，有必要对其进行专门的淘洗，对于以泥土为主要附着物的药材，需要将药材放置于竹编筐具中，整体再置于清水中，反复搅动，洗去泥土和可悬浮的杂物，滤水晒干即可；对于以砂粒为主要杂质的药材，同样操作，但重在将砂粒沉淀，便于分离；对于根茎类药材可以直接用水冲洗，但应区别质地，质地疏松者应快冲快洗，以避免水溶性物质流失，质地致密者可正常冲洗，以去除泥土等杂质为度；在规模化种植情况下，许多药材为避免霉变需要尽快干燥，切制前再行浸润，浸润需要一定的时间，总体以便于切制为宜，对于动物甲骨以各部位便于分离为度，有些药材需要加入特定的辅料泡洗或浸润，一者为了加速净洗，二者意在使辅料与药材互相作用，在一定程度上突出疗效，如加盐、醋洗、酒洗等，加盐可突出引药下行入肾之功，醋洗有利于软坚散结，酒洗可增强活血化瘀功效；对于某些人工操作不易去除非药用部位或含有水溶性毒性物质的药材，可采用漂洗法，一者通过浮力作用使质地不同的部位分离，二者通过水解使一部分水溶性毒性物质得到去除；对于质地疏松的全草入药的药材，则可采用淋洗法，通过冲淋去除泥土之后干燥即可。

　　水制方法中比较特殊的是水飞，这在传统炮制法中是制备极细粉末的主要途径，多数用于矿物类或动物甲骨类等贵细药材的制备，一般操作流程是，先将药材粉碎至粗粉，反复过筛直至全部形成可研磨粒径，加水研磨，研磨至磨杵无抵触感、粉质均匀无碜粒为度，除去浮沫，置大型容器中加水搅拌后静置，使其进行悬浮分离，过滤取下部沉底部分继续研磨，直至无细粉悬起，所有混悬液合并沉淀，过滤去水晾干即得。通过反复的水中研磨，使水溶性杂质随水液排出，同时也可避免干燥环境下重力研磨造成的损耗。

　　中药炮制中相对复杂的技术是水火共制技术，包括蒸制和煮制两大类，其目的是改变药性、增强疗效、降低或消除毒性，软化药物便于切制。

　　蒸制就是利用蒸汽进行加热的方法，其中，清洗之后直接热蒸的属于清蒸，基本流程是，药物净选清洗之后，置于蒸具中，隔层之下加水蒸馏，以改变药性为主要目的者，需要将药物蒸至断面黑亮，以方便切制为目的者则蒸至药物软化即可，蒸制过程需要足够的水量，以满足较长时间的蒸发；使用不同的辅料蒸制的方法为辅料蒸，常用的辅料有醋、酒、黑豆汁等，基本流程是将辅料均匀喷洒或搅拌至药物表面，待其渗入之后进行加热蒸制，根据药物及辅料的不同，可一次蒸成，也可反复多次，最典型的是地黄、黄精等的九蒸九晒，其目的主要是改变药性，增强疗效。

　　煮制包括精提和加辅料煮两种方法，其中，精提是最常见的煮制方法，所谓精提，就是将药物置于水中进行加热，使其溶于水中，过滤冷却后取其结晶，其目的主要是去除杂质，纯净药物，有些矿物药则需要先置于密封钵罐中，隔水加热，冷却后取其结晶；加辅料煮常用的辅料有醋、豆腐等，将药物以水和醋同煮为醋煮，其目的主要是缓和药性，降低毒性，同时可使部分物质在水醋共热环境下易于分解，增强疗效，一般流程是将药物净洗后加适量食醋拌匀，加水煎煮，适时搅拌，使其受热均匀，煮至醋水基本渗入药中或大量蒸发为度；豆腐煮则是将药物净洗后适度制块，滤布包裹，放置于由豆腐挖制的槽阁内，以竹签固定豆腐，加水煮制，武火烧开后改为文火煮制，至豆腐呈蜂窝状时即可，其目的主要是降低药物的毒性，使药物质地疏松，方便制剂。

中医药应用发酵技术进行炮制具有悠久的历史，其基本流程是有效应用自然环境中的微生物，对药物进行催化分解，其目的是改变药性、降低毒性、增强疗效，其中一类为使用面粉混合发酵，如神曲、半夏曲等，另一类则是将药物直接进行发酵，如淡豆豉等。《本草纲目》中详细记载了神曲的治法，并指出这一方法起源于北魏，是辣蓼、青蒿、杏仁等多种药物加入面粉或麸皮发酵而成，具有消食化积、健脾和胃之功效，是著名的"焦三仙"的主要成员之一。同时，《本草纲目》还记载了半夏曲的制备方法，"半夏研末，以姜汁、白矾汤和作饼，楮叶包置篮中，待生黄衣，晒干用，谓之半夏曲"，目前半夏曲主要由半夏、姜汁、面粉发酵而成，目的是降低半夏的毒性，使其集中于燥湿化痰、消食导滞、降逆止呕。淡豆豉入药的时间更早，早在《伤寒论》中即有记载，《本草纲目》对淡豆豉的制备方法记载也较为详细，目前，淡豆豉主要是选取黑豆或黄豆经蒸罨发酵而成，其主要功效是解肌发表、宣郁除烦。

在中药发酵过程中，起主要作用的是微生物对药物的转化作用，参与发酵的微生物很多，主要有霉菌、酵母菌、细菌等，这些微生物在新陈代谢过程中，能够分解药物中的原有物质，同时产生许多新的物质以及相关衍生物，各种酶类就是典型的衍生物，也有非常重要的作用。发酵技术较其他物理或化学技术避免了一些辅料中有害物质的残留，理论上说，发酵炮制可以转化许多药物的活性物质结构，调整药性，有效聚焦、扩大或改变适应证，是很有发展前景的传统炮制技术。

## 第五节 科学解读中医药临证疗效机理之"正"

中医药在两千多年的传承发展中，创造了举世瞩目的成就，形成了系统完整的科学理论，创立了以辨证论治为标志的优势诊疗技术体系，在防治重大疑难病、防治重大传染病、养生保健和康复等领域具有客观公认的临床疗效。特别是经过新冠疫情防控实践，再一次将全社会对中医药有效性的认同提升到一个全新的高度，让人不禁为我国拥有中西医两种医学体系而自豪。

### 一、防治重大疑难病的显著疗效

中医药对于心律失常、心肌梗死、缺血性脑病、出血性脑病等心脑血管疾病具有多靶点、多方向治疗作用，安全性高，疗效显著[1-2]；在糖尿病及其并发症领域，黄连作为典籍中治疗消渴病要药备受关注。研究发现，黄连能够减轻胰岛素抵抗、调节全身糖脂代谢及炎症因子、控制糖尿病并发症等[3]，近年来发现，小檗碱（黄连素）可以调节血糖、改善血脂紊乱、抗氧化应激反应、调节肠道菌群等[4]，有望成为新一代降糖控糖药物；在白血病领域，中药砒霜（三氧化二砷）对急性早幼粒细胞有诱导分化作用，并使癌细胞凋亡，报告砷剂治疗复发的白血病 15 例，其中 14 例获得完全缓解[5]。

## 二、防治重大传染病的显著疗效

20 世纪 50 年代中期，石家庄地区、北京地区先后发生流行性乙型脑炎，在中医学温病理论的指导下，根据气候特点及发病情况，前者以白虎汤加味清热解毒养阴，后者以三仁汤、黄芩滑石汤、三石汤等通阳利湿的治法，均取得了满意疗效[6]。20 世纪六七十年代，以屠呦呦为代表的一大批科学家开展了抗击疟疾的科技攻关，遍查经典文献锁定青蒿为原料，受《肘后备急方》"绞取汁" 的启发，创立了青蒿嫩茎叶低温提取工艺，成功地创制了抗疟新药青蒿素，屠呦呦于 2015 年获得了诺贝尔生理学或医学奖，成为我国本土科学家获得诺贝尔奖的第一人。2003 年传染性非典型肺炎（以下简称 "非典"）期间，我国内地近六成 "非典" 患者接受了中西医结合治疗。研究结果显示：在年龄、基础疾病大致相同的情况下，中西医结合治疗组的死亡人数低于单纯西医治疗组；服用中草药预防的医护人员未出现感染病例[7]。2020 年，新冠疫情快速蔓延，我国采取中医药第一时间介入、中医与西医协同攻关、优势互补，用显著的成效充分阐释了中国诊疗方案是中医与西医共同并肩战 "疫"、共同智慧的结晶[8]。

## 三、防治放化疗等医疗性损害的显著疗效

有学者在采用复方苦参注射液治疗非小细胞肺癌（NSCLC）中发现，单纯放疗骨髓抑制发生率为 69.4%，早期放射性肺损伤发生率为 41.6%，晚期为 61.1%；联合复方苦参注射液之后，以上发生率分别降低为 30.0%、7.5% 和 25.0%。此外，复方苦参注射液还能够增加 T 淋巴细胞数量、稳定 $CD4^+/CD8^+$ 值[9]，是防治放射性损伤的有效方法。许多研究还表明，以大黄为主药的通下法在药物性肝肾损伤的防治中具有良好效果，配伍益气养血、利水消肿药物，在药物性肝肾损伤的修复中具有积极意义[10]。

## 四、中医药疗效的科学机制及其对现代治疗学的启示

现代治疗学主要包括对因治疗、对症治疗和支持疗法，对因治疗的主要代表是抗生素、维生素等，对症治疗的主要代表是降压、降糖、降脂、退热、止痛、吸痰、手术切除、放疗化疗、辅助呼吸、心脏起搏、透析疗法等，支持疗法的主要代表是补充液体、增加营养、氧气疗法等，此外虽然还有抗炎治疗，如糖皮质激素，但并没有将其确立为治疗学的一大类别，且由于其能够导致水电解质平衡紊乱和股骨头坏死等严重不良反应，成为临床使用的两难选择。在这个治疗学领域，对因治疗存在着四个方面的问题：一是许多疾病的病因不明，对因治疗无从入手；二是大多数慢性疑难病并非单一病因致病，而是多种因素综合作用的结果，

针对单一病因的治疗显然作用不大，而对多种因素的研究又未能取得确切的进展，到底是哪些因素尚未可知，对因治疗存在着明显困难；三是疾病的病因谱始终是在不断演变的，常常遇到既往不曾发现的新的致病因素，非典、新冠、中东呼吸综合征、寨卡、埃博拉、艾滋病等均属此类，发病之时往往使人类措手不及，疫苗和特效药物的研发又需要相应的周期，对因治疗常常陷于被动；四是许多病原微生物不断变异，对抗生素很容易产生耐药性和抗药性，成为对因治疗的新的障碍。对症治疗由于仅仅针对的是疾病的终极结果采取的措施，由于多种疾病发生发展的内在机制尚未明了，针对内在机制的疗法未曾建立，只能针对最终结果进行控制，难以达到根治的目的，或者容易复发，或者终身用药控制，都是一种被动的、无奈的、不得已的选择，而且长期用药或放疗化疗可能引起严重不良反应，造成新的医源性或药源性损伤，使人们容易产生畏惧心理，一些肿瘤患者之所以放弃放疗化疗就是这种畏惧心理的表现。至于支持疗法，主要是由于对因治疗仅仅控制了原发病因，对症治疗仅仅控制了疾病的最后结果，而原发病因造成疾病最后结果之间的一系列病理反应及其对人体的连锁性损伤没有专属性的控制措施，主要依靠人体的自我调节自我修复能力，这又需要一个过程，支持疗法主要就是支持人体能够坚持这个过程，但显然也是被动的，而且当这些连锁性损伤超越了人体的自我调节和自我修复能力时，目前的治疗学理论和技术就显得无能为力了。

人体生存于纷繁复杂的自然环境中，每时每刻都在与各种各样的体内外致病因素发生着联系，或者说每时每刻都在遭遇着体内外致病因素的侵扰，但是，包括人体在内的生命体经过千百万年的进化，早已形成了一个具有高度自我保护、调节和修复能力的能动性有机体。当体内外致病因素侵扰人体时，人体总是能够自主启动自我保护、自我调节和自我修复的能动机制，从而呈现出良好的防病抗病能力。虽然人类的疾病谱系千差万别，但就目前已知的病理变化和病理过程而言，大多数属于人体的保护性反应，只是由于致病因素的作用特性、作用时间和作用强度以及人体自身保护能力的差异，致病因素所引发的人体保护反应也存在着差异，有的表现为保护能力不足，保护性反应偏弱，但许多情况下则是保护机制过度被动员，保护性反应剧烈，呈现出各种疾病现象，同时产生一系列病理产物，这些病理产物又作为新的致病因素，引发连锁性病理反应。因此，我们虽然说多数病理改变具有保护性意义，但太过与不足则是疾病发生发展的关键所在，治疗学的重点应当紧紧锁定这个病理过程及其连锁性损伤，中医药治疗虽然也关注初始致病因素和疾病的后期结果，但主要靶位却重在对初始致病因素致病时及致病后的病理过程及其连锁性损伤的减缓、阻断、修复和逆转，也就是对人体自我保护机制各环节要素相互关系和保护性反应能力与强度等运动变化秩序的调节。

无论是物理的、化学的还是生物的致病因素，侵袭人体之后，第一环节就是迅速激发人体的非特异性免疫系统，使组织屏障系统（皮肤和黏膜系统、血脑屏障、胎盘屏障等）、固有免疫细胞（吞噬细胞、杀伤细胞、树突状细胞等）、固有免疫分子（补体、细胞因子、酶类物质等）等产生一系列连锁性免疫反应，一方面，淋巴细胞、巨噬细胞、中性粒细胞和嗜酸性粒细胞等迅速发挥吞噬作用，另一方面，体液中的补体、调理素、溶菌酶、干扰素、乙型溶素、吞噬细胞杀菌素等也同步被动员起来，形成致密的保护性力量。在细胞吞噬与体液物质发挥杀灭和抑制作用的同时，还会产生连续的连锁反应，包括抗体（凝集素、沉降素、抗毒素、溶解素、调理素、中和抗体、补体结合抗体等）的大量产生和集结，也包括细胞因子（淋巴因子、单核因子、生长因子、白细胞介素、集落刺激因子、肿瘤坏死因子、红细胞生成素等）的大量产生和集结，构成了完整而严密的保护性屏障。这一保护机制是与生俱来的，并且在生长发育过程中不断增强，是人体抵抗多种致病因素维护自身健康的天然机制。致病因素引发疾病的关键就是对这一机制的破坏和干扰，一方面，物理化学毒素以及微生物所产生的内毒素和外毒素，能够直接破坏外围屏障和细胞屏障，另一方面，吞噬细胞吞噬异物之后形成的残体、微生物破坏之后形成的残体、抗原与抗体相互作用形成的抗原抗体复合物、细胞因子的超常规大量聚集等，就会形成新的致病因素，即使初始致病因素被控制和消除，新产生的致病因素依然会继续造成人体的损伤，事实上，一些微生物在侵袭人体之后，在外围屏障和吞噬细胞以及体液免疫的作用下，其繁殖能力和致病作用往往会受到一定的限制和减弱，持续损伤和病情加重往往是新的内生性致病因素作用的结果。

　　在初始致病因素和继发致病因素的重重作用之下，机体会发生一系列应答性变化，这些应答性变化在许多疾病的发生发展过程中表现出一定的共性倾向。首先就是体温调节的响应，无论是外来异物的直接刺激，还是细胞因子等的异常集结，都会影响体温调节系统，导致产热增加，散热减少，这也是为什么许多疾病一开始总是表现为异常发热的原因所在。与此同时，细胞内外、体液及毛细血管内外的物质交换和移动也会发生相应的应答反应，细胞内液大量移动于细胞外，毛细血管的通透性发生异常，液体也大量渗出，随之而出的蛋白质等也相应增加，这一应答反应其目的是稀释和围堵致病毒素和各种残体，但组织间隙过量的体液潴留以及浆膜腔的积液就会形成水肿，这种渗出和水肿若集中于毛细支气管和肺泡，就是呼吸困难和呼吸衰竭的直接原因。随着渗出的增加和肿胀的发生，局部毛细血管受到压迫和阻滞，使局部血管扩张，血管内血容量增加而形成充血。外来毒素和病程中的病理产物又常常刺激末梢神经而引发疼痛。这样，充血、渗出、肿胀与发热相继或同步产生，若集中在体表局部，就是我们常见的红、肿、热、痛现象。组织及细胞在发热、充血、水肿的体内环境下，自身会发生一系列的继发性反应，一些物质在细胞内或细胞间相对聚集，出现了变性现象，包括水变性、蛋白变性、脂肪变性、淀粉样变性、玻璃样变性等多种多样变性，进一步发展，则会形成组织细胞坏死，而坏死组织和细胞又会成为新的致病因素。当然，人体依然会启动修复机制，使变性坏死的组织和细胞得到修复，但修复的结果则又会造成新的病理变化，最常见的就是粘连、纤维化和增生，这都是机体对损伤的一种修复性反应，但又形成了新的损伤，粘连往往造成活动受限和功能降低，纤维化则使原有的组织发生结构性变化，功能严重受限，增生本身就是一种新的疾病，腰椎增生就是典型的代表，而肿瘤则是一种特殊的异常增生，虽然其初始因素、异常分化与增生的机制及其过程尚不明确，但可以肯定的是肿瘤的形成机制是一个漫长过程，是一系列致病因素和体内抗病因素较长时期相互作用的结果。长期的致病因素（多数原因不明）和抗病因素的相互作用，另一方面的表现常常是代谢紊乱，这一代谢紊乱持续发展，就形成新的疾病，如高血压、高血脂、糖尿病等。

　　综上，在多种疾病的发生发展过程中，无论外源性致病因素多么复杂，其致病过程大都是激发人体的一系列保护性反应，这一保护性反应是系统性连锁性的反应，正常情形下原本具有一定的秩序，但病理状况下，常常是这种秩序的破坏，之后所发生的发热、渗出、水肿、变性、坏死、增生等同样是关联性的保护性和修复性反应，也具有一定的秩序，但疾病过程中这些秩序同样被干扰和破坏。现代治疗学目前尚未关注到这一系列秩序的维护和修复，治疗的重点则集中于初始病因的控制、清除和终末结果的清除，也就是我们常说的抗病毒、抗菌、退热、降压、降糖、降脂、抗肿瘤等，而中医学从一开始既不受初始病因的局限，又不受终末病理结果的局限，而是把干预的重点放在了从始至终全过程关系的调整和秩序的维护和恢复方面，分别在不同的环节进行减缓、阻断、修复、逆转等干预，当我们把疗效机制讲清楚说明白作为研究目标时，这些应当是关键所在。依然以炎症风暴为例，临床实践显示，多种中药对炎症风暴具有多靶点的免疫调节作用，疾病早期，邪气刚刚入里化热，炎症风暴尚未大范围形成，患者主要表现为外周血淋巴细胞进行性下降，炎症因子、C 反应蛋白和乳酸进行性升高，同时伴随着肺内病变在短期内迅速进展，进而成为重型、危重型的临床预警指标，当属于卫气营血辨证中的卫分和气分证，治疗法则应当是"在卫汗之可也，到气犹可清气"，全力祛邪、阻其内传当为首选，始能阻断炎症风暴于萌芽。临床上发现甘露消毒丹可抑制肿瘤坏死因子-α（TNF-α）、白细胞介素-6（IL-6）的异常表达，能够在一定程度上正面调节机体的免疫功能；蒿芩清胆汤能够升高湿热证模型组小鼠的外周血 CD4$^+$T 淋巴细胞比例，调整 CD4$^+$/CD8$^+$，降低 Th1/Th2 细胞因子，增强细胞免疫功能，减轻应激状态，对阻断普通型转重型的效果非常显著，显示中医药早期介入治疗能够降低患者重症发生率，阻断炎症风暴的大范围暴发。疾病中期，炎症风暴发展达到高峰，细胞因子大量生成，形成典型的"风暴效应"，加剧免疫反应，肺部炎症反应剧烈，炎性物质大量渗出引发急性呼吸窘迫，当此之时，中医药把救治重点放在了以病理产物为标志的新的病因病机方面，重在宣肺化痰逐饮，同时，敏锐地认识到痰瘀互结的趋势，化痰逐饮之时尤重活血化瘀，这一法则与临床所见的循环障碍相印证。治疗中发现热毒宁注射液可减轻肺泡壁充血、炎细胞浸润，并且可降低肺组织中 IL-4、IL-6、IL-8、IL-10、细胞间黏附分子-1（ICAM-1）等多种细胞因子水平以保护肺功能，血必净注射液则能够抑制多种促炎因子、降低脓毒症高凝状态、保护血管内皮细胞、减少 T 细胞和中性粒细胞的凋亡。疾病危重阶段炎性物质大量释放，破坏组织和器官，造成多器官衰竭，其中以肺部损伤最为严重，造成呼吸窘迫，是导致死亡的关键因素，形成典型的内闭外脱、元气大亏之证，当此之时，无论是新冠病毒还是其他病毒，救治的重点必以开窍醒神、扶正固脱为急，治疗中发现参附注射液可以降低 TNF-α和 IL-6 水平，且可降低核因子-κB 活性，减轻肺、肝、肾等器官的病理损伤，不仅使多器官衰竭的风险降到最低，还有利于多器官衰竭的逆转和恢复。更有意义的是，一般的临床治疗好转之后，多数情况下仅仅依靠吸氧与营养等待疾病恢复，但中医的长项是促进康复，扶正气、追余邪成为不二法则，选用益气养阴、温阳健脾等法，兼以清热、化痰、逐饮、化瘀之品，能够有效地促进肺部炎症消散，改善肺纤维化。

中医药临证疗效的机制，从病理学层面主要表现为对人体疾病损伤的减缓、阻断、修复和逆转，但从药学和药理学角度解读之时，可能是更加复杂的系统性机制。一是每一种中药材都是一个复杂的物质系统，临证疗效必然是这个物质系统共同作用的结果，人参的疗效应当不只是皂苷的作用，黄连的疗效同样应当不只是小檗碱的作用，通过单体物质的作用揭示中药材的疗效，可能不是最合理的选择。二是多数中药材入药之时，已经经过了专门的炮制，在水制、火制、水火共制乃至发酵炮制等条件下，药材的物质系统会发生相应的改变，有的物质增加了，甚至降解衍生出原药材中没有的物质，有的物质减少了，甚至会完全消失，这样原物质系统中物质与物质之间的关系就会发生显著的改变，炮制中使用辅料的不同又使原辅料之间的物质系统形成了新的关系，围绕药材炮制后疗效和作用的变化应当是揭示中药材疗效机制的路径之一，生地黄九蒸九晒后变成熟地黄，其药性和作用发生了显著变化，就是一个典型例证。三是多数药物是复方用药，特别是水煎剂形成复方之后，需要通过加温水煎之后才能服用，这样，药物配伍之后使各药物的物质系统相互之间形成了新的关系，这种关系又在加温水煎以及文火、武火、先煎、后下、急煎、久煎等环境下发生了改变，研究这些改变应当是揭示中医药临证疗效机制的可行路径。四是无论是复方还是单方，都是在进入患者体内之后才会发挥疗效的（体内和体外的药效表现往往是不尽相同的），而人体又是一个非常复杂的物质系统，药物的疗效应当是其物质系统与人体物质系统相互作用的结果，研究这种相互联系和相互作用，才是中医药临证疗效讲清楚说明白的关键所在。

## 参 考 文 献

[1] 杨雪萍，宋耀鸿. 中医药干预心血管疾病炎症反应研究进展 [J]. 中国中医急症，2020，29（6）：1122-1124，1128.

[2] 陈梦，汤轶波，赵玉青，等. 中医药治疗脑缺血性疾病的实验研究进展 [J]. 辽宁中医杂志，2018，45（4）：890-892.

[3] 庞国明，王凯锋，谢卫平，等. 中医药治疗2型糖尿病临床研究进展 [J]. 光明中医，2020，35（21）：3481-3484.

[4] 武雪扬，崔德芝. 黄连素治疗2型糖尿病作用机制的研究进展 [J]. 山东医药，2021，61（1）：106-109.

[5] 单欣. 三氧化二砷注射液治疗急性早幼粒细胞白血病的效果研究 [J]. 当代医学，2020，26（3）：59-61.

[6] 李剑. 离合之间：新中国第一次流脑疫情与中西医防治 [J]. 南京中医药大学学报（社会科学版），2017，18（1）：26-32.

[7] 王珊，王迪，苏鑫. 从中医药在防治传染性非典型肺炎中的作用看中医理论 [J]. 中国预防医学杂志，2005（1）：59-60.

[8] 张宁，张书维. 重大突发公共卫生事件下的应急管理策略：行为科学的视角 [J]. 经济社会体制比较，2020（5）：25-34.

[9] 段哲萍，于新江，吕艳玲，等. 复方苦参注射液对非小细胞肺癌放疗患者放射性肺损伤及骨髓抑制的防治作用及机制 [J]. 山东医药，2016，56（32）：81-83.

[10] 田莎，田雪飞，黄晓蒂. 大黄"给邪出路"拮抗药物性肝肾损伤探寻与评议 [J]. 中医药导报，2020，26（10）：143-147.

# 第三章  经典理论与当代科学的相向而行是中医药创新的时代机遇

中医学是中华科技文化宝库中一颗璀璨的明珠，是中华民族在长期生产生活实践中与疾病作斗争取得的极其丰富的经验的积累与总结，是中华民族特有的原创医学理论和技术体系。随着生命科学研究的深入，健康与长寿业已成为生命科学研究的一个重要主题。越来越多的生命科学工作者孜孜不倦地探寻着经典中医学与现代生命科学的相通点。事实上，经典中医学与当代生命科学在分子生物学、系统生物学、大数据技术、人工智能技术、病理生理学、免疫学等领域都存在着不谋而合之处，奇迹般地形成了相向而行的发展态势，进而为中医药"守正创新"提供了重大的时代机遇。

## 第一节  精气为本与分子生物学的相向而行

如前所述，早在《黄帝内经》成书之时，中医药遭遇了国策巨变的严重冲击，"解剖而视之"的研究技术路线和方法失去存在的社会环境，不但没有走向衰亡，而且核心理论体系实现了举世瞩目的重大转型。一是果断搁置了器官学研究，把研究的重心聚焦于生命物质——精气，确立了超越器官、精气（生命物质）为本的研究方向；二是通过"数之可十，推之可百，数之可千，推之可万，万之大不可胜数也"和"人之阴阳，数之可得"等精辟论断，将数之、推之、可千、可万、数之可得等确立为生命科学研究的主导性方法，形成了关于精气、阴阳无限可分、无限可知的方法学基础；三是通过将原来用以表征器官的肝、心、脾、肺、肾五个独立词汇转化为新的医学术语的前置性构成要件，将引进的精气阴阳等哲学词汇转化为新的医学术语的后缀性构成要件，二者聚合而成不可分割的新的医学术语，一方面使其成为固定的精气族群表达方式，另一方面也将全身上下内外所有精气阴阳物质划分为五大族群。总之，经典中医学从其理论体系创立之时，就把研究的目标紧紧锁定为生命物质，而且始终沿着超越器官、精气为本的既定方向传承发展。在具体技术领域，一方面主要通过体感、体表等采集生命物质运动变化的信息，另一方面主要通过自然界客观事物的运动变化而研判生命物质运动变化的规律，由于受生产力水平和科学技术发展阶段的限制，这种研究模式在精准性和深入性方面虽然存在着一定的局限，但有一点必须肯定，这就是中医学始终认为人体的体内和体表总是发生着同样的运动变化，总是遵循着同样的运动变化规律，人体与自然界也总是发生着同样的运动变化，总是遵循着同样的运动变化规律，因此，在特定的历史条件下，通过体感、体表和体外等途径观察研究体内精气物质的运动变化，无疑是非常正确的，非常科学的。更重要的是，当人体生命运动变化规律是一种客观存在而且不会按照研究方法和路径的不同而发生改变之时，无论是经典中医学还是西方医学，都会无限接近于规律的本质。

相对于经典中医学早在两千年前就早已把研究的重点聚集于生命物质，当代生命科学对超微生命物质的研究则要晚得多，我们所熟知的光学显微镜在 16 世纪末才问世，电子显微镜直到 1938 年才正式问世，三羧酸循环机制被发现是 20 世纪 50 年代的事情，而以 DNA 双螺旋结构的发现为标志的分子生物学的创立也是这一时期的事情。尽管如此，无论如何必须肯定的是，经典中医学与分子生物学研究的对象都是超微生命物质，换言之，二者客观上已经形成相向而行之势，这是中医药精气为本理论和技术创新的重大时代机遇。

分子生物学是从分子水平探讨生命现象及其规律的一门新兴学科，现代分子生物学从分子水平证明了生命的物质基础是分子组成的蛋白质和核酸，揭示了生命的内在统一性，即宇宙中微粒子和基本元素碳、氢、氧等的相互作用形成生命大分子结构核糖核酸（RNA），以后又形成脱氧核糖核酸（DNA），并且进一步生成蛋白质。由于 DNA 具有自我复制的功能，于是单细胞生物逐渐向多细胞生物过渡，以后便出现高级动物以及人体本身，这与中医药所聚焦的精气是生命的本质的认知高度一致。

中医药与当代生命科学研究和观察的主体都是人，都是构成人体的基本物质及其在生命活动中的基本规律，当中医和西医同时围绕同一个人体开展观察研究之时，二者所观察到的生命物质必然是同样的物质，这是二者之所以能够形成相向而行之势的客观基础，所不同的是二者各自具有自身的名词术语体系，中医药的五脏精气族群以汉字和汉语词汇命名和表征，而现代生命科学则主要以字母、单词和数字符号命名和表征，二者之间虽然尚未建立对应性关系，但显而易见的是，中医药的精气分类理论主要是按照不同层级精气物质的功能系统而展开研究的，分子生物学在研究超微物质形态结构的同时，研究的重点也正在拓展到不同生命物质特有的功能属性领域中来，当二者所关注的生命物质和物质族群具有同样的功能属性之时，我们就有理由确认二者所观察研究到的就应当是同一生命物质或物质族群，从而就会呈现出由相向而行走向相互对接的场景。

如前所述，先天之精生成之后，形成了两大类别，其中一类从一开始就具有生命活性，主要是决定和主导生长发育的方向与进程，使生命体在既有的蓝图框架下发展壮大，这一点可以解读为生命信息的基础性物质，另一类则本身具有生长发育的能力，其与后天之精相互作用，呈现出不断发展壮大的固有属性，这一点又高度类似于干细胞。干细胞是一类具有自我更新与增殖分化能力的细胞，能产生表现型、基因型和自己完全相同的子细胞。干细胞还具有可塑性，能跨胚层分化，在组织工程、治疗组织坏死性疾病及作为基因治疗的载体等方面有巨大的应用价值。根据干细胞的研究进展，发现先天之精与干细胞有较大的相关性。先天之精即禀受于父母的生殖之精，而来自父母的精子与卵子结合而成的受精卵，开始形成全能干细胞，故先天之精的内涵包括全能干细胞在内的全部遗传物质及其蕴藏的种属特异的发育信息。在干细胞的基因调控和微环境中都有各种调控因子，基因调控主宰涉及多种转录因子及其他功能蛋白对其发育的调控，外在的微环境中细胞分泌产生的大量生物调控因子如细胞因子、神经递质及激素等，对细胞的动员、增殖、迁移、归巢和分化等具有重要的信号调节作用。这里的调控因子和第一类先天之精一样均为调控物质，在正负反馈中推动调控化生的机能，正是这一点使二者之间具有很大的相关性。而这里的微环境又称干细胞生命活动的"土壤"，经络是先天之精的"气化之宇"，故二者生化活动的载体当然同样有相关性。干细胞的内在基因调控及微环境中的各类调控因子的反应模式也应属于先天之精的内涵，是先天之精微观的表现形式之一。

# 第二节 精气族群与系统生物学的相向而行

在经典中医药理论范畴中，气或精气等是构成人体并维持人体生命活动的基本物质，换言之，人体的本质就是精气。当我们对这些精气物质进行分类研究时，第一层级是阴阳二元层级，也就是说人体的精气物质可分为阴气和阳气两大类，进一步又分为肝系精气族群、心系精气族群、脾系精气族群、肺系精气族群、肾系精气族群等五大精气族群。中医学在两千年前搁置了器官学研究，主要是指对五脏器官研究而言，其他的器官和部位仍然是其理论的重要组成部分。所谓五脏"藏精气而不泻也"（《素问·五脏别论》）的本意是指五脏精气在全身上下分布与储藏，并使其不会外泄而损耗，而不是将精气藏于五脏器官本身，而且五脏器官多是实质性器官，不具有储藏精气的客观条件。同时，在中医学典籍中，除五脏精气之外，并没有其他组织器官各自所属精气的记载和论述，也就是说，五脏精气就是人体精气的全部。五脏精气族群源源不断地运行分布于全身上下，循环无端，各自在所运行分布的场所或部位产生着协调而完整的生命活动，在这些部位或场所中，五脏精气族群的运行分布虽然有主有次，通过各自的表里关系、外华外窍、所主所司等形成了各自主导、相互隶属、层级分明的精气物质系统，产生不同的生命活动，但五脏精气族群又常常在所运行分布的部位和场所中相互交融汇合，有机协调，构成了遍布人体上下内外、共同产生和维护统一完整生命活动的精气物质网络。

## 一、基于表里关系的精气族群系统

基于表里关系的精气族群系统就是指五脏精气基于表里关系各有主次的运行分布于"六腑"形成的精气族群系统。所谓"六腑"，就是指胆、胃、大肠、小肠、三焦、膀胱六个器官，其共同特征都是空腔器官，中医学对其功能定位是"传化物而不藏"，这里的"传化物"，说明其主要是特定物质的容器和通道，而"不藏"二字则说明，六腑在人体精气的化生和分布储藏方面不具有主导作用，也就是说"六腑"不具有自身的精气，各自"传化物"功能的产生与发挥，其动能物质主要不是来源于自身，而是有特定的专属性的动能供应，也就是由与其构成表里关系的五脏精气族群所产生。

众所周知，任何生命活动的生产与维护必须有其动能物质的供应和支持，而只有五脏精气才是人体基本的动能物质，才具有相应的功能与作用。所谓"表里"关系，实质上主要是五脏精气所固有的专属性作用场所而已。同时，六腑本身也不是无所作为或被动作为的，而是通过为五脏精气提供特定的运动场所而使各自持续处于特定的运动状态，六腑各自的运动状态和运动方式，是五脏精气各自作用的基础所在，离开了六腑，五脏精气便失去了在"传化物"活动中所依托的特定场所，也就失去了其相应的作用和意义，六腑本身的异常变化，也会对五脏精气在各自部位发挥作用产生干扰、阻碍和其他负面影响。

## 二、基于所主所司、外华外窍的精气族群系统

首先是"奇恒之腑"的精气族群。就是指五脏精气基于所主所司各有主次地分布于"奇恒之腑"以及隶属组织形成的精气族群系统。除六腑之外，人体还有一类内在器官，不具有自身所专属的精气，也不具有六腑那样的"传化物"功能，大多也不与体外相通，是一种异于六腑常态的特殊存在，称之为"奇恒之腑"，包括脑、脉、骨、髓、胆、女子胞。奇恒之腑与五脏精气并不是通过表里关系（胆除外）而形成关联的，其关联机制更为复杂。一方面通过五脏各自的所主所司使其成为具有统合关系的精气活动场所，如心主神明、心主血脉、肾主骨生髓通脑、肾主生殖发育等，就意味着心或肾的精气族群活动场所分别是在脑、脉、骨、髓、女子胞等部位；另一方面同一场所往往是多种精气族群共同分布和作用部位，如心和肾的精气族群同时可分布和作用于脑，同一精气族群又可以各自分布和作用于不同的场所，如心的精气族群可同时分布和作用于脑和脉，肾的精气族群可同时分布和作用于脑、骨、髓和女子胞。这一现象进一步提示五脏精气绝不是单一物质而是物质族群，其中的任何一种下位精气都有其专属性分布和作用部位，奇恒之腑的各种功能，也都是五脏精气族群分别运行和分布到这些部位之后所产生的作用。例如，分布于脑、骨、髓、女子胞的肾气物质绝不是同一个肾气物质，脑和髓的肾气物质是具有记忆、智能等功能的肾气物质，骨骼的肾气物质主要是具有受力、支持作用的肾气物质，女子胞的肾气物质主要是具有生殖作用的肾气物质。更重要的是，五脏精气族群对于某一个奇恒之腑而言，又常常呈现出共同作用，这些作用的产生可以是直接由所主所司关系而产生的，又常常是先与具有所主所司功能的精气族群产生联系，进一步间接地对某个奇恒之腑发挥作用的。虽然与脏腑表里关系相比较，五脏精气族群与奇恒之腑之间的关系更为复杂，但可以肯定的是，奇恒之腑功能和作用，都是五脏精气族群选择性地以奇恒之腑为场所而发挥的功能和作用，这些精气族群功能和作用的正常与否，同样必然会受到奇恒之腑自身状态的影响，二者之间的关系同样是相辅相成的。

除奇恒之腑之外，五脏精气族群是分布于人体上下内外所有形体部位的，进而在相应部位发挥其自有的作用，这种有序分布，同样是通过五脏精气各自的所主所司、外华外窍等隶属关系而实现的。一是肝主筋、开窍于目、其华在爪，就是指肝的精气族群主要有序地分布在脑、血管、筋、目和爪，这些部位的功能和作用实质上是由肝的精气族群运行分布的到来之后所发挥的，通过这些部位特定功能及其变化，可以判定肝的精气族群的正常与否，如关节运动、视觉能力、爪甲荣枯等。二是心开窍于舌、其华在面，心的精气族群主要有序地分布在舌和面，这些部位的功能和作用实质上是由心的精气族群运行分布的到来之后所发挥的，通过这些部位特定功能及其变化，可以判定心的精气族群的正常与否，如语言能力、面部色泽等。三是脾主四肢和肌肉、开窍于口、其华在唇，脾的精气族群主要有序分布在四肢、肌肉、口和唇，这些部位的功能和作用实质上是由脾的精气族群运行分布的到来之后所发挥的，通过这些部位特定功能及其变化，可以判定脾的精气族群的正常与否，如四肢力量、肌肉发育、口感味觉、唇部色泽等。四是肺开窍于鼻，其华在皮毛，肺的精气族群主要有序分布在鼻和皮毛，这些部位的功能和作用实质上是由肺的精气族群运行分布的到来之后所发挥的，通过这些部位特定功能及其变化，可以判定肺的精气族群的正常与否，如嗅觉能力、调温御寒能力等。五是肾开窍于耳及二阴、其华在发，肾的精气族群主要有序分布在耳、二阴

和头发，这些部位的功能和作用实质上是由肾的精气族群运行分布的到来之后所发挥的，通过这些部位特定功能及其变化，可以判定肾的精气族群的正常与否，如听觉能力、排泄能力和头发荣枯变化等。五脏精气族群特定所主所司部位和外窍、外华部位的功能和作用，都是五脏精气族群选择性地以这些部位为场所而发挥的功能和作用，只不过这些精气族群功能和作用的正常与否，同样会受到这些部位自身状态的影响，二者之间的关系同样是相辅相成的。

人体任何部位的功能和作用都是五脏精气族群运行分布到来或进一步在这些部位之后所发挥的，那么，我们研究和创新的切入点就是首先要从这些部位的功能作用入手，对相应五脏精气的属性和状态进行观察分析和归纳分类；其次要从这些部位自身的异常变化入手，通过其在异常情况下的临床表现，观察分析相应五脏精气族群的盈亏盛衰，如对于肝的精气而言，通过胆汁分泌排泄、情绪变化、血液分布、视觉能力、关节运动、爪甲营养等表现，观察分析其精气的盈亏盛衰变化规律，对于心的精气而言，通过小肠泌别、思维意识、血液运行、血脉变化、语言能力、面部色泽等表现，观察分析其精气的盈亏盛衰变化规律，对于脾的精气而言，通过饮食状况、血液化生、四肢力量、肌肉运动、味觉口感、口唇色泽等表现，观察分析其精气的盈亏盛衰变化规律，对于肺的精气而言，通过大肠传导、调温御寒、嗅觉能力等表现，观察分析其精气的盈亏盛衰变化规律，对于肾的精气而言，通过水液代谢、月经来潮、生殖繁育、睡眠情况、骨骼（含牙齿）变化、髓海盈亏、听觉能力、排泄能力、头发变化等表现，观察分析其精气的盈亏盛衰变化规律；再次要通过治疗过程，观察分析其精气盈亏盛衰的恢复性变化规律。更重要的是要通过各部位综合表现及其变化情况，观察分析五脏精气之间盈亏盛衰的相互联系和相互影响规律。

综上所述，人体的五脏精气族群通过表里隶属、所主所司、外华外窍等实质上构成了一个庞大而完整的精气物质系统，建立了紧密联系、高度协调、完整统一的普遍联系，产生着生生不息的生命活动。探索和研究这一张精气物质大网的本体属性和联系协调方式，是揭示生命运动规律的基本切入点，系统生物学的创立和发展，为精气物质族群研究提供了技术手段和条件。

系统生物学的创立虽然只有数十年的历史，但在生命科学领域已经成为具有引领性或统领性地位的新兴学科。系统这一词汇虽然不是汉语的古老词汇，但系统理念早已贯穿于中国科技文化的方方面面，其标志就是我们常说的整体观念，西方学术界对整体和系统的认识和关注起步较晚，从贝塔朗菲开始关注系统问题至今，仅仅有数十年的历史，这样的一个周期不足以形成思维定式或行为习惯，以至于对"系统"的定义也零零总总，未见共识，我国科学家钱学森的解读是，系统是由相互作用、相互依赖的若干部分组合而成的、具有特定功能的有机整体，并且这一整体又是它所从属的更大系统的组成部分。系统生物学就是在有效运用分子生物学技术的基础上，引进系统科学的理念，研究生物系统的构成与相互关系的结构、动态与发生发展规律的学科。系统生物学在研究过程中，首先要选定特定的具有系统性关联的组织体系并针对其结构、关系、代谢、运动等要素及其内在作用机制进行研究，构造系统模型，之后采取分子生物学技术对上述要素及其内外环境进行严密的设计和干预，观测分析各要素在这种设计和干预条件下的作用和变化，进行系统性信息整合和综合分析，同时对模型预测结果与实验验证数据进行比对分析，并对模型进行校正修订，最后，运用修正后的模型对进一步的设计和干预提出深度实验方案和技术路线。这里需要指出的是，系统生物学实际上是一种方法学层面的理念，所用的技术是分子生物学、结构生物学领域的主体技术，是分子生物学与结构生物学的高度集成，更由于信息整合和数据处理是重要环节，计算机科学和算法科学等在其中具有重要地位，也可以说，系统生物学是分子生物学、结构生物学、计算机科学、算法科学等多种学科的高度集成，其与中医学所说的整体观念在理念上高度契合，所不同的只是系统生物学所采取的技术路径更加精确、实验过程更加可控、实验结果更加清晰而已。实践中，系统生物学必然要从一个个关联性要素或一个个分系统、子系统入手，逐步拓展到要素间和系统间，目前比较流行的生物组学方法可被视作是对不同分系统、子系统的研究路径。

生物组学发展的历史也不很长，我们可以将其视作分子生物学与系统生物学之间的中位研究领域，有些已经形成相对完整的知识体系和技术体系，如基因组学，但多数处于发展和完善过程中，目前以生物体内物质不同系统为主的生物组学，大致有基因组学、蛋白质组学、代谢组学、转录组学、脂类组学、免疫组学、糖组学等。

基因组学主要研究基因组的结构、功能、进化、定位和编辑及其对生物体的影响，是对生物体所有基因进行集体表征、定量研究及不同基因组比较研究的一门交叉生物学学科，主要以生物信息学、遗传分析、基因表达测量和基因功能鉴定等环节的知识和技术构成，其研究意图是对特定生物体所有基因进行总体表征和量化，以期揭示系统内各要素之间的相互关系及对生物体的影响。

以基因组学研究为发端，支持和带动了蛋白质组学、转录组学和代谢组学的跟进和发展，四者甚至在一定程度上被认为是系统生物学的组学基础。蛋白质组学主要研究具有关联性的全部表达蛋白的数量、结构、变化、序列、修饰及其相互之间的联系路径和作用方式，注重蛋白与蛋白、蛋白与其他物质、细胞内外蛋白及其环境因子之间的联系路径、作用方式及其功能。由于基因和蛋白及其相互联系和作用最主要的方式是转录，因而转录组学成为研究热点。转录组学不仅聚焦于基因转录的方式及原理，同时注重转录过程发生发展的时间和空间，并且从 RNA 水平研究基因表达的情况，意图是揭示一个活细胞所能转录出来的所有 RNA 结构、功能和变化信息的总和。同时，基因表达、信息转录、蛋白运动变化等是生物体内物质代谢的重要方式，从初始物质到具有生理功能的物质乃至引发疾病的物质，是一个不间断的代谢过程，这一过程中，形成了大量的中间产物和终极产物，因而人们开始研究代谢组学，对具有关联性的代谢产物进行系列化定性定量分析，以期在分子水平和动态环境下揭示代谢物与生命活动的关系。这四个领域的组学研究是相互交叉和高度融合的，当这些基础性组学研究相对成熟之后，其他一系列组学研究也相继跟进，包括以调控代谢环节的脂类生物标志物为主线研究生物体内脂代谢变化的脂质组学。以分子水平研究免疫物质体系及其运动变化过程示踪，并从生理病理角度研究免疫调控机制为主的免疫组学，以研究分析糖蛋白糖链和糖结合蛋白相互作用的关联性，探讨糖类相关基因和糖结合蛋白基因调控糖蛋白糖链和糖结合蛋白合成的机制为主的糖组学等。生物组学研究充分利用分子生物学、生物信息学、结构生物学、生物芯片、高通量筛选、计算机技术、数理科学等知识和技术，是多学科交叉融合的全新领域。

当我们用系统生物学的视角审视经典中医学视域下的五脏精气族群之时，就会发现人体的五脏精气族群与系统生物学高度契合。我们曾经多次反复强调，无论是经典中医学所研究的精气物质，还是现代生命科学所研究的分子物质，由于其都来自同一生命体，那么就一定是同样的物质。这些生命物质是可以被感知、检测、观察并测算的，而且其所具有的高度自组织特性和规律也是能够被发现和提炼的，这就是中医学所说的"数之""推之""可千""可万"，分子生物学所创立的生命物质研究方法和系统生物学所创立的生命物质族群研究方法，完全可以从实验研究的角度为经典中医学五脏精气族群理论的研究和探索提供全新的方法学支持。

## 第三节　气化运动与代谢生物学的相向而行

中医学在确立了构成人体和维持人体生命活动的基本物质是精气及精气族群的同时，进一步明确了人体生命活动的基本形式，这就是生生不息的"气化"运动。所谓"气化"运动，其实质是精气物质从产生到排泄所构成的一个完整的过程，在这一过程中，精气物质不断地进行着更替，不断地建构着机体，不断地发生着变化，不断地产生着能量，如此持续的循环往复，形成了生机勃勃的生命现象。

精气物质不是凭空而生的，而是具有实实在在的源源不断的初始物质来源。胎儿时期，精气物质来自父母，禀受于先天，属于先天精气，出生以后，先天精气虽然失去了父母精气的充养，但也不是一成不变的，而是持续地得到后天精气的充养，从而才能维持其足够的量值和动能。后天精气的初始物质，一是呼吸而来的天地清气，二是饮食物提供的水谷精微，二者在先天精气的激发和促进下，发生着持续的变化，先是化生为中间物质，也就是宗气，进一步又化生为两大类成熟物质，就是卫气和营气，卫气和营气进一步按照其本原属性和人体生长发育的需求而分属于五脏精气族群，各自运行分布于全身上下内外。在这一过程中，运行是与化生同步协调进行的，"运"的过程同时也是"化"的过程，而且运行分布是有其特定靶向和特有规律的，如肾系精气族群，就是有秩序有目的地运行分布于脑、髓、骨、膀胱、女子胞、耳及二阴等部位，发挥着主水、藏精、主骨生髓、通脑、主生殖发育、司二便等作用，其他的精气族群也是如此，从而形成了"水精四布，五经并行"的生命景象。同时，先天精气与后天精气之间、初始精气与中间体及成熟精气之间、五脏精气族群之间，总是发生着相互激发、相互促进效应，形成能动性作用，一种精气物质或物质族群往往是与其相关联的精气物质或物质族群运动变化的动能所在，而精气物质或物质族群的运动变化又往往是与其相关联的其他精气物质或物质族群激发和促进的结果。可见，在气化运动中，精气物质由初始物质化生和转化为中间体和成熟物质，不断地产生新的精气物质，而精气物质之间也在发生着有序转化，当精气物质或物质族群陆续完成其生命周期之后，就会转化为废弃物而排出体外，进而又有新的精气物质化生，接续着气化运动的生生不息，从而维持着气化的恒定运动。经典中医学将气化运动的形式表述为升降出入，正如《素问·六微旨大论》所指出的"出入废则神机化灭，升降息则气立孤危，故非出入则无以生长壮老已，非升降则无以生长化收藏，是以升降出入，无器不有"。

中医学关于人体精气的气化运动，实质上表征的是精气物质从开始化生到运行分布、从运化转化到发挥功能再到凋亡排出的全过程。由于历史的局限，气化运动总体属于认识论层面，而在方法学层面则明显不足，代谢生物学的创立和发展，为精气物质气化运动的方法学研究提供了可能。

代谢生物学是研究生命物质在体内受发育和环境因子调控的代谢动态、代谢分子调控、信号转导、合成和贮存部位、转运途径、生理作用、分解代谢等问题的新兴学科，目前的研究热点和进展较快的领域是代谢组学研究。代谢组学是对生物体代谢过程中所有物质进行定向定量分析测定并从中发现和掌握代谢物与生理病理变化的相互关系的学科方向，是系统生物学的组成部分。目前的研究对象大多集中于相对分子质量 1000 以内的小分子物质。先进分析检测技术结合模式识别和专家系统等计算分析方法是代谢组学研究的基本方法。

我们知道，在系统生物学中，基因组学和蛋白质组学分别从基因和蛋白质层面探寻生命的活动规律，而无论是蛋白质还是其他生命物质，许多生命活动是发生在物质代谢层面的，包括细胞信号释放、能量传递、物质间通信等都是由代谢物承担并实施调控的。代谢组学正是研究某一时刻所有代谢物的集合——代谢组的运动变化及其相互关系的一个学科方向。基因与蛋白质的表达紧密关联，而代谢物则更多地反映着生命物质所处的环境，这又与体内的营养状态、药物和环境污染物的作用以及其他外界因素的影响密切相关。代谢组学以组群指标分析为基础，以高通量检测和数据处理为方法，以信息建模与系统整合及其内在规律为研究目标。通过对机体代谢产物的系统性深入研究，可以研判机体是否处于正常状态，其研究方法与蛋白质组学的方法类似，目前常用的是代谢物指纹分析，采用液相色谱-质谱联用的方法，比较不同样本中各自的代谢产物以确定其中所有的代谢产物，涉及比较不同个体中代谢产物的质谱谱系和质谱峰，了解不同代谢物的量值、结构与相互关系，建立精准而完备的代谢物特征识别和分析方法。

由于质谱主要检测离子化的物质，但对于某些不能被离子化的代谢产物的检测则相对困难，核磁共振可以弥补质谱技术的不足，目前学术界正在探索使用质谱与核磁共振结合的方法，试图建立机体中的完整代谢途径图谱。质谱技术与核磁共振两种方法在代谢组学研究中已经普遍使用。为在不同样品间进行有意义的比较，需要结合使用这两种方法获得的大量数据进行分析。学术界通过开发生物信息学软件比较不同的数据，从而识别出代谢产物。由此，采用质谱技术-核磁共振-生物信息学软件等综合研究的方法进行代谢组学研究，可望检测到尽可能完备的代谢产物。

代谢组学作为系统生物学驱动的新生代组学技术，其核心价值是通过定性描述和定量表征不同生物基质中小分子代谢组以阐明与物质代谢相关的所有关键科学问题，进而从代谢维度认识不同的生命过程及其异常变化。需要指出的是，代谢组学诞生的时间很短，目前仍处于表型数据的高通量采集与初步分析水平，也就是表型代谢组学研究阶段，正在向功能代谢组学研究的水平推进。

我们说气化运动主要反映了精气物质与物质族群代谢变化的全过程，代谢组学乃至代谢生物学技术无疑是从超微层面精准观察和测定精气物质及物质族群运动变化的有效手段，或可谓二者之间正在形成相向而行之势。但是，我们必须强调的是，物质代谢并不是气化运动的全部，气化运动比现代生命科学领域中的物质代谢的内涵更加丰富，代谢组学也仅仅是代谢生物学或系统生物学方法体系中的一个方面，其他如基因组学、蛋白质组学等都是系统生物学的前沿方法，只是说当我们从精气代谢层面去认识和分析生命物质运动变化的规律时，代谢组学是值得探索对接的一种技术手段，通过代谢组学作为切入点，有望在精气物质及其运动变化规律的研究中开辟出一条全新的路子。

# 第四节 平秘守序与调控生物学的相向而行

中医药科学是研究人体生命活动规律的科学，在长期的实践探索和理论升华过程中，中医药比较系统地认识到，人体的所有生命活动和生命现象，都是由特定的生命物质予以建构得以维持的，这些生命物质的性质和种类"可千""可万""不可胜数"，中医学将其统一称为"气"或"精气"，生命物质的存在是生命体建构和形成的根本所在，这就是我们所说的"精气为本"，这些生命物质相互之间存在着普遍而广泛的联系和作用，持续不断地发生着复杂而系统的运动变化，从而构成了复杂而生动的生命现象，也就是说生命物质的相互联系、相互作用及其持续运动，才是生命活动产生和维持的根本机制，这就是我们所说的"普遍联系，恒定运动"，更重要的是，人体生命物质的"普遍联系，恒定运动"，总是遵循着一定的规律和秩序，这种规律和秩序总是维持着动态的协调平衡，这种动态协调平衡状态就是我们所说的健康状态，而这种协调平衡状态的建立和维持，一定具有其特定的内在调控机制。当我们用阴阳二气原理分析时，这种调控机制就被表征为"阴平阳秘"，当我们用五脏精气族群原理进行分析时，这种调控机制就被表征为"生克制化"，也就是我们所说的"五行守序"；当"阴平阳秘"或"五行守序"的调控机制遭到干扰发生紊乱时，动态协调平衡就遭到破坏，形成疾病，也就是我们所说的"阴阳失调"或"五行失序"；中医学的辨证就是对这种紊乱失序的原因、性质、程度、阶段、结果等作出及时准确的判断，中医学的治疗就是针对紊乱失序不同的原因、性质、程度、阶段、结果等加以干预并能够使其减轻、延缓、阻断、修复、逆转的方法和过程，正所谓"谨察阴阳所在而调之，以平为期"，也就是我们所说的"致中求和"；中医学的养生就是针对不同人群、体质、时令等对调控机制加以维护的措施和方法。说到底，中医药科学就是关于人体精气物质相互联系和运动变化规律、秩序及其调控机制的经典生命科学。

"阴平阳秘"调控机制实质是由阴阳之间的对立依存和消长转化的本质属性所决定的，阴阳之间总是依据对方的存在而存在的，任何一种精气物质都不可能孤立存在，不同属性的两种物质总是共生或伴生的，而且二者之间又是互为关联、互为依托、互为动力的辩证关系，同时二者之间的相互对立是产生矛盾和斗争的基础，而只有对立和斗争才会产生运动变化，阴阳对立是精气物质气化运动的内生动力，正是由于精气物质之间这种你中有我、我中有你、伴生共生、相互为用、相互对立、此消彼长的动态调控机制，有效地维护了一种精气物质与另一种精气物质之间、上游精气物质与下游精气物质之间、精气族群与精气族群之间始终能够维持着协调平衡的运动变化，深入系统地研究这一调控机制的基本形式及其规律，是揭示中医药科学内涵的重要路径。

人体精气物质相互联系和运动变化规律、秩序及其调控机制的第二枢纽是"五行守序"，实质上就是人体五脏精气族群相互联系和运动变化所遵循的规律和相互之间谨守的秩序及其调控机制。如果说"阴平阳秘"可以解读精气与精气、上游精气与下游精气、一种精气族群与另一种精气族群之间相互联系和运动变化的广泛性和普遍性的话，"五行守序"则是解读五脏精气族群之间相互联系和运动变化特定机制的专属性理论，其调控的核心枢纽是五行的生克制化机制，这种机制在很大程度上被生长发育、风雨阴晴、四时节令、昼夜时辰等因素所规范，形成了人体全生命周期的基本规律，中医药在长期的实践中对这一系列规律有了系统而完整的认知和把握，并且用经典的语言文字加以表述和提炼，形成了中医学特有的生命调控理论。在这一调控机制中，既有五脏精气族群按照一定的次序发生的以资生、助长、激发、促进、增强为主要特点的作用和关系，即相生关系；又有五脏精气族群依照一定次序所产生的克制、约束、调减、管控等方面作用和秩序的关系，即相克关系，这两种关系同时存在，同时发生，同时作用，始终维持着协调有序的秩序和状态，构成了生动活泼的生命景象，就是所谓的制化关系，当相克关系太过或产生逆相克之时，就会出现调控失常，就是我们所说的相乘和相侮，正常的相互联系和运动变化秩序产生紊乱，进而形成疾病。而治疗的关键就在于恢复这种调控机制，使其回到动态协调的轨道上来。

中医学同样从理论创立伊始就认识到，人体的精气物质无穷无尽，"数之可千，推之可万，万之大不可胜数也"，绝不仅仅是阴阳和五行那么简单，但事物与事物之间产生关系，又总是先从两两之间、就近之间、同种同属、少量之间开始向中端远端、不同种属、大量无穷之间而延伸拓展和辐射的，人类的体验、认知和把握提炼也总是一个由浅入深、执简驭繁的过程，同时也总是能从纷繁复杂的关系中化繁为简、提炼规律，精气物质之间的调控机制就是这样，虽然这种调控必然是一个复杂而完整的整体和系统，但总是有其相对直接而简单的脉络可循，阴平阳秘和生克制化就是对于这种简单而直接的初始关系的基本总结，从而提示我们无论精气物质之间的关系多么错综复杂，总是离不开两两之间的阴阳相互作用和五行相互作用，说到底人体精气物质的阴阳五行就是生命物质之间的相互作用，观察提炼生命物质两两之间或族群之间的作用机制就能够揭示阴平阳秘和五行生克制化理论的根本原理。

综上所述，中医学关于人体生命的研究，从理论创立之初就始终紧紧锁定人体精气物质及其物质族群之间的相互联系，重在研究这种联系的主体所在、联系的基本方式、联系的内在机制、联系的终端结果等，所谓整体观念实质上是无穷个体建立在普遍联系基础上的整体，两千多年的中医学一直是这样走过来的。近现代生命科学的研究不同于中医学，它在很长的历史时期是从生命体的某个局部、某个节点入手的，其标志性成就是器官学、组织学、细胞学等，但生命科学一直是发展中的科学，特别需要强调的是近现代生命科学与近现代其他科学所依存的科学背景是一致的，在发展中不断得到其他科学的帮助，也不断与其他科学相互交叉和融合，近几十年来，在生命物质的关联性、互动性方面取得了重大进展，正在形成与经典中医学相向而行之势，调控生物学就是与阴平阳秘和生克制化最具相向而行特征的新兴学科，其中最典型的就是生物控制论。

生命科学研究已经证明，生物体内存在着一个庞大、完整、复杂的信息调控系统，所谓生物节律性、生物钟、生命周期等领域的研究成果都是这方面的客观例证，而这种调控机制的存在价值和目标只有一个，那就是维持生命活动的正常秩序。生物控制论就是研究有机体内的控制系统和信息处理的一般原理，以期建立有机体中的控制系统和信息处理的数理模型和学科语言词汇体系及其方法的一个新型交叉学科，这一学科所建立的模型和理论必须是基于公知公认的逻辑原理及自身的客观调控机制而建立的，说到底主要是源源不断的科学发现，而不是所谓的科学发明，更多情况下是借助生物物理和生物化学知识和技术开展的对机体内的控制系统和信息处理的天然存在的一般原理的提炼和总结，通过这种提炼和总结，使得数学以及最新的人工智能等技术在生命科学研究中的地位和作用延伸到令人向往的深度和广度。具体而言，生物控制论正是由于广泛应用了数学原理和模型，在很多情况下常被视作生物数学的一个分支，同时，在应用领域，已经开始探索借鉴人工智能实现人对有机体内调控结构和原理的计算机模拟，并可能延伸到对有机体内调控机制的人工干预。在微观层面，已经开始从分子水平上研究细胞内生化合成过程的反馈调节机制，在宏观层面，正在探索分析和模拟生态系统，目前生物控制论研究的最多、最深入的是生理系统水平上的控制和信息处理机制，最为活跃的则是基因调控、蛋白调控、细胞调控、神经调控、体液（内分泌）调控等。其中，神经系统被医学界认识最早，研究得也最为深入（尽管其依然有许多未解之谜，被列为生命科学研究的重要领域），此处不再赘述。

生命科学研究已经对内环境稳态和感觉运动系统等许多生理系统的调控机制进行了系统分析，并取得了积极的进展。在内环境稳态也就是机体的内环境在复杂的神经-体液调节下维持动态平衡的研究方面，主要在体温、血压、呼吸以及血液中各种理化成分的反馈控制等机制方面进行了大量的探讨，确认有多套反馈系统在整个血压调节过程中发挥作用；在运动控制的研究方面，探索建立了瞳孔控制系统的数学模型，借助这一模型可以预测当瞳孔边缘受到恒定光照时能够产生自生振荡现象，并且能测算其振荡频率等。

有机体内的调控反馈机制，目前最为热门的是基因调控。所谓基因调控，就是指生物体内控制基因表达的机制，主要过程是基因的转录和信使核糖核酸（mRNA）的翻译。就现有的研究所见而言，主要围绕三个层面展开，一是单纯的 DNA 水平上的调控、转录控制和翻译控制，二是单细胞生物层面通过基因调控进而实现对代谢方式的改变以适应环境的变化，这一层面的调控一般是短暂的或可逆的，三是多细胞生物通过基因调控实现细胞分化、形态化生和个体发育，这一层面的调控一般是长期的、持续的、连贯的、不可逆的。随着人们对生物体内基因调控现象认识的不断深入和完善，人们不仅正在更加精准地发现和把握基因调控的基本规律，而且一系列基于基因调控规律的人工干预技术也陆续呈现出令人感兴趣且卓有成效的景象，诸如离体生化方法、重组基因技术、基因重排技术、基因扩增技术、基因修饰技术、基因诱导技术、翻译和翻译后控制技术、染色质去除技术、染色质活化技术等。

生物调控的下一个时程是蛋白调控，也就是我们所说的蛋白表达的调控方式。在这里，我们既可以把蛋白看作基因表达的部位和载体，也可以把蛋白看作各种蛋白构建在基因调控下的产物，蛋白表达就是指在基因水平上，基因信息通过转录和翻译转化为蛋白质的过程。蛋白表达的调控方式主要有转录调控、转移 RNA 调控、RNA 后转录调控、蛋白后转录调控。转录调控主要包括 DNA 序列上的转录因子在启动子或核素间区域与 DNA 结合，从而促进或抑制转录的进行。转移 RNA 调控中的转移 RNA 是将氨基酸转移到蛋白质合成位置的 RNA 分子，具有特定的选择性与扶持性等特征，当细胞类型和环境压力不同时，转移 RNA 的表达量和空间特性会发生变化，对蛋白表达的倍率和种类有着重要的影响。RNA 后转录调控主要包括 RNA 剪接、RNA 编辑和 RNA 降解等复杂的连续性过程，其中，RNA 剪接是指原始 RNA 在剪接前体 RNA 过程中去掉非编码区，生成成熟 mRNA 的方式；RNA 编辑是指通过插入、删除或替换核苷酸的方式修饰 mRNA 序列，从而改变 mRNA 的版本和蛋白产生的特性；RNA 降解是指细胞通过 RNA 酶（Rnase）调节 mRNA 稳定性的过程，从而影响 mRNA 的寿命和蛋白表达水平。

蛋白后转录调控主要包括蛋白质翻译后修饰、组合和定位等过程。其中，蛋白质翻译后修饰是指蛋白质合成后通过磷酸化、脂肪酰化、甲基化等方式修饰蛋白质的功能和稳定性；蛋白质组合是指将多个蛋白质组装成一个功能完整的蛋白，从而扩展蛋白质的功能和稳定性；蛋白质定位是指通过信号肽和其他定位信号将蛋白质分配到细胞的不同组分，从而在相应的生命活动中发挥作用。

细胞调节较之于基因调控和蛋白调控相对宏观一些，在这一层面，既有活跃的基因调控和蛋白调控持续发生，又有更多的活性物质参与，是由许多细胞周期调节因子参与调控的生物化学过程。现代细胞生物学研究发现，细胞分裂要经过三个间歇期，最后进入染色体分裂期，三个间歇期中，第一间歇期即 $G_1$ 期，此时没有 DNA 复制，但有 RNA 和蛋白质合成；第二间歇期即 S 期，此时细胞内进行 DNA 合成，将 DNA 总量增加一倍；第三间歇期即 $G_2$ 期，此时细胞里含有两套完整的二倍体染色体，不再进行 DNA 合成；而染色体分裂期称为 M 期。

在这一过程中，由细胞分裂周期基因的产物及细胞周期蛋白构成的促成熟因子的作用非常关键。促成熟因子的磷酸化（失活）和脱磷酸化（活化）主要控制细胞周期自 $G_2$ 期进入 M 期。事实上，早在 20 世纪初期，科学家已经开始认识到细胞的周期性活动，并且于 80 年代末揭示了调节细胞周期的主要生物化学过程，并获得自酵母至人类普遍适用的模式。虽然很长时期内人们一直认为细胞周期受细胞核的控制，细胞质的活动是被动跟随的，但之后却进一步发现即使去掉细胞核，细胞也会周期性地收缩，提示细胞质中存在着调节细胞周期的因子，其活动不完全受控于细胞核的活动，这就是促成熟因子，进一步发现对停留在分裂间期的细胞注入促成熟因子时，可促进细胞进入有丝分裂（M 期），提示促成熟因子是 M 期的必要诱导物。总之，细胞周期性调节的复杂程度虽然远远超过了人们的想象，但这种调控机制及其内在规律已经是公知公认不容置疑的客观存在。

在生命体的神经系统产生之前，有机体内其实也存在着自主调控机制，基因调节、蛋白调节、细胞调节等皆属此类，体液调节也是如此，这种调节机制更为原始，更为古老，也更为广泛。体液调节主要是由体内自主产生的一些生物活性物质进入到体液（包括血液、组织液、淋巴液等），并随着体液运行分布到特定的位点进而对作用靶位的生长发育、新陈代谢、生殖繁衍、抗损修复等发挥兴奋、激发、抑制、减缓等控制调节和反馈作用的持续不断的生理过程。此前，研究比较深入的主要是内分泌亦即激素调节系统，这一调节作用较之神经调节相对缓慢而持久。

机体内的众多调控机制其实是相互兼容的，基因调控与蛋白调控和细胞调控等，都是在同一载体内相互交错、相互作用、同步发生的，确切的调控机制依然在进一步的研究之中，其中发挥作用的众多活性物质及其作用机制远未被揭示或阐明，我们只是将已经发现的活性物质分别标称为调控因子或细胞因子等，更多的调控因子或细胞因子有待深入研究和探索。即使在神经调控和体液调控之间，二者也常常是相互关联的，如脑垂体本身虽然是神经组织，但同时又是重要的内分泌器官，其所分泌的激素可直接作用于靶器官，如生长激素、促性腺激素、抗利尿激素等，人们把这种调控称之为神经内分泌调控或神经体液调控，同时，神经系统内部也不完全是通过电信号而实现调控的，许多情况下是通过分泌和释放活性物质形成化学信号而实现的，我们常说的递质多数就是神经元与神经元之间实现化学调控的活性物质。

生物控制论学科的创立和发展，在很大程度上印证了经典中医学关于人体生命活动中生生不息的阴平阳秘、生克制化等生命秩序的客观存在，也为基于现代前沿科学技术研究揭示阴平阳秘、生克制化等生命秩序的内在机制和客观规律提供了可能，这正是我们准确把握经典中医学与当代生命科学相向而行的发展趋势、敏锐捕捉经典中医学与当代生命科学的对接点、积极探讨应用当代生命科学的成果和技术解读经典中医学科学原理的目的和意义所在。

# 下　篇

## 中医药科技创新的现实路径

# 第四章 基于智能视觉技术的望诊技术创新

中医学望诊方法，受到每个人观察的角度、经验、环境等因素的影响和限制，更由于个人感觉本身所具有的偏差，建立在自然直观观察基础上的望诊结果不同程度地存在着主观性和不确定性，为了增强其客观性和准确性，利用当前比较成熟的智能视觉技术对传统望诊技术进行升级创新是比较可行的。

在智能视觉技术体系中，比较成熟的是人脸识别技术。人脸识别技术属于生物特征识别技术的一个重要类别，它是基于人的脸部特征，对扫描输入的人脸图像或者视频流进行分析判断的新兴技术，主要观察和判断人体脸部的位置、大小和各个主要面部器官的位置形态等信息，并依据这些信息，提取每个人脸中所蕴含的特征，进一步将其与已知的人脸进行自动化比对，从而对每个人脸与其固有身份做出归属性判定。目前通用的人脸识别技术主要包括人脸图像采集、人脸定位、人脸识别预处理、身份确认以及身份查找等。可见，所谓人脸识别技术，实质上就是利用计算机信息技术和数据分析技术对传统目测方法的改进与提升，而中医学的望诊正是目视观察和人脑分析相结合的方法，二者在基本原理上是相通的。

由于人脸识别技术在技术层面已经相对成熟，我们所需要做的工作主要有以下几个方面。一是通过程序设计与编辑，把中医望诊所必需的要素纳入进来，包括面部神色望诊中的色泽、神态、神情、面形、面容等，舌质望诊中的舌神、舌色、舌形、舌态等，舌苔望诊中的苔质、苔色等。在这些要素中，有关长度、厚度、宽度、高度、亮度、密度、温度、湿度等指标，都是可以利用信息技术进行测量、测定、测算之类的分析判断的，其他诸如外形、动作、程度、力度、幅度、速度、敏锐度等指标，虽然有些不能精确量化，但通过三维成像等技术同样可以进行精确观察、比对和分析，即使比较多变的眼神变化也是如此，由于我们所说的眼神，实际上主要是眼肌和瞳孔、结膜、虹膜等外在表现，生物特征识别系统中目前比较成熟的是虹膜识别技术，既然虹膜可以实现自动识别，那么瞳孔、结膜等同样应当是可以实现的，所不同的只是各自应用领域的目的不同。目前通用的人脸识别技术，主要用于安保领域，技术关键是解决生物特征与个体身份的唯一性对应关系，而中医望诊的技术关键是解决生物指标及其变化与健康状况和病症之间的关联性对应关系，这样，只有在程序的设计和编辑中把这些指标作为输入要素才能实现。二是既然望诊的技术关键是解决生物指标及其变化与健康状况和病症之间的关联性对应关系，在程序中需要增加围绕这些关联性对应关系进行分析判断的功能。三是中医学的望诊指标体系中，神情和色泽是关键要素，而目前主要用于安保和人事管理中的人脸识别技术，其关键要素是面部形态、五官形态及其相互关系、骨骼标志、皮肤标志等，需要将中医临床望诊的关键信息要素纳入到现有的人脸识别要素中，才能为中医所用。四是现有的人脸识别技术主要用于身份识别，仅仅属于个体化识别的范畴，而中医临床望诊所要判定的是某一证候群共同呈现的面部变化及其特征，属于群体共性面部识别，这是单纯依靠个人的面部信息难以实现的，需要通过许多临床工作者较长时期对某一证候群的面部变化和特征进行确认和采集，取得足量的数据信息，并由临床工作者确定相应的波动限，成为某种面部变化的标准值，才能由计算机进行操作，这是一个复杂而庞大的系统工程。

此外，围绕人体的形体识别、手势识别等信息技术也已发展成熟并已投入应用，而形体和动作同样是中医望诊的重要内容，这些信息技术同样可以吸收借鉴。同时，核磁共振技术、计算机断层扫描技术、超声波技术、内镜成像技术等，都可以视为目测方法的延伸，如何通过赋予其中医学望诊的要素而实现提升创新，也是值得探讨和研究的可行途径。

应用智能视觉理论和技术实现中医学望诊技术的创新与跨越，已经引起学术界的高度关注，并且从不同学科视角提出了不同的主张与见解，甚至在技术装备层面开始了实践探索。宋海贝等[1]认为通过人工智能技术，如图像识别、机器学习等，建立基于中医舌象及面象辅助诊疗系统，用以解决传统的舌诊、面诊中结果无法保存和查询，且在舌象、面象的判断中主要依赖医生的目测观察和临床经验，在临床应用中缺乏统一的评价标准等问题，且患者长期的舌象、面象变化无从保存和查询，因此，基于人工智能的舌象面象辅助诊疗系统能够发挥健康管理的优势，可以有效促进中医诊断理论和技术的应用和发展。胡继礼等[2]以舌象体质为着重点，参考前沿的机器学习神经网络理论，基于 Inception-V3 构建舌象体质分类模型，取得了很高的识别率和计算效率，进行舌象采集和分析，在舌象特征与中医证型关系方面，总结出不同病症患者在舌象方面的差异和规律，为中医舌诊体质分类客观化提供了良好的思路。在舌象分类方面，胡继礼等[3]将深度学习卷积神经网络运用到中医舌象识别分类中，利用 python 工具对图像数据进行预处理，使 TensorFlow 机器学习软件平台搭建舌象分类深度学习的 MobileNets 模型，分析中医体质与舌象之间的关系，将卷积神经网络图像处理技术引入到中医体质辨识系统，实现中医体质辨识的客观化。

对于舌图信息及舌苔物质的客观化指标，房雨晨等[4]从慢性胃炎舌诊入手，通过对慢性胃炎患者的舌图信息特征和舌苔物质组分两方面进行分析，指出舌苔及舌苔物质对于判断疾病具有非常重要的要义，并且指出通过舌诊仪采集患者的舌图像，再通过计算机算法识别、提取并分析图像中的客观信息，建立诊断模型和系统生物学方法进行研究，对于中医学诊断疾病具有非常重要的意义。宋超等[5]认为舌象分析是计算机视觉技术在中医望诊的客观化、定量化应用研究中的一个重要课题，其中 2 个关键步骤是舌体分割和舌象分类，提出了一种基于深度迁移学习的舌象特征分类方法，首先利用级联分类器实现有效的舌体定位分割；然后再通过改进 3 种不同的深度神经网络模型来对分割后的舌体数据进行迁移学习训练；最终实现舌象特征的分类识别，提升了舌象特征分类的准确度。其中，改进后的 Inception-V3 网络在 3 种舌象特征分类问题上都表现优异，平均准确度达到 94.88%。ResNet50 网络在厚薄苔分类问题上表现突出，达到了 96.88% 的准确度。由此可见，深度学习方法可以很好地解决传统中医舌象分类问题，这将有力地推动中医舌诊的智能化和客观化发展。陈梦竹[6]认为，在望诊客观化指标发展上，舌诊的客观化技术已经在临床上有所应用，面诊的研究仍存在诸多空白领域，采用基于模板与肤色模型结合的方法检测人脸并分割皮肤块，提取皮肤块的面色特征，对中医面色进行分类，分别采用支持向量机（SVM）和反向传播（BP）神经网络对提取到的面色特征依次进行分类并比较结果。研究认为由于人的视觉受颜色特征、空间特性、时间特性、形状感觉等多种因素影响，这些不利因素严重地制约了面色诊研究与应用的进一步发展。图像处理、模式识别与人工智能等信息处理技术可以实现中医面色诊的计算机自动识别，克服了传统中医望面色无客观量化标准和存在主观性的不足，增强了中医临床信息采集的规范化和准确性，提高了辨证诊断的科学性。

总之，应用智能视觉技术创新升级中医望诊技术，即使在传统中医内部也没有多少争议，基本已形成共识，未来发展值得期待。所要解决的关键问题是，中医临证所采集到的面部和舌象等信息全部来自患病后的表现，而这些患病后的表现必须与健康人体的表现相对照，研究的首要问题就是建立健康人体面部和舌象的标准体系，由于健康人体本身存在着不同体质类型，其面部和舌象的基础也各有差异，可以想象健康人体面部和舌象标准体系的建立必然是一个庞大而复杂的系统工程。同时，患病后的面部和舌象表现，单纯依靠计算机模拟等技术可能会与临证实际存在差异，大量的信息必然需要从临证实践中采集，在辨证论治的场景中，可能出现的证候类型是难以估量的，不仅需要许多临床工作者较长时期参与协同攻关，而且仅仅前期的信息采集装置就是非常可观的投入，需要有效的组织和保障。此外，中医望诊的构成要素中有一个关键要素是神情辨识，目前的研究大多集中于面部色泽变化，对神情辨识关注度不高，如何将神情这一指标实现客观化，也是需要解决的关键问题。当然，通过面部和舌象望诊的智能化提升，取得经验，进而拓展的形体望诊、步态望诊等方面，应当是可行的。

## 参 考 文 献

[1] 宋海贝，温川飙，程小恩. 基于 AI 的中医舌象面象辅助诊疗系统构建 [J]. 时珍国医国药，2020, 31（2）：502-505.

[2] 胡继礼，丁亚涛，阚红星. 基于机器学习的舌象体质分类 [J]. 佳木斯大学学报（自然科学版），2018, 36（5）：709-713.

[3] 胡继礼，阚红星. 基于卷积神经网络的舌象分类 [J]. 安庆师范大学学报（自然科学版），2018, 24（4）：44-49.

[4] 房雨晨，冯依伊，王忆勤，等. 基于舌图信息及舌苔物质分析的慢性胃炎舌诊客观化研究概述 [J]. 世界科学技术-中医药现代化，2020, 22（9）：3306-3310.

[5] 宋超，王斌，许家佗. 基于深度迁移学习的舌象特征分类方法研究 [J]. 计算机工程与科学，2021, 43（8）：1488-1496.

[6] 陈梦竹. 基于肤色检测的中医面色识别 [D]. 北京：北京交通大学，2018.

# 第五章 基于音频与气味识别技术的闻诊技术创新

中医学闻诊方法包括听声音和辨气味两个方面。在现代信息技术领域内，声音识别技术是一个独立分支。所谓声音识别技术，是基于不同人体生理学和语言行为特征，采用数据技术对说话者嗓音和语言学模式进行分析判断的专门技术，识别的内容包括发音的频率、共鸣方式特征（胸腔、鼻腔与口腔等）、嗓音纯度特征（明亮与沙哑）、平均音高特征（高亢与低沉）、音域特征（饱满与干瘪）等声纹图谱要素。与之相匹配的还有语言识别技术，包括单呼言语识别、连呼言语识别、专人言语识别、通用言语识别等技术。

在 20 世纪 80 年代，我国著名耳鼻喉科学专家、声病学开拓者张迺华，提出五种声诊现代诊断学方法。近年来有研究者在此基础上总结了声诊研究中几种主要技术和分析方法，分别是离体喉方法、空气动力学方法、声图仪方法、频谱分析方法、声音传感器和微计算机声音采集分析系统，被广泛运用于当今中医声诊客观化和现代化研究中[1]。

在临床实践中，通过中医声诊信息采集和分析，为更好实现中医临床诊疗、辨证分型提供了一定的理论依据，体现中医声诊客观化和现代化正逐步广泛应用于中医疾病分型和治疗中。陈春凤等[2]运用"中医闻诊采集系统"采集肺系、肝系、脾系、肾系、心系这五脏病变患者声音，以及正常人声音样本作为对照，结果显示五脏病变患者声音各时域段的总样本熵值肺系组最高，其次为脾系组、心系组、肝系组、肾系组和正常组。根据五脏相音理论，运用现代语音信号采集分析方法，可为中医依据声诊进行五脏分类辨证提供一定的客观参考依据。有关中医信息处理技术的研究，目前也存在许多技术难题，其中，中医声诊采集仪器规格、性能缺乏一致的标准，采集检测方法以及声音样本数据也并未达到规范化，研究方式、声音样本采集环境要求等方面的标准化客观化研究依然有很长的路要走。

闻诊的另一个方面是辨气味，除常见的呼吸气味和体味（汗味）之外，还包括特殊物体如痰液、涕液、呕吐物、排泄物等所呈现出的气味，通过对这些气味的观察，对疾病变化进行分析研判。

人们在较早时期就研发出了可用于探测人体气味的传感器，可以探测到人体气味中微小的变化要素。比较成熟的是"电子警犬"（电子鼻）技术，其基本原理是利用紫外线对不同气味物质的消耗程度不同，根据紫外线减少的量值判断气味释放的物质、气味属性和浓度。电子鼻是模仿人类的嗅觉系统，设计研制的一种具有对气体高度交叉敏感系统的智能电子仪器。1989 年，在北大西洋公约研究组织的一次关于化学传感器信息处理会议上对电子鼻作了如下定义："电子鼻是由多个性能彼此重叠的气敏传感器和适当的模式分类方法组成的具有识别单一和复杂气味能力的装置。"随后，第一届电子鼻国际学术会议于 1990 年在冰岛召开。电子鼻技术的研究从此得到飞速发展[3]。电子鼻主要由气味取样器、气体传感器阵列和信号处理系统 3 部分组成。其中信号处理系统又包括了信号预处理子系统和模式识别子系统。电子鼻的工作原理：气味分子经气味取样器输入至电子鼻中，被多个气敏传感器阵列吸附，并转换成电信号；生成的信号输入至预处理子系统中进行预加工处理，完成滤波、交换和特征提取；将预处理后的信号经模式识别子系统做进一步处理，完成对气体信号的定性和定量识别，从而做出气味辨识。最新一代的电子鼻在某些方面甚至比狗的鼻子还要灵敏 1000 倍，而且，更加智能化的电子鼻也陆续开发成功并投入应用。

无论是望诊的人脸识别技术，还是闻诊的声音识别技术和气味识别技术，当用于临床四诊时，首先要解决的关键问题是围绕反映健康水平的指标要素和不同病证的表现要素建立相应的数据库，从而才能实现数据库与具体患者临床数据的自动化分析判断，从而避免自然感官的人为干扰和主观因素，提高望诊和闻诊的精准化和效率。

## 参 考 文 献

[1] 马天才，庄燕鸿，王忆勤. 声诊现代化研究及其在中医学研究中的应用 [J]. 上海中医药大学学报，2009，23（1）：79-82.

[2] 陈春凤，王忆勤，郭睿，等. 803 例五脏病变患者语音的客观化采集与分析 [J]. 中华中医药杂志，2012，27（5）：1455-1457.

[3] 郑哲洲，林雪娟. 电子鼻在医学诊断中的应用研究 [J]. 世界科学技术-中医药现代化，2012，14（6）：2115-2119.

# 第六章　基于人机对话技术的问诊技术创新

　　问诊的过程包括病情询问、病史采集、病程记录、病历书写等一系列复杂的流程，其严谨性、周密性、可靠性与每个医生个体素质及经验有关，具有一定的主观性和不确定性，在一定程度上存在着漏问、漏记并告知误判的现象，同时，随着公众对中医诊疗的认同度和依从度越来越高，就诊和健康咨询的人群越来越多，这一流程往往会使医生投入大量的时间和精力，越是技术水平高、业界名气大的医生越是这样，这就需要相应的自动化技术辅助医生在辨证之前完成问诊和记录流程，也就是所谓的"机器人问诊"，这样就必然要求先行建立庞大的数据库才能实现。而建立数据库的数据源，主要来自历朝历代医学家对疾病表现规律的提炼和各种相关数据的积累，但受到传统文献表达习惯的影响，这些提炼和积累多数以个案和医话、医论的形式存在，并没有形成现代意义上的数据库，因此，围绕对历代医案、医话、医论中有关问诊的内容进行系统性全要素总结整理，是数据库建立过程中首先应当解决的问题，当此之时，数据挖掘技术就尤为必要。

　　所谓数据挖掘技术，首先是海量数据的收集、输入和记录，在此基础上包括以下多方面的专项技术。一是包括判别分析、主成分分析、因子分析、相关分析、多元回归分析等技术在内的传统数理统计分析技术；二是主要根据事物的特征对其进行聚类或分类，并从中发现规律和典型模式，除传统的基于多元统计分析的聚类方法外，近些年来模糊聚类和神经网络聚类方法也有了长足的发展；三是根据事物不同的重要特征，以树形结构表示分类或决策集合，从而发现规律和规则的决策树分类技术；四是通过示例学习，形成描述复杂非线性系统的非线性函数，进而实现对客观规律进行定量描述的人工神经网络技术，包括 BP 网络和径向基函数（RBF）网络等；五是在大型数据库搜索和挖掘未知的规则和规律的归纳技术；六是借助语言、文字、图形、图像、动画等手段形象地指导操作、引导挖掘和表达结果的可视可听化技术等。优选并应用这些数据挖掘技术，对《伤寒论》以降历代名医散于各自的医著、医案、医论、医话中的问诊资料与数据进行处理，形成数据库，设计编辑相应的内存程序，并与"对话机器人"技术结合从而实现"机器人问诊"，使询问、输入、记录、分析、显示（语言、文字、图像）等流程一体化完成，一定能够极大地提高问诊的准确性、完整性、可靠性和时效性。

# 第七章 基于智能传感技术的脉诊技术创新

脉诊是中医学的特有方法和优势技术，在一定程度上又可以说是中医学的标志性和品牌性技术，最常见的是寸口脉诊法。五脏精气阴阳均可行于脉中到达全身，因此除心主血脉之外，肺朝百脉、脾主运化和统血、肝主疏泄和藏血、肾精化血等，五脏精气阴阳均在气血运行和脉象形成过程中各自发挥着重要作用，而脉象的正常与否同时也反映着五脏精气阴阳及其运动变化规律的正常与否，借鉴吸收现代生物流体动力学技术是中医学脉诊技术研究和创新的可行途径。

生物流体动力学是生物学、医学、生理学、生物工程、生物医学工程等学科充分综合与交叉，并与临床医学深度融合而发展起来的属于生物力学体系中的重要分支学科，在现代生命科学特别是现代医学领域中，生物流体动力学主要研究动物和人体内循环、呼吸等多个系统的生理状态下各种液体（如血液、气体、尿液、淋巴液和其他体液等）的流体力学问题。其中，力学研究方向侧重生物心血管系统、消化呼吸系统、泌尿系统、内分泌等领域中主要与水流动力学、空气动力学、边界层理论和流变学有关的力学问题。其目的是利用力学的理论和方法来解释和分析生物体所呈现的各类生理现象，阐明血液流动的基本规律及不同疾病对血液流动的可能影响。

人体新陈代谢中的物质交换和内部运输过程主要通过流体运动的形式，因此目前最为活跃的是围绕循环系统的流体力学研究，同时，人体的呼吸运动不仅依靠呼吸系统来完成，而且需要血液循环系统完成血氧运输、组织换气、二氧化碳运出等生理功能，而且肝脏代谢产生的所有营养物质全部通过血液运送到全身，因此，以循环系统为主体的生物流体动力学同时也反映着呼吸系统和消化系统的生理功能。

围绕人体的生物流体动力学研究，一是流体力学与固体力学相结合的研究，由于人体生理流动总是以软组织为其运动的边界，因而研究时需要关注生理流体力学问题与流体运动与边界变形运动的耦合关系的研究，二是流体力学过程与伴随的物理和生化过程相互联系的研究，即研究流动现象时总是将其传送过程和伴随着生化反应相联系进行研究。

无论任何先进技术在中医学中应用时，都必须高度模拟和再现中医学自有的原理和方法。中医学的脉诊是无创伤性检测，主要是心的精气阴阳、脉的精气阴阳、血的精气阴阳乃至血液的流量、流速、流态及其与血脉之间相互作用在医生手指的反映，生物流体动力学的应用必然会借助传感器技术，所谓传感器，就是能感受规定的被测量件并按照一定的规律转换成可用信号的器件或装置，通常由敏感元件和转换元件构成。传感器可完成信息的传输、处理、存储、显示、记录、控制等多重要求，具有微型化、数字化、智能化等多种特性和优势。以流体动力学技术和传感器技术相结合，并将中医脉诊中的深浅、次数、节律、粗细、长短、力量、张力、流利度等技术要素编辑程序，对常脉、病脉及其与相应病证的关系等进行定性定量设计，即可实现传统脉诊的升级创新。

近年来，基于智能传感技术的脉诊研究比较活跃。崔骥等[1]初步研究了基于脉诊客观化和数据化的脉诊仪，脉诊仪能够识别临床常见基本脉象的脉图特征，脉搏波参数的客观数据可以为脉图分类提供数据支持，脉图的获取与分析技术的优劣决定着评判的标准。脉诊仪，尤其是传感器的研究及更新，脉象采集的规范化以及脉图分析的准确性成为脉诊客观化和现代中医临床运用的重要前提。毕锐宇等[2]指出随着传感器技术和电子信息技术的发展，脉诊数字化成为重要的研究领域，近年来人工智能的迅速崛起，为传统中医脉诊提供了新的发展方向——智能中医脉诊，新型脉搏传感器的突破，尤其是在可穿戴领域的广泛应用，对中医脉诊领域发展有极大的帮助。胡晓娟等[3]从智能脉象分析入手，以中医脉象智能分析方法研究为切入点，了解单点、单部及多点、多部脉图，通过分析现有融合方案，提出以中医脉诊理论、信息融合理论为指导，在显性整体特征有效提取的基础上，利用深度学习挖掘隐性特征，构建中医脉象"位、数、形、势"全域特征的脉图融合分析模型及表达模型，通过临床验证优化完善全域特征模型，从而获得表征临床病证的主特征结合，构建中医脉象智能分析新思路。刘映辰等[4]基于传感器的智能电子脉诊仪的研究也提示，传感器是人体感官的延展，它能够感受到被测量的信息，并将测量到的信号变换成为常用的电信号或满足其他所需形式的信号，以实现对被测量的信息的计算处理、输出控制、记录存储等不同的要求，利用传感器和自动加压装置对脉搏波的数据进行采集和特征提取，可以实现智能电子脉诊仪对病情的诊断。

当然，脉象及其变化说到底是精气物质的变化，我们通过五脏精气族群所产生的生理活动及其异常变化，对体内精气物质相应的变化进行分析检测，即可成为研究观察的系列化指标，目前，有关光谱、色谱、质谱以及相互联用的生化分析技术日新月异，因此在应用生物流体动力学和传感器技术研究创新脉诊技术的同时，与精气物质分析检测技术结合起来，也是研究创新的可行途径。

## 参 考 文 献

[1] 崔骥，许家佗. 中医脉诊现代化研究述评 [J]. 中华中医药杂志，2023，38（2）：463-469.

[2] 毕锐宇，赵云龙，朱枭龙，等. 中医脉诊数字化研究进展及发展趋势 [J]. 传感技术学报，2021，34（4）：427-433.

[3] 胡晓娟，崔骥，屠立平，等. 中医脉象智能分析方法研究述评 [J]. 中国中医药信息杂志，2023，30（8）：181-186.

[4] 刘映辰，李佳慧，杨向国，等. 基于传感器的智能电子脉诊仪的设计 [J]. 中国新通信，2022，24（15）：55-58.

# 第八章　基于系统集成技术的四诊合参技术创新

所谓"四诊"是指望、闻、问、切四种诊察疾病的方法。具体来说，望诊是指用眼观看患者的神色、形态及排出物的变化；闻诊是用听觉和嗅觉诊察病人声音和气味的变化；问诊是通过对病人或陪诊者的询问，以了解疾病发生与发展的过程、现在症状及其他与疾病有关的情况；切诊是用手指或手掌在病体的一定部位上触摸按压的诊病方法。根据中医学理论，人体是个有机整体，局部病变可影响全身，内部病变能够反映于外，所以，中医在诊断疾病时，往往通过患者的自我感觉和医生观察到的患者的一些外在表现来推断患者内部的病理变化。如《素问·阴阳应象大论》中说："以表知里……以诊则不失。"四诊之间互有联系，临证时必须互相参合，不可割裂或有所偏废，这样才能相得益彰，为辨证施治提供周密而确切的依据。

近几十年来在临床医学实践中迅速兴起了一门新兴临床学科——循证医学，目前十分地活跃，已引起医学界的极大兴趣。循证医学的创始人戴维·萨基特（David Sackett）教授是国际著名临床流行病学家，英国牛津大学约翰·拉德克利夫（John Radcliffe）医院国家卫生服务部循证医学中心临床流行病学教授，他在 2000 年新版《怎样实践和教授循证医学》中，将循证医学的定义更新为"慎重、准确、明智地应用当前所能获得的最好的研究依据，同时结合医生的个人专业技能和多年临床经验，考虑病人的价值和愿望，将三者完美地结合制定出病人的治疗措施"，即证据、医生经验和患者意愿构成了循证医学的三个要素。循证医学内容十分丰富，涵盖病因学、诊断试验、治疗性临床试验、药物不良反应、疾病预后、临床经济学、卫生技术评估、临床决策分析等多方面的研究评价。其核心思想是在临床医疗实践中，应尽量以客观的科学依据结果为证据制定患者的诊治决策，即临床医生的专业技能、临床经验与当前系统研究所获得的最佳结果有机结合，以患者为对象查找证据，严格评价，综合分析，将最好的证据应用于临床实践。这一核心思想表明了医生-证据-患者三者之间互动的彼此不可替代的辩证关系以及医生在这个关系中的主导地位，明确地传达了证据绝不可能取代临床经验和专业技能的信息，而专业技能是获取可信的临床资料、评价外在证据是否适用于一个具体患者的前提。循证医学的出现使临床医学研究和临床实践发生了巨大的变化，由经验医学向循证医学转变是 21 世纪医学的一场深刻革命，也是临床医学发展的必然趋势。

中医学的四诊合参与循证医学在某些方面有异曲同工之处。一是以患者为中心，而不是以疾病为中心。循证医学把"病人参与"列入实施其基本精神的四大要素之一，强调医患之间要做到平等沟通，医疗活动要取得患者的信任和合作，尊重病人的权益，在医疗决策时应针对患者的具体病情，结合丰富而可信的资料证据来决定，以确保疗效的提高。中医学历来强调治病要三因制宜。强调辨证论治、个体化治疗，重视医患之间的交流，了解患者的感受与要求，在治疗过程中取得患者的配合，达到药到病除的目的。二是以可信的临床证据为基础，而不是盲从实验室指标。循证医学重视对患者临床最新证据和最佳证据的获得，以及进行缜密思维推理的方法，对疾病做出正确的诊断，改变迷信实验检测结果的现象，因为实验室检测存在着假阳性、假阴性的情况，虽然其概率不高，但对某一患者来说，很可能是一个足以致命的误差。在疗效评价方面，注重以患者的预后为重点指标来评价治疗方式的有效性和安全性。中医学强调所获取的临床症状、体征的真实性，有一套完整的望、闻、问、切的临床资料的收集方法，在辨证过程中，重视"四诊合参"，在疗效方面注重临床症状的改善和脏腑功能的调节，调动机体的内在积极因素协同药物来解决患者的问题，达到治疗的目的。三是强调整体观念，循证医学趋向于讲究整体。突破以往单纯以疾病为中心的模式，倡导临床措施和医疗决策都要以病人为中心。作出整体的综合考虑。评价一种疗法是否有效，不仅关心实验室或影像学等中间指标的改变，更着重观察与病人密切相关的临床综合指标，如病死率、致残率、生活自理能力及生命质量等。中医学认为人是有机的整体，五脏六腑的生理功能是相互关联和相互依存的，五脏的生克关系、形神合一的观点等，均说明了人的生命活动是整体功能协调，"阴平阳秘"的结果。同时，人生活在自然社会中，自然界的地理、气候的变化，社会的制度和变迁都影响着人的生命过程，都与健康和疾病存在着某种或强或弱的关联，"天人合一"学说在指导防病、治病方面均起到积极的作用。

在现代科学技术层面，可能将四诊合参用于实践的应当是系统集成技术，所谓集成，就是将一些孤立的信息或元素通过某种方式集中在一起，建立联系，并且构成一个有机整体的过程。在信息技术领域，系统集成通常是指将软件、硬件与通信技术组合起来为用户解决信息处理问题的业务，集成的各个分离部分原本就是一个个独立的系统，集成后的整体的各部分之间能彼此有机地和协调地工作，以发挥整体效能，达到整体优化的目的。系统集成的本质就是最优化的能够进行综合统筹分析的大型计算机网络系统，包括计算机软件、硬件、操作系统技术、数据库技术、网络通信技术等的集成，系统集成应用功能集成、网络集成、软件界面集成等多种集成技术。系统集成包含技术集成能力、产品改进能力、系统评价技术、系统调试技术等关键要素。随着系统集成市场的规范化、专用化的发展，系统集成技术正在趋向于产品技术服务型、系统咨询型、应用产品开发型等多个发展方向，但无论如何，数据集成是最基础、最重要的方法之一。数据集成技术主要包含数据聚合与数据转换两种方式，能够有效地将数据源进行整合与处理。并对数据进行有效管理，进而实现数据集成。

中医学的四诊合参，说到底就是经典版本的信息系统集成方法，与计算机领域的系统集成技术原理非常契合，有理由相信借助系统集成技术创新提升四诊合参技术是可行的。事实上，已经有学者对此进行了研究，李红岩等[1]指出数据准备、特征提取和模型构建中的关键技术以及其在四诊中的应用方式和效果是四诊智能化需要解决的三大技术问题，认为中医智能化今后发展应注重建立标准数据库，关注特征提取的标准化和自动化，设备应向小型化、移动化和可穿戴化发展，硬件和流程应标准化和规范化，"四诊合诊"应不断融合。另有学者指出，近年来，中医四诊信息客观采集和分析系统不断完善，出现四诊融合趋势，借助新兴技术探寻隐含在现象背后的知识和规律，应当会取得长足的进步，中医四诊合参智能化程度也将会越来越高，最终实现真正意义的中医四诊合参智能化。

## 参 考 文 献

[1] 李红岩，李灿，郎许锋，等. 中医四诊智能化现状及关键技术探讨 [J]. 中医杂志，2022，63（12）：1101-1108.

# 第九章　基于计算机算法的辨证论治技术创新

　　当我们通过人脸识别技术、气味和声音识别技术、新型人机对话技术、生物流体动力学技术和智能传感技术等先进技术，分别对经典中医学望、闻、问、切各专项技术以及基于系统集成技术的四诊合参方法的创新升级进行可行性分析探讨之后，接下来要面对的就是辨证论治环节。而这恰恰是中医药核心理论和关键技术创新最具有根本性特征的前沿问题。

　　作为农耕文明和手工业文明的产物，传统中医学对辨证论治规律的提炼总结过程尚未形成数理统计之类的公式或方程，同时也是全部由人脑实现而尚未借助其他工具或技术手段，是由感官和人脑共同进行的原始性数据处理，其处理路径虽然是科学而正确的，但处理的精准性和高效性则明显落后于计算机技术，有鉴于此，运用先进的计算机算法对其进行研究和创新就成为可能。

　　计算机算法是对计算机将输入信息经过处理转化为输出信息全过程的解析，目前看来具有多种优势和特征。一是正确性，即对于任意的一组输入，总能得到理想的输出，过程中能够对异常输入进行处理，从而最大程度地保障输出的正确性；二是具体性，算法是由一系列具体步骤组成的，并且每一步都能够被计算机所理解和执行，而不是抽象和模糊的概念；三是有序性，每个步骤都有确定的执行顺序，而且这些顺序都是明确的，不存在多义或歧义；四是有限性，无论算法多么复杂，都能够在有限步骤之后结束或终止运行，在任何情况下，算法都不能陷入无限循环中。目前普遍应用的有二分取中查找算法、分支定界算法、迪杰斯特拉算法、欧几里得算法、离散傅里叶变换的快速算法、归并排序算法等。而无论哪种算法，其关键技术则都离不开大数据技术。

　　所谓"大数据"，从字面认识就是海量数据，无穷多的数据。当数据机制达到了海量级别时，人们发现过去那种从一般性数据群中抽样调查和统计计算的方式存在着效率低、偏离度高等缺陷，只有对足够多的数据全部纳入统计分析范畴，才能无限接近于真实，才能发现关联性数据在海量数据中所固有的规律性、集中性趋势，这样，数据的相关性和以往我们所关注的因果关系同样重要，我们需要在不放弃对因果关系追求的同时，更加关注数据间的相关性，才能在生产、生活中发挥现实作用。而数据的来源，不仅需要现实数据，更需要历史数据，不仅需要本专业本行业的群体性数据，更需要跨专业、跨行业的超群体数据，不仅需要依托既有足量数据建立相应的数据库，更需要持续不断地对数据库进行补充和拓展。

　　大数据包括结构化、半结构化和非结构化数据，所谓"结构化"，就是数据组合是相对稳定的，总是同步产生的，半结构化就是数据的产生有一定的概率性，其组合程度和概率有一定的随机性，而非结构化数据在源头上常常表现为散在的、非组合性，日常技术活动中所自然产生的数据大多是非结构化或半结构化的。因此，大数据技术才是大数据应用的必要前提，除云计算技术外，大数据技术还包括分布式处理技术、存储技术和感知技术等，共同实现大数据从采集、处理、存储到形成结果的整个过程。

目前，大数据技术已经开始在循证医学中得到应用，其原理就是对过去的数据进行研究，发现相同情况下的诊断结果和治疗方法，其优势就是准确性高、速度快、可广泛推广普及。但是中医学辨证论治的核心，是高度关注发病人群的个体差异，高度关注疾病进展的时段差异，高度关注同一疾病的程度差异，高度关注同一病因在不同发病个体条件影响下的表现差异，其作出的结论性判定具有高度的个性化特征，因此我们在建立关于中医学辨证分析的数据库时，依然应当把既往已知的因果关系、症状组合规律等要素，作为关键性数据要素纳入进来，只有建立在这一优势和特点基础上的大数据技术，才是适合于中医学辨证分析可有效应用的大数据技术。

与四诊和辨证方法一样，中医学的理法方药技术同样受到医生个体素质和经验的影响和限制，具有一定的人为主观性和不确定性，更不利于开展远程医疗。鉴于其在基本原理和模式上与云计算技术有一定的相似性，积极探索云计算技术在理法方药过程中的应用具有一定的积极意义。

云计算是分布式计算的一种，是先将巨大的数据计算处理程序分解成无数个小程序，然后通过多部服务器组成的系统进行处理和分析，得到分析结果之后反馈给用户，是大数据技术与互联网技术相结合的产物，云计算技术常常是远距离多点位布局和链接，其流程同样是依托于数据库和相应的软件程序，将实时采集的数据传输到中心服务器，由中心服务器或计算机集群进行高速高效的分析处理，将结果传回到用户端。可见，云计算的特点是远距离多点位布局形成云网络或云路径，优势是同步作业、结果共享，核心同样是专门化数据库的建立和相应软件程序的设计开发，只要我们将历代医家有关望闻问切、辨证分析、理法方药所形成的海量数据采集建立数据库，按照辨证论治原理和要素设计开发软件程序，并且逐步实现基于智能视觉技术望诊技术创新、基于音频与气味识别技术的闻诊技术创新、基于人机对话技术的问诊技术创新、基于智能传感技术的脉诊技术创新、基于数字技术集成的四诊合参技术创新，就能有效利用现有的云计算技术平台，实现多数人同时进行云端望闻问切、云端辨证分析、云端理法方药，不仅能够提高理法方药的精准性和可靠性，而且能够使远距离集群化诊疗成为可能。

# 第十章 基于智能测量技术的选穴行针技术创新

针灸是中医学治疗疾病的主要方法，而经络和穴位理论是针灸治病的主要依据。在现有的针灸学理论体系中，当不在疾病状态下或不采取针刺等特定刺激方法时，我们很难感知经络现象的存在，与此同时，临床上穴位的定位、进针的向度、速度和深度以及行针运针的力度、强度等，都与医生本人的个体素质和经验密切相关，存在着不可控制的人为主观性和不确定性，"得气"与"气至"等效果的判定，也主要依靠医生操作的成熟度和患者的感觉，很难做到精准化和定量化，这一点是针灸学领域研究和创新所面对的主要难题。

目前，临床上应用比较多的取穴方法，主要是同身寸取穴法和体表标志取穴法两种，所谓同身寸就是以施术者或患者的手指的固有量值作为测量患者身体部位的依据，与某一体表标志或前一个穴位的距离确定所选穴位的定位，如拇指指间关节的宽度为 1 寸；又如中指屈曲时中指中节两横纹末梢之间为 1 寸；四指并拢时以中指近节指间关节平面的宽度约为 3 寸等。这种方法的最大缺陷是，由于人体之间个体差异很大，无论哪个手指的量值都不尽相同，很难做到对穴位的精确定位。自然标志取穴法实际上也包括常说的骨度取穴法，都是以身体某个或两个特定标志之间的距离为依据，或者在两个标志的中点取穴，如两眉之间取印堂、两乳头之间取膻中等，或者对某两点间（以骨骼标志为多）的距离规定量值，如前发际与后发际之间规定为 12 寸、脐的中心与耻骨联合上缘的距离为 5 寸等，按照穴位原本与起始两点间的固有距离取穴。

我们知道，无论任何个体的高矮胖瘦，其体表标志总是存在的，以此为依据取穴是合理的（如两点正中取穴等），只是无论形体大小，体表标志间的距离都规定同一个尺寸显然是不合理的。经过仔细分析，我们认为，之所以取两个体表标志，主要是为了确定分布的方向，与穴位的距离无关，如果将现行的按标志规定尺寸的方法修改为按标志间距的比例取穴，问题就可以解决，因为无论其个体间的差异有多大，某一穴位与特定体表标志距离的比例关系总是不变的，是恒定的。当穴位的固有部位确定之后，接下来只需要解决医生的主观性问题了，这方面借助计算机辅助技术是可以实现的。

无论是经络分布还是穴位选定，说到底都是一种测量和定位技术，目前在测量领域这一技术正在走向智能化，并且在航空航天、地理测绘、气候变化、气象预报、海洋考察、采矿勘探等方面得到了应用，呈现出良好的前景。这里所谓的智能化测量，就是让机器掌握人工测量所依靠的特征确认、信息采集、分析处理、反馈操作等知识和技术，从而极大地提高过程的精准性和高效性。如前所述，人体的体表天然形成了各种各样的凸起隆起、凹陷沟壑等标志性特征，是体表信息采集的天然特征，这些特征是能够被智能测量技术或智能摄影技术所感知的，同时由于人体的穴位与各种体表特征之间，其方位总是保持着相应的比例（不是距离的绝对值），这一比例关系也是能够被计算机技术准确衡量和测定的，只不过目前测量技术领域的观察对象、技术装备、参照指标特征等都非常庞大，而人体体表特征标志较小，需要在现有智能测量装备的基础上进行微型化、便携化改造，进一步研发经络腧穴专用的程序软件即可实现。

现行的进针方法，主要包括单手进针法、双手进针法（指切进针法、夹持进针法、提捏进针法、舒张进针法等）、管针进针法等。无论哪种方法都是在确定穴位也就是进针点之后，在不同的向度、深度、速度、力度、强度规范下进行操作的，这些维度及其量值同样在不同医生之间存在着很大的差异，有时甚至是一个医生一个样，同样需要借助计算机辅助技术得以解决。

计算机辅助技术包括计算机辅助设计、计算机辅助制造和操作、计算机辅助教学等多个领域。之所以称为辅助，主要是强调了人的主导作用，使计算机和使用者之间构成了一个密切交互的人机系统。此外，计算机辅助技术是高度开放并能引入到更多的领域的，例如计算机辅助工艺规划、计算机辅助测试、计算机辅助质量控制等。设想，如果一个计算机辅助设备或装置，其基本软件程序囊括了针灸所需要的人体体表标志的精确定位、特定穴位与这些体表标志间距的准确比例和准确定位、特定病证所需的穴位组合处方、特定病证对这些组合处方中具体穴位的进针向度、深度、速度、力度、强度等量值规定，进一步赋予其持针、进针、行针、出针等方面的操作能力和灵巧性，进而实现微型装置自动确定体表标志，自动测量间距比例及方向，自动确定进针行针的向度、深度、速度、力度、强度并自动实施操作，一定能够大大提高针灸操作的规范化标准化水平和工作效率。当此情形下，机电一体化技术就可能发挥其作用。

机电一体化技术是将机械技术、电工电子技术、微电子技术、信息技术、传感器技术、接口技术、信号变换技术等多种技术进行有机地结合，并综合应用到实际中去的综合技术。机械电子学系统主要由机械主体、传感器、信息处理和执行机构等部分组成，是机械技术、电脑技术、系统技术、自动技术、传感技术等多种新兴技术的高度集成。机电一体化产品最显著的特点就是将多种技术与功能集成于一体，使其功能更加强大。而且能适应于不同的场合和不同的领域；机电一体化技术由于采用计算机检测与控制技术补偿和校正因各种干扰造成的动态误差，从而达到单纯用机械技术所无法实现的工作精度；利用软件来改变机器的工作程序，以满足不同的需要。例如，工业机器人具有较多的运动自由度，手爪部分可以换用不同的工具，通过改变控制程序改变运动轨迹和运动姿态，以适应不同的作业要求。当我们利用智能测量技术完成腧穴的定位之后，采用机电一体化技术，将不同病证所需的针刺向度、深度、速度、强度等要素转变为计算机程序，并研制具有在计算机程序控制下能够实现持针、进针、提插、捻转、取针等功能的微型机械臂，应当是行针技术的一个创新方向。

事实上，应用智能测量和机电一体化技术对传统针灸的选穴行针技术进行创新升级，已经有了一些苗头，南京中医药大学徐天成团队自主开发了基于数字经络理论的智能针灸机器人[1]，包含基于腧穴体表分布数学规律的穴位自动定位及基于经穴主治与症状联系的小世界网络自动配穴两项核心功能。相信在不远的将来，针灸智能技术的研究和应用一定会大有可为。

# 参 考 文 献

[1] 张竞心，孙琦，林祺，等.数字经络智能针灸机器人的研发思路探讨 [J].中医药导报，2018，24 (19)：
66-68.

# 第十一章 基于物联网技术的药物炮制技术创新

火制法是中药炮制中最常用到的方法，目前的问题是，随着老一代技工的减少，多种方法面临失传，更重要的是，老药工的技艺具有典型的经验性、粗放性特点，许多指标属于药工的心验，难以实现标准化规范化。创新的重点首先是系统梳理火制工艺和炮制品的各项技术要素，在工艺方面，火候、时间、锅具、药物与辅料的比例、辅料的技术指标等都需要进行量化研究，炮制品则应对其颜色、质地、形态、气味及其与内在物质要素之间的关系进行量化研究，从而使传统炮制技术逐步实现标准化规范化，特别是在技工不足、经验失传的情形下，进一步探索开发智能化炮制装备的技术路线。

水制法较为简单，便于操作，其目的主要是净制、软化。目前的问题是，药农在进行产地加工时是鲜品切片的最佳时机，但目前的分段式监管是不允许在产地加工阶段切制薄片的，只有在饮片生产中才能切制薄片，这样，药材在产地只能现行干燥，失去了鲜品切片的最佳时机，而饮片生产中为便于切片，需要先将原药材浸润软化，切片之后再行干燥，从产地到薄片事实上经过了一次浸润，两次干燥，不可避免地使其中的挥发性物质、热不稳定物质和水溶性物质流失，如果将切片环节前移，减少了一次浸润和一次干燥，就会有效地保留其活性物质，这是生产监管中值得研究和改进的一个方面。

水火共制与火制一样，是中医炮制中的核心技术，目前的问题是，由于这些技术大多在实践中形成，世代之间口传心授，既有不同的技术流派，更受限于老药工的自身体验，技术指标不明确，大多用适度、适量、少许等表述，不能量化，最关键的包括火候温度、加热时间、加水或加辅料的量度等，都需要通过严谨的科学研究使其定量化和标准化，从而满足工业化生产和所有技术工人共同掌握的需求，在产品指标方面，往往用变黑、变黄、软化等感官指标描述，而变黑变黄的过程一定是某些物质发生了变化，那么是哪些物质发生了变化，变化到什么程度才能满足药用品质要求，同样需要相应的基础研究得出具体的可量化的技术参数，这是中药炮制技术创新必须破解的关键问题。

物联网技术的出现与应用，为中药炮制技术的转型与创新提供了全新的机遇。所谓物联网，就是把关联物体利用信息传感技术与互联网实现链接，进而形成智能化操作和管理系统，这一全新的理念和技术出现的时间很短，主要是本世纪的新生事物，但发展势头强劲，技术进步和成熟的速度非常迅猛，已经成为信息时代的一项标志性技术。通俗而言，物联网就是物与物、人与物之间的信息传递与控制，是多种信息技术的高度集成。一是传感器技术，这是计算机技术中的关键技术，其优势是通过传感器把模拟信号转换成数字信号，以便于计算机处理；二是射频识别技术，该技术融合了无线射频技术和嵌入式技术，在自动识别、物品物流管理过程中具有显著的作用；三是嵌入式系统技术，该技术将计算机软硬件、传感器技术、集成电路技术、电子应用技术等有机地融为一体，可以被视为物理世界的一种类脑技术，在物联网体系中具有非常重要的地位和作用；四是智能技术，就是通过在物体中植入智能系统，使得物体具备一定的智能性，也是物联网的关键技术之一。特别需要强调的是，这些技术是相互关联或者重合的，关键是必须要按照生产生活的目标需求，组成一个协同运行的技术网络才能称之为物联网，这就意味着物联网技术是有一定的体系架构的，至少包括感知层、网络层和应用层。感知层是实现物联网灵敏和完整感知的核心技术；网络层主要以广泛覆盖的互联网设施为依托，对所有关联节点实现迅速而准确的信息传递与调控；应用层就是能够在信息技术调控下实现自动化操作的机械设备，只有这样才能形成一个完整的物联网系统。这一技术的快速成熟与广泛应用，对传统炮制技术的创新具有重要的启发，只要把不同药材在不同的炮制情形中的所有技术参数进行量化，形成智能化软件程序，进一步与相应的传感装置、操作装置等实现集成，就会是一个基于传统炮制技术要领的中药炮制物联网系统，这一前景值得期待。

现代生物科学的发展，为发酵技术的创新提供了新的机遇，首先是菌种的优选具备了条件，人们可以通过微生物工程批量培养和繁殖菌种，减少了单纯依靠环境菌种的被动性，在目前最常用的菌种中，乳酸杆菌类最为广泛，该菌种是动物肠道重要的生理性菌群之一，具有显著的嗜酸性或耐酸性，能够产生大量代谢物，包括乳酸、抗菌肽、生物素等，代谢产物和活菌液对革兰氏阳性菌、革兰氏阴性菌都有很强的抑菌效果，随着 pH 的降低抑菌作用逐渐变强，同时含有较高的超氧化物歧化酶（SOD），能增强动物的体液免疫和细胞免疫。酵母菌则具有很强的繁殖能力，菌体中含有非常丰富的蛋白质、B 族维生素、脂肪、糖、酶等多种营养成分，是重要的糖类分解菌种，在提高动物免疫力和减少应激等方面具有一定的作用。芽孢类是一种好氧菌，耐受高温、高压和酸碱，生命力强，在氧气充分的条件下可大量产生热、产酶，对以木质为主的药材发酵很有意义。曲霉类代谢中可生产淀粉酶、酸性蛋白酶、纤维素酶、果胶酶、葡萄糖氧化酶、柠檬酸、葡糖酸和没食子酸等，也是比较热门的发酵菌种之一。

中药发酵技术创新的另外一个关键环节是发酵条件的优化，包括温度、pH、溶氧、搅拌转速、氨离子、金属离子、营养物浓度等的优化控制，需要根据不同的药物和菌种，经过严格的基础研究而形成全优的可控的方案。同时，微生物在生长的不同阶段、生产目的代谢产物的不同时期，对环境条件也有不同的要求，因此，上述条件应该是动态演变的体系，其目的始终是为菌种提供最佳的环境条件，以提高目标产物的收率。一般而言，对于好氧菌种来说，主要应当开展 pH 工艺的优化、溶氧工艺的优化、原材料工艺的优化、消毒（灭菌）工艺的优化、菌种制备工艺的优化、小试到中试中试到生产等扩大实验的工艺优化、成本工艺优化、种子罐工艺的优化、发酵罐工艺参数控制的优化等，其他如厌氧菌种、固体发酵等也需要根据具体情况开展工艺优化领域的基础研究。在数字技术和人工智能时代，整个发酵过程的实时反馈和全自动调控已经具备了条件，开发新型智能化发酵装备也是具有前景的领域。

# 第十二章　基于机器换人时代的制药技术创新

我国的制药工业最早是以手工业形态和方式出现的，生产的剂型也主要以传统的丸散膏丹为主，历经数百年，形成了许多独特的工艺，也打造了许多历史悠久的品牌老店，如山西的广誉远、北京的同仁堂、哈尔滨的世一堂、杭州的胡庆余堂、重庆的桐君阁、苏州的雷允上、广州的陈李济等。

随着科学技术的进展，中药剂型不断丰富，诸如颗粒、片剂、胶囊、口服液、注射剂等已经成为中药的主要剂型，一些新的制药技术也相继成熟，成为中药制药工业的主导性技术。

在上述各种剂型的生产过程中，有许多通用技术。一是粉碎技术，包括单独粉碎、混合粉碎、干法粉碎和湿法粉碎等，而超微粉碎技术则是粉碎技术家族中的新成员，包括气流粉碎、低温粉碎等，其优势是能够使中心粒径达到 $10\mu m$ 左右，有些甚至可达到更微小的粒度，从而使药材的溶出和吸收更加迅速完全。二是浸提技术，包括常见的煎煮法、浸渍法、渗漉法、回流提取法、水蒸气蒸馏法等。近年来，出现了许多浸提新方法、新技术，如半仿生提取法、超声提取法、超临界流体萃取法、旋流提取法、加压逆流提取法、酶法提取等。三是分离纯化技术，这一技术主要用于提取特定活性物质，分离方法主要包括沉降分离法、滤过分离法、离心分离法等；精制技术主要包括水提醇沉法（水醇法）、醇提水沉法（醇水法）、酸碱法、盐析法、离子交换法和结晶法等，近年来，包括絮凝沉淀法、大孔树脂吸附法、超滤法、高速离心法等新技术先后投入应用，并且开发出两种以上工艺联用的方法，如 ZTC 澄清剂与大孔树脂吸附联用、大孔树脂吸附与超滤技术联、吸附澄清-高速离心-微滤法联用等。四是浓缩干燥技术，主要包括远红外辐射干燥、沸腾干燥、喷雾干燥、冷冻干燥等，近年来，薄膜蒸发技术在中药提取液浓缩方面也得到广泛应用。

总体来看，我国中药制药工业的科技水平不断提升，但是，此前的技术创新重点集中在药品的质量提升和控制方面，而针对提高生产效率、降低人力劳动、控制生产成本领域的重视和研发力度不够，也就是说，中药制药工业的水平总体处于信息技术的前期，仍然属于工业文明的水平，或者说依然是劳动密集型产业，而尽快迈向技术密集型产业水平，以机器换人为特征的人工智能技术就是一个最佳的选择。

随着劳动力价格的上涨，制造业的"人口红利"正在不断消失。国际经济形势复杂多变，世界经济深度调整，发达国家推进"再工业化"和"制造业回归"，全球制造业高端化竞争趋势日益明显。以现代化、自动化、智能化的技术装备提升改造传统产业，推动技术红利替代人口红利，成为中国制造产业优化升级和经济持续增长的必然之选。2012 年 3 月，科技部印发《智能制造科技发展"十二五"专项规划》和《服务机器人科技发展"十二五"专项规划》，2014 年 1 月，工信部发布《关于推进工业机器人产业发展的指导意见》，其核心技术是物联网技术和人工智能技术，其在工业生产中的现实体现就是无人生产线、无人车间乃至无人工厂。在工厂里，主要是自动加工中心、机器人、自动运输工具，自动加工中心在计算机控制下进行加工；自动运输工具从一个装置旁边移动到另一个装置旁边运送材料，机器人再进行产品检查包装……，生产命令和原料从工厂一端输进，经过产品设计、工艺设计、生产加工和检验包装，最后从工厂另一端输出产品，所有工作都由计算机控制的机器人、数控设备、无人运输工具和自动化仓库来实现。

随着自动化应用的不断推广，自动化应用水平的不断提高，制药业已经成为人工智能所关注的重要领域。制药业生产过程中主要有三个基本的工作环节：投料和提取环节，制剂环节，分装环节。为了减少运输过程中微粒和微生物的污染，开发了搬运机器人系统；制药业对无菌、洁净度、人员和设备的数量有着严格的把控，洁净室专用机器人附有专用涂层，配备密封部件和食用级润滑油，大大消除污染的风险，为要求严格的生产环境提供理想的解决方案；在高压、有毒等不适合人工操作的环境中，智能搬运机器人完成药物生产过程中原材料和包装材料的分拣配送。

目前，人工智能技术的主要设备较多，如自动制丸机、自动提取浓缩生产线、各种大型药品检验设备等，都是大量通过自动化软件、机械手、伺服电机控制、自动转运、自动控制来完成各种高精度、高质量或危险的生产工艺及检验要求，其设计原理、操作过程、精度要求已超过一般的机器人。另外有软袋大输液自动生产线，大量采用伺服器、伺服电机及机械手自动转运，可编程逻辑控制器（PLC）自动控制，自动卷膜成形、自动输送、自动定位灌装、自动加阀盖、自动焊接，实现了从包装膜自动成形、自动灌装加阀盖、自动焊接成成品的全自动流水生产。

在质检方面，有水针、冻干剂智能灯检机，通过安装大量伺服器、伺服电机，通过软件设计，自动旋转摄像，与设计的标准要求比较，检测外观、液位及有无杂质、异物，能完全代替人工检测，效率大幅提高，有效避免人工误差。在分装包装领域，有全自动装盒机，可完全代替人工在输送线上自动将药品及说明书装入包装盒，对缺药品、缺说明书的包装成品自动检测并剔除，不仅能提高生产效率，还能避免人工出错缺药品或缺说明书的药品流入市场。此外还有粉针生产自动包装机，其是一种专门用于粉针剂的大规模自动装盒机。

以上仅仅是单体设备的自动化，尚未达到高度集成技术或无人工厂、无人车间的水平，但是只要我们牢固确立科技创新是必然选择的理念和信息技术是必然选择的理念，人工智能技术在中药制药领域就一定能够实现质的飞跃，无人工厂和无人车间也就为期不远了。

# 第十三章 基于独特优势的中药
# 新药创新研究

从《五十二病方》开始，中医学就有了成方成药的记载，《黄帝内经》更是系统地提出了配伍理论，也有了一些成药加工的方法，张仲景独创"经方"学派，使中药的成方达到了一个新的高度，而宋代《太平惠民和剂局方》则进一步把成方成药纳入官方管理的范畴，此后，不仅丸散膏丹成为中医用药的重要方式，而且客观上水煎剂也是重要的制药技术，所不同的是，水煎剂更加注重个性化、更加突出辨证论治的原理。我们所面对的问题是，当我们强调辨证论治的重要性之时，很自然地就会强调个性化，而个性化与大工业生产之间又存在着一定的距离，如何在工业化时代兼顾辨证论治所注重的个性化问题，曾经是长期困扰中医临床与制药工业协调发展的重要问题。信息化时代的到来，或可为破解这一难题提供一些帮助，目前，轻工业领域开始出现订单式制造模式，这种模式能不能在医疗机构与制药企业之间建立联系，是值得研究和探索的，当然，目前的一些订单式制造都有一定的时间周期，而临床用药往往相对急迫，开展订单式服务依然有很长的路要走。总之，中药制药技术的创新，必须强调两个方面，一是必须与时代同步，在数字化、智能化、信息化的潮流中抢占先机，二是必须最大程度地满足辨证论治的需求，否则就会造成药品与临床实践脱节的尴尬局面。

首先是基于全成分入药技术的创新研究。无论是传统的丸散膏丹，还是临床常用的水煎口服，其共同特点都是全成分或多成分入药，在中医药数千年的发展中，这种用药方式始终是主流。从 20 世纪二三十年代开始，一批化学家和药学家相继回国，开始用现代化学技术研究中药，以黄连素、麻黄素等为标志，中药制药工业开启了提取分离的路径，经过近百年的发展，中药提取技术取得了长足的进步。最具代表性的有以下几种：一是超临界流体萃取技术，它是利用其溶解能力与自身密度密切相关的特性，通过改变温度或压力超临界流体的密度在相当宽的范围内变动，选择性地把极性、沸点和相对分子质量不同的化学物质依次萃取出来的方法，常用的萃取剂为二氧化碳，主要是利用其无毒、成本低、临界压力和温度较低、安全性高等优点。二是超声波提取技术，即利用超声波具有的机械效应、空化效应和热效应，通过增大介质分子的运动速度及介质的穿透力以提取中药化学成分的技术，具有提取时间短、提出率高、提取温度低等优点。三是微波萃取技术，即在微波能的作用下，利用基体物质中某些区域或体系中的某些组分的介电常数差异所形成的微波吸收差异，使化学物质被选择性加热，从基体或体系中分离出来。其特点是适用于耐热成分提取，具有选择性高、溶剂回收率高、穿透力强、加热效率高、萃取时间短、产品纯度高等优点。四是组织破碎提取技术，主要是依靠高速破碎、高速碾磨、高速搅拌和超分子渗滤，快速实现组织破碎、研磨至细微颗粒，进而通过溶解和过滤实现提取，其特点是提取率高、操作方便。五是分子蒸馏技术，即利用轻、重分子平均自由程的不同而实现液体混合物的分离，适用于高沸点、热敏性、易氧化物质的分离，具有温度低、真空度高、物料受热时间短、分离程度及产品收率高等特点。六是高速逆流色谱提取技术，即利用互不相溶的两相溶剂体系在高速旋转的螺旋管内实现连续的高效混合、分配及充分保留，进而在短时间内实现样品的高效分离，具有适用范围广、高效快速、产品纯度高等优点。七是生物酶解提取技术，即选择恰当的酶类，使细胞壁及细胞间质中的某些物质降解，降低细胞壁及细胞间质等对细胞内物质溶解转移时的阻力，最适合于其他提取方式的配套技术，具有反应温和、对原有立体结构和生物活性的影响小、提取时间短、提取率高、操作方便等优点。

需要强调的是，传统中药的用药方式主要是全成分或多成分入药，特别是在当前的科技水平基础上，学术界并没有对中药疗效的物质基础予以明确，单纯以个别物质为目标进行提取分离，是否能准确反映中药的临床作用机制，是我们绕不开的一个重要问题。当前情况下，中药的提取一方面要从传统典籍中寻找思路，使其最大程度地实现"传承精华"，屠呦呦从"绞取汁"三个字中读出了"嫩茎叶"和低温提取的深意，就是对我们最大的启发，另一方面还是在不明确到底哪些物质是有效物质的情况下，最大程度地维持全成分入药的本原，即使分别提取，也应该通过严谨的基础研究，分析研判单体物质与各种提取物合并后的疗效差异，从中医药的原理上分析，应当是提取物合并的效果或许会好一些，值得探索。更重要的是，复方配伍是中医用药的主要形态，当我们对单味药材的有效物质并不清楚之时，复方的药物关系更加复杂，物质体系更加庞大，作用机制更是一直未能破解的难题，因而单纯依靠以单体物质为目标的提取技术，在复方用药前提下更是困难重重。当然，我们并不能因此而停下探索研究的努力，重点是围绕整体给药或全成分入药展开，仿生或半仿生可能是一种可行方法，由于传统中药的给药途径主要是口服给药，无论药物成分有多复杂，其体内过程的第一阶段必然是胃肠道，而胃肠道环境目前比较可能模拟的有酸碱环境、酶类、肠道菌群和胃肠蠕动，如果把这些环境条件作为制药技术，即把药物在胃肠道的消化吸收过程前移至制药车间，得到相对全面而完整的提取物，其物质基础必然存在于这些提取物中，可能更符合中医药作用的原理，以此为基本思路开发出具有提取率高、便于操作的新兴技术，应当具有一定的前景。

其次是传统名优制剂升级的创新研究。中药制药业正式形成于宋元时代，至明清形成了许多颇具规模的品牌字号，有些百年老字号虽经年移代革，却能不断壮大发展，至今依然是业界翘楚，他们所原创的独特工艺大多已成为非物质文化遗产，其所独家拥有的品牌品种则是中药创新提升不可替代的基础。

以太行地区为例，按照企业初创的时间而论，最早的当属山西广誉远药业，该企业始创于明代嘉靖年间，当时曾几度改组，从诊所加药铺到以贩运药材为主，再到生产与经营并重，业务不断扩大，但始终聚焦主业，成就了从明代嘉靖到清代光绪快速发展的数百年历史，曾经先后在川广药材的集散中心的汉口，四大怀药主产地的怀庆，中西药品进出口岸的广州，北方药材集散中心的祁州、禹州等地设立分号，光绪年间曾经分设广升（聚记）和广升（远记）两家独立字号，自主发展。广升（远记）励精图治，广纳资本，快速扩张，分号分店遍布大江南北，最著名的有营口、济南、重庆、烟台等地的分店，到抗日战争之前，年盈利达到 70 万银两以上；广升（聚记）在分设之初曾几度遭遇经营困难，先后更名为广升誉和广升誉（正记），在惨淡经营中一直坚守，直到新中国成立后与广升（远记）合并成为广誉远，是商务部认定的"中华老字号"企业。广誉远拥有众多的独家品牌产品，并一直以"远字"

为其注册商标，代表性品种有龟龄集、定坤丹、安宫牛黄丸等。

紧随广誉远之后的是太原大宁堂，其从创立伊始即以前店后厂的方式经营，并请名医坐堂问诊，历经明清换代和民国年间的战乱，一直坚持经营，新中国成立后更名为太原中药厂。大宁堂最初由晋王朱㭎出资创建，并延请太医陈乾忠和马禹臣坐堂问诊，起初专门为各地的大小君王府提供诊疗和药品服务，之后又由廪生陈谧（字右玄）掌管，直到明末傅山应邀坐堂，声名鹊起，盛极一时，其品牌产品麝香牛黄丸、小儿葫芦散、和合丸、二仙丸、脾肾两助丸、固本延龄丸等都属于非物质文化遗产保护品种，其中大多由傅山拟方原创，历史悠久，疗效可靠。

在当今全国中药企业榜单上，龙头老大非北京同仁堂莫属。同仁堂从清初立业，一直采取临床诊疗、药品生产和经营一体化的模式，创办不久，因其服务周到、疗效显著，声誉大增，很快于雍正年间开始供奉御药房，独办官药直至清末近二百年，其间从未被更换，成为民间承办官药、官商一体、垄断经营的典型代表，甚至具有了预领官银和增调药价的特权，雍正年间曾奏请预领官银四万两，乾隆年间曾奏请增加三分之一的药价，每年预领官银三千两，乾隆年间，同仁堂在火灾之后与他人合资经营，逐步走上股份制发展之路，嘉庆年间股东达到 21 人，并且在之后曾再现中兴之势，市场口碑一直良好，直到民国年间开始出现萧条，各分支纷纷在全国各地独立开设分号，抗日战争年间进入最艰困的时期，直到新中国成立之后才再次走上了全新发展之路。同仁堂不仅造就了业界传奇，而且传承了许多中药秘方，著名的中医急救"三宝"即安宫牛黄丸、紫雪丹、苏合香丸等就是同仁堂的镇堂之宝。

诞生于易水学派故乡的"定州眼药"，也已经有了 300 多年的历史，由于其选料纯真、疗效独特，特别是始终坚守传统配方及炮制方法，工艺考究，工序严谨，成为环太行地区中药极细粉剂型的一个标志。同时该地区历史上曾经有多家配置眼药的专店专铺，后不断扩张外迁，形成不同的分支，北京马应龙眼药和武汉马应龙眼药等，都能从定州找到其初始源头。

山西中药制药业还有一个老字号，即新绛中药厂的前身绛州德义堂，根据《新绛县志》记载，清末民初时期的新绛县就有中药店铺 34 家，均以制作销售中成药为主，最著名的当属德义堂，德义堂从清朝晚期开设，并很快成为晋南地区最大的中药铺，其代表性产品是梅花点舌丹、小儿七珍丹，其中，梅花点舌丹还被收入了著名文学作品《红楼梦》第四十二回，可见其在当时的影响力和知名度。

这些历史悠久的老字号制药企业，拥有众多的传统名优中成药，这些药品经过了长期的临床验证，具有明确的疗效优势，同时在多年的市场竞争中，赢得了广大临床工作者和消费者的赞誉，形成了强大的品牌优势，是中医药创新发展中不可多得的重要资源，以名优中成药的二次开发为路径，能够显著缩短新药研发的进程，加速中医药守正创新的时效，降低中药新药研发的成本。

名优中成药的二次开发，首先是基础研究。由于中药材本身是多种物质的复合体，经过复方配伍后其物质体系更加复杂，不同的炮制方法和制药技术又使这些物质体系发生了许多未知的变化，这就必然需要开展系统的基础研究，特别是要围绕配伍前后、炮制前后、制药前后的物质变化进行深入分析，形成严谨的物质谱系，其中，任何一种提取分离方法及其所得到的目标物质，都难以真实反映中成药的药效物质基础，应当积极探索和开发系统化集成化的提取分离方法，最大程度地实现对中成药的全要素提取分离，以期高度接近中成药的作用机制。

　　名优中成药二次开发的另一个重要节点是药证关联性研究。由于中医药的核心是辨证论治，中成药的临证效应所针对的是特定的证候，药物只有在进入体内之后才会发挥作用，而且只有在特定证候存在的情况下才能发生疗效，这就要求必须将药与证两者结合起来进行研究，诚如《伤寒来苏集》所指出的"以方类证，以方名证，方不拘经"，更重要的是，在中医学的视野中，所谓病因大多数情况下指的是发病的条件和环境，并非现代生物学意义上的单一致病因素，辨证论治的关键是病机，而目前围绕病机开展的基础研究相对不足，药效学领域的动物模型研究大多数参考的是现代病理学技术，并不能完全满足辨证论治中病机实质的研究需求，加之中医学对病机的认识往往是动态的，固定的动物模型也很难具有准确性和客观性，因此，基于发病条件下的病机变化开展药物的体内作用机制研究，才是我们需要探索的路径。

　　名优中成药的二次开发，还应当重视处方优化、功能拓展和剂型改革。多数中成药的剂型属于传统剂型，存在着携带、储存、服用不方便的问题，以口服为主要给药模式也存在吸收缓慢的问题，在一定程度上限制了市场竞争能力，因此，应当在剂型改良和功能拓展方面下功夫，这方面已经有了一些先例，例如由安宫牛黄丸改进而成的清开灵注射液、马应龙眼药改进而成的马应龙麝香痔疮膏等，都是很好的探索和创新。

　　上述这些百年老字号的名优产品，普遍具有历史悠久、疗效肯定、公知公认的优势，但同时也存在剂型老化、工艺复杂、手工主导、操作烦琐等缺憾，有些因局限于口服用药一途而影响到昏迷、婴儿、急救等特定情形的用药，如何通过技术创新，在剂型微小化、疗效快捷化以及增加附加值等方面实现突破，是亟待解决的关键技术问题。

# 第十四章　基于疗效最大化的用药技术创新

　　中医临证用药的主要方式一直是以口服为主，同时又有贴敷、涂抹、搽洗、闻吸、熏蒸、隔药灸疗等多种途径，剂型则以水煎、酒剂和丸散膏丹为主，近代以来新创了注射剂、颗粒剂、胶囊剂等新型剂型，并且形成了相对成熟而稳定的生产技术，从而使中药制药业成为一个较为完整的产业。近些年来，以口服和外用为主体的给药方式所存在的吸收缓慢的问题日益引起关注，以单体物质为代表的中药注射剂是否符合中医用药规律也不断引发热议，个别中药注射剂的不良反应也在一定程度上影响了其发展壮大，以增强疗效为主要目的的给药方式和给药途径的创新逐步成为学术界关注的重点。

　　一是靶向用药。在给药方式优化领域，当前比较热门的话题是靶向给药。所谓靶向给药，其实质聚焦于一些新型的药物载体的开发和利用，这些载体具有选择性地富集于特定部位的性能，到达目标部位之后把药物释放出来，使药物在局部发挥作用，这些部位包括器官、组织、细胞或细胞器，研发中不仅要求载体能将药物运送到达病变部位，并予以释放，而且要求在靶点存留一定的时间，因而理想的靶向制剂需要具备定位、富集、控释、无毒、可生物降解等五个要素。目前的靶向制剂大体有三种，一是被动靶向制剂，又称为自然靶向制剂，是指利用载体与体内某些细胞的亲和力及这些细胞的正常生理过程而到达靶点的制剂，其核心是载体的粒径和表面性质，目前相对成熟或已开始应用的载体主要有脂质体、乳剂、微囊和微球、纳米囊和纳米球等。二是主动靶向制剂，主要是指人为地对载体进行修饰，使其能够逃避吞噬细胞识别并对特定组织细胞产生亲和力，也可直接将药物本身进行修饰使其避免吞噬细胞的摄取，到达靶区之后再行激活。三是物理化学靶向制剂，是指将特定载体与药物制成统一体，这些载体通常不具有选择性功能，需要体外装置进行人为导向，如磁导向制剂、热敏感制剂、pH 敏感制剂等。中药靶向制剂的研究也已经开始起步，但大多处于实验室阶段，真正投入生产并供临床应用的甚少，今后的创新发展主要应当解决两方面的问题，一是目前大多聚焦于单体物质的靶向给药，而主要大多是以复方的形式入药的，特别是我们目前并不十分清楚中药材中具有药理活性的单体物质到底是哪些，现有的单体物质靶向给药并不能真实反映中药材的固有作用，而且在全成分或多成分入药乃至复方入药的前提下，如何使所有提取物实现微粒化，进而能被纳米级的载体运载到靶点，是今后中药被动靶向制剂研发的关键所在，更由于我们不清楚单体物质在治疗中的主体作用，选择哪些单体物质进行直接的药物修饰，也是中药主动靶向制剂研发中的关键；二是化学药物所谓的靶点，集中于器官、组织、细胞和细胞器等，是实实在在的靶向部位，可被直观锁定，而以辨证论治为核心的中医药的靶点，是不同证候内在的靶向病机，从理论上解决不同证候的病机所在，真正使靶向给药聚焦于病机，作用于病机，才是中药靶向给药研究中的必要前提。

二是控释用药。中医药具有临床优势的病证大多是慢性疑难性疾病，而在传统的治疗过程中，无论是水煎剂还是中成药，大多是早晚两次服用，两次间隔在 12 小时左右，按照人体吸收代谢原理，4~6 小时基本上就被吸收，到达作用部位后，理论上应该持续存留才会有理想的作用，这样，以追求恒速释放为目标的控释制剂就具有了现实意义。控释制剂既包括口服，也包括经皮、经黏膜等多种给药途径，由于口服控释给药的给药次数与中医药传统给药次数接近，而且能有效改善中药吸收代谢速率不均衡的问题，因此是目前研究比较多的一个领域。所谓控释制剂，就是先将药物制成片芯，外层表面包裹半透膜，之后激光打孔，服用后能使水液进入孔内，使药物在膜内溶解，并依次从小孔析出，形成在可控时间内源源不断的吸收状态。目前应用较多的是骨架型控释制剂和膜控型控释制剂，在骨架型控释制剂中，以亲水凝胶为骨架的制剂，由于骨架材料遇水后能够形成凝胶，水溶性药物主要通过凝胶层的扩散速度而控制药物的释放，水中溶解度偏低的药物则主要通过凝胶层的逐步溶蚀而控制药物的释放，当凝胶完全溶解后，药物就会全部释放，生物利用度高；以蜡质为骨架的制剂，选取不溶解但可溶释的蜡质材料，通过孔道扩散与蚀解控制释放；其他类似的还有不溶性骨架片、骨架型小丸、控释微囊、胃内黏留片、胃内黏浮胶囊、生物黏附片等，多数的控释机制相近，只是所利用的体内环境和控释材料特征有所差异。在膜控型控释制剂中，微孔膜控释制剂是以不溶性材料作衣膜，并在包液中加入少量致孔剂；肠溶膜控释制剂是将肠溶性和非肠溶性两种材料混合作包衣，非肠溶性膜需制孔，使其药物在肠道中分别释放溶解；其他类似的还有膜控释小片、膜控释小丸等。除骨架控释和膜控控释之外，控释制剂还有渗透泵控释制剂、植入型控释制剂等都在研究探索中。控释制剂的主要特点是能有效地减少用药次数，使药物实现恒速释放，增强药效的持续性，能够减少和降低胃肠道反应。在中医药领域，控释技术具有良好的前景，今后创新和发展的关键环节，主要是在复方为主体的环境下，有效应用各种提取分离技术使复方提取物立即缩小，有利于解决药物与骨架、药物与包衣的相容性问题。

三是透皮用药。在中药的非口服给药方式中，经皮给药具有悠久的历史。《五十二病方》中就有"傅""涂""封安"之法的记载，《黄帝内经》则有"桂心渍酒，以熨寒痹"的论述，晋代以后，不断有大量的膏剂处方、制备技术和产品问世，同时还出现了选取特定穴位贴敷的疗法，直到清代，《急救广生集》作为专论中医外治的著作问世，从而标志着药物外用技术不仅具有完整的技术体系，而且形成了一个相对独立的学科。在一系列经皮给药剂型中，最常见的有膏剂、糊剂、酒剂、酊剂、锭剂、搽剂、洗剂等。膏剂又包括硬膏和软膏两种，硬膏以植物油为溶剂，将药物在油内浸泡一定时间后，加热过滤取油，药油再加热至"滴水成珠"，下丹收膏，均匀摊至纸帛类固体上，冷却硬化，用时可加热贴敷于患处或特定穴位；软膏则是用水煎或入醋入酒加热熬制，过滤后再行熬制成膏，用香油、蜂蜜、葱姜汁、凡士林等调制软膏，灌装密封，用时取适量贴敷于患处或穴位。糊剂是将散剂用蛋清或酒醋类赋性剂调成糊状，涂敷于患处或穴位。酒剂是以酒为溶媒浸制药物后过滤取液，用时涂擦于患处或穴位。酊剂则是以乙醇为溶媒提取药物后过滤取液，用时涂擦于患处或穴位。锭剂是将药粉与面糊混合干燥而成，用时以水或醋研磨成糊，用时涂擦于患处或穴位。搽洗剂多是煎煮过滤的液体，用于在患处或穴位搽洗。中药外用疗效可靠，已经得到了长期的临床验证，但客观地看，由于人体皮肤角皮层的致密性，大多吸收率低，作用缓慢，解决透皮吸收的问题是技术创新的关键环节。目前比较关注的主要有透皮吸收促进剂、微乳技术、脂质体技术等。透皮吸收促进剂是帮助药物渗入皮肤降低药物透皮阻力的一大类材料，主要有月桂氮䓬酮及其同系物、有机酸、有机溶剂类、吡咯酮类、表面活性剂、萜烯类等，而中药贵细药中的冰片、麝香等都有相应的透皮吸收促进作用，攻关的重点是解决药物与透皮吸收促进剂的相容性和药物本身的超微化制备技术；微乳技术是将药物制成纳米级的乳液，是由水相、油相、表面活性剂在适当的比例下自发形成的一种透明或者半透明的、低黏度的、各向同性且热力学稳定的油水混合体系，具有粒径小、稳定性好等优点，在中药外用方面具有良好的前景；脂质体具有削弱和消除表皮屏障的功能，合理的相间比例可能改变角质层的结构，使药物渗透于表皮和真皮之间，是经皮给药领域的一个良好的载药系统。

　　四是黏膜用药。中医药在黏膜给药方面也有过很悠久的历史和成功的范例，特别是在口腔含化、滴鼻、滴眼等方面颇有建树，太行地区久负盛名的定州眼药就是典型代表。黏膜给药具有生物利用度高、吸收起效快、使用方便等优点，成为中药传承创新的一个热点所在。其中，口腔、鼻腔、眼部、阴道等方面的黏膜给药，大多用于治疗局部疾病，如急慢性鼻炎、副鼻窦炎、结膜炎、口腔溃疡、阴道炎等，但应该强调的是，多数黏膜部位具有丰富的血管，药物可以直接进入血液循环，避免了胃肠道对药物的结构性破坏，有利于增强疗效，因此在关注治疗局部疾病的同时，还应当作为全身用药的一个重要途径开展研究，目前，栓剂和灌肠技术已经相对成熟，正在成为全身给药的一个新的途径。栓剂就是将药物以适宜基质赋形使之适合于腔道使用，常温下为固体，体温下则能迅速软化熔融或溶解于分泌液，用于治疗局部疾病和全身给药，比较成熟的是肛门栓，借助括约肌收缩使栓子能够进入直肠内，利用直肠分泌物和丰富的血液循环使药物快速吸收，常见的主要有双层栓、中空栓等，目前又有控释栓剂面世，其特点是药物不受或少受胃肠道 pH 或酶的破坏，避免药物对胃黏膜的刺激性，中下直肠静脉吸收可避免肝脏首过作用，其吸收途径有三种，一是通过直肠上静脉，经门静脉进入肝脏，代谢后，再由肝脏进入体循环，二是通过直肠下静脉和肛门静脉，经髂内静脉绕过肝脏，从下腔大静脉直接进入体循环起全身作用，三是通过直肠淋巴系统吸收，在这方面，有关基质的研究已经比较成熟，可直接借鉴使用，但需要考虑药物与基质的相容性问题。栓剂的最大优点是患者能够自我操作，给药方便，而灌肠剂则需要由医护人员操作。灌肠剂是将药物制成液体缓慢灌注于直肠的制剂，其优点和治疗原理与栓剂一样，只是灌肠剂更直接，吸收更迅速，含药灌肠剂需要一定的时间确保药物吸收，因此需要采取保留灌肠技术，考虑到含药灌肠剂主要是用药，需要最大程度地减少水液的比例，减轻用药痛苦，因此比较提倡 5ml 以下的微型灌肠剂，需要将药物以分子或微小粒子状态分散，没有栓剂的熔融、释放于体液的过程，有利于药物的吸收。

　　五是呼吸道用药。主要是溶液型气雾剂，就是将药物提取成溶液，借助抛射剂或压力泵等方法，使药物喷射之后经呼吸道快速吸收，主要特点是具有速效和定位作用，药物呈细小雾滴能直达作用部位，局部浓度高，药物分布均匀，奏效迅速，使用方便，封闭性好，稳定性高。中药经呼吸道气雾剂的开发，应当聚焦于两大类疾病，一是呼吸系统疾病，是最直接、最快捷的给药途径，在快速止咳、平喘、化痰等方面具有良好的前景，二是心血管系统疾病，由于其能够直接经肺循环吸收，其吸收途径类似于硝酸甘油含化，是心血管用药的最好选项，是心血管硬化、栓堵的最佳给药途径，也是三宝之类急救药品用于心肌梗死等突发疾病的可行选项。

# 第十五章　基于维持道地品质的种子种苗繁育技术创新

关于药材道地性影响因素及其所发挥的作用，主要源自历代本草文献的考证、长期的市场交易过程中形成的广泛认同、历代医家临证经验积累形成的普遍共识等，但无论如何，道地药材主要是指野生状态下的药材而言，起决定性作用的一是物种的种质基原，二是物种在长期进化和适应过程中选择的生长繁育环境，种子种苗的繁育就是维护其原生种质基原的重要途径。

关于物种的定义，学术界尚未形成完全统一的见解，植物学家、分类学家、地理学家、遗传学家、生物化学家等都在做着不同的努力，形成了见仁见智的复杂情形，有的侧重生殖隔离，有的侧重性状表征，有的关注个体特征，有的重视居群现象，植物界目前比较通用的依然是基于性状表征的分类方法。无论如何，当我们聚焦于药材的道地性品质之时，当然重视的是物种所具有的遗传特征，在育种学领域，承载这种遗传特征的品种称为原始品种，原始品种是在原生环境下经长期选育而成的，其特点是高度适应长期相对稳定的生态条件，有利于遗传特征的维护，但受自然条件影响，生产力一般较差，因此，人们发展了可控性集约化条件下的育成品种。在生产力水平相对发达的当今，我们所主张的应当是选择既能维护品种的遗传特性、又能实现规模化生产的繁育模式，既要控制种内近交引起的退化，又要控制复杂环境引起的变异，使其满足特异性、一致性和稳定性要求。

有关种质繁育研究，就是在完成本草文献考证、生态环境考察、品种基原确认的基础上建立以野生样本为亲代的种质基原基因库，绘制精准的基因图谱，从而选定育种材料并提供比对依据，在此基础上，借助现代生物育种科学技术，开展种子种苗的繁育，在维护其品种道地性的同时，最大程度地提高生产效率和抗逆能力。

我们所说的保护品种的道地性，并不是过度强调原产地育种，而是要重视以公认道地品种的原生种为亲代，繁育过程尽量模拟原生环境，在这一基础上，实现生产效率的提高和抗逆能力的增强。由于中药材种子种苗繁殖领域的研究起步较晚，尚未形成严格意义上的繁育体系、繁育技术和繁育标准，真正实现规范化、标准化繁育的品种并不多，主要借鉴农作物、林木的种子种苗繁育技术，许多情况下是大田种植情形下收集的自然种子，如黄芪、柴胡、远志等，退化和异化现象在所难免。种苗的繁育是利用植物的营养器官进行无性繁殖，如地黄、山药、百合等多采用分株繁殖，菊花、枸杞、连翘等多采用扦插繁殖。当然，部分品种已经开始关注这一问题，出现了规范化、标准化研究的探索，也采取了一些新的技术，如嫩枝扦插克服了硬枝扦插生根率和繁殖系数偏低的缺陷；秋冬季冷棚扦插育苗技术，植物冬季休眠阶段育苗，翌年春季移栽，利用了冬季的光热资源，具有成苗率高、缓苗期短的优点；目前在黄芪、黄芩、党参、防风等药材育苗中所采用的地膜覆盖育苗技术，具有保墒、增温、防除杂草、减轻病害的作用，可保证田间出苗率、提高出苗整齐度，适宜于根茎类药材春季育苗。

总体而言，中药材种子种苗繁育，存在着种类繁多、种群混杂、人工驯化栽培技术尚未完全成熟、繁育周期长、对野生种子采集和自然种子收集的依存度高等特点，特别是经过多年连续的无性繁殖，未曾注重提纯复壮，容易导致病虫害频发、植物种性退化、成苗率降低、种苗质量不稳定等问题，而且依靠大田种植收集的自然种子对去杂去劣的重视不够，容易产生基原混乱、种群混杂等问题，甚至有非药用种类混杂其中，不能保证品种的纯粹性，加之中药材种类繁多，不适合于统一的繁育技术，这就更增加了繁育工作的复杂性。

随着人们对种子种苗繁育的重视，业界也出现了一些良好的势头，首先是人们越来越重视种子种苗繁育的标准化研究，积极探索将成熟的经验和先进的科学技术相结合，研究制定标准规范，形成覆盖种子选育、繁育、生产、加工、包装、运输、贮藏、检验、售后、追溯等各个环节的标准化体系。与此同时，也出现了中药材种业品牌化建设的势头，一些繁育基地开始建立符合现代要求的管理制度，创立专有的品牌标识，正在形成具有一定区域影响力的品牌体系，而且始终把品种道地性和技术规范性作为品牌的关键要素和核心竞争力，全力培育既能产生传统道地性状标志又能彰显活性物质含量优势的品种，积极采用现代生物育种技术，对标特异性、一致性、稳定性要求，完善种子种苗生产过程的技术规范和产品质量标准，建立内外包装、标签说明书等完整的标识体系，提升产品的知名度和话语权。

总之，中药材种子种苗的繁育，既要立足产品的药物属性，也要满足其商品属性，前者是关键，能够生产出合格或优质的药材是第一市场需求，也就是我们常说的药好才是硬道理，这一点与一般农作物有着明显的区别，同时是繁育研究中必须加以重视的课题。

就临床用药和药性理论研究而言，种子种苗繁育成功与否的核心是能否最大程度地维持药材的道地性品质。关于道地药材，未曾见到权威性的定义，就目前学术界的一般性共识来看，道地药材主要强调的是来源于某一产地的药材在品质和疗效方面显著优于其他产地的产品，如甘肃所产的当归，宁夏所产的枸杞子，内蒙古所产的甘草，吉林所产的人参，山西所产的黄芪、党参，江苏所产的苍术等，另有商州枳壳、华山覆盆子、潞州菟丝子等小区域范围所产的药材，久而久之广为流传，产地的简称甚至成为药物名称的固定构件，如川芎之"川"专指四川，党参之"党"特指上党，代赭石之"代"特指代州（今山西代县）、绵黄芪之"绵"特指绵上（今山西沁源至介山一带）等；有些是在原药材名称之前约定俗成地冠以产地简称，如潞党参、云茯苓、云三七、川黄连、川大黄、怀地黄、怀山药、广木香等；有些品种是两个及以上产地的品种齐名，如川牛膝与怀牛膝、杭菊花与怀菊花、浙贝母与川贝母等。这些并非简单的地域名称，而是千百年来文献典籍、药材市场、临床医家等对某一产区某种药材道地性品质的高度认同。因此，对种子种苗品质的评价，不应该就种子论种子，就种苗说种苗，而是要通过利用这些种子种苗所繁育的药材产品进行综合性质量评价，当此之时，药材所具有的特异性指标特征就成为关键的评价要素，道地药材作为约定俗成的反映药材质量的市场用语，并不是严格的科学术语，对道地药材的评价，更多依靠老药工的经验，因而具有一定的人为主观因素和不确定性因素，但无论如何，探寻道地药材的特异性指标总是有利于药材质量评价的。例如，地理生态的特异性指标就很重要，冬虫夏草只有生长在青藏高原的环境中，才能成为优质药材，长白山人参对当地的地理气候环境的依存度也非常高，离开了这一地区的产品质量明显不能与原产地相提并论，因此，气候、气象、土壤、土质、光照、霜期、温差、降水、海拔等具体的量值指标，就成为道地药材的特异性指标，这些指标往往具有唯一性，是不可替代和不可复制的；又如，形态特征也多数具有专属性，也是模仿不来的，因而成为道地药材的特异性指标；此外，不同药材所含的化学物质不同，即使一些具有一定普遍性的化学物质，其构成和量值也是存在差异的，因而也常常作为道地药材的特异性指标。更重要的是，药材品质的构成要素是非常复杂的，单一因素判定很难达到目标，因此必须采取综合评价的方法，如果一种药材的地理生态指标、形态特征指标、化学物质指标高度重合且能相互印证时，就可以作为道地药材的特异性指标，这样的得到的结果才会具有相当的可靠性和准确性。

# 第十六章　基于生境相似性的跨区域道地药材栽培技术创新

　　就药材的道地性而言，在原生境区域内或近地缘驯化栽培无疑是最佳选择，但随着经济社会的发展和公众对道地药材需求的增长，许多地区都把中药材种植作为重要的支柱产业，大力推进和发展，当此之时，小区域近地缘种植栽培显然是不能满足需求的，各地早已开始了跨区域远距离推广引种，有些海外品种也开始在国内规模化种植，这对于壮大产业规模、提高经济效益、满足社会需求确实具有积极的意义。但是，我们不得不看到，规模化远距离引种存在着一定的盲目性，有的地区仅仅是出于"产值效应"或"产值冲动"而为之，忽略了药材的药用属性或道地品质要求，不同程度地潜在着品质退化或者品质异化的风险，从而影响着中医临床用药的有效性和安全性。因此，我们并不一味反对跨区域远距离种植，但在引种推广之时，必须高度重视引种区域与原生区域的生境相似性问题。

　　所谓生境，就是指生物特别是生物种群赖以生存、生长、繁衍的最佳环境，包括生物和非生物两大要素，但在以群落为对象开展研究时，通常也主要针对非生物要素。生境既重视多种生物共同生活区域的环境条件，也重视单一种群适宜生活的环境条件，当目标主要聚焦于植物时，重点就是气候、土壤等非生物因子，但也不是绝对的，因为其间的植物残落物、动物排泄物和尸体、微生物等生物因素常常直接影响着土壤的品质，因此，不能把植物生境简单等同于地理环境。

　　生境的构成要素非常复杂，特定生物的生存区域，具有与其相适应的生境多样性，也就是生境因子的总体丰富性量度，正是区域性生境的多样性影响甚至决定着生物的多样性。一般情况下，生境主要由3个方面的要素构成，一是物理化学因子，如温度、湿度、盐度等，二是资源要素，如能量、食物、水、空间、隐蔽条件等，三是生物之间的相互作用，如竞争、互利、偏利等。物理化学因子，也被称为生境的结构性要素，这一要素通过干预、影响、调节资源性因素、物种间相互作用等而对物种产生影响，也决定着物种的生态位次。生境结构大致可分为水平状态、垂直状态、时间结构。生物在进化过程中，通常会形成一定的水平分化，也会形成一定的垂直布局，都是由生境的水平结构和垂直结构不同而造成的，而环境因子的周期性节律（如光照、温度的季节性更替和昼夜变化）也会影响生物的生长和繁育，这就是生境多样性中的时间结构。

　　虽然我国幅员辽阔，不同地区生境的差异性很明显，但由于山脉走向、海拔高度、坡向坡度、丘陵高原、河流湖泊、盆地平原、阶地落差等因素中，部分因素也会有一定的相似度，在地理学研究中，人们发现在空间位置上，即使两个区域不相衔接，或许由于其生物地球化学过程的相似，或者由于区域性大气环流的相似、地球环绕运转周期的相似，也会出现某些地理要素如土壤质地、土壤酸碱度、降水条件、无霜期、昼夜温差等方面的相似性，这一现象一般表现在经度跨越方面，但纬度变化条件下，由于垂直结构差异也会出现一定的相似性，如人们熟知东北是寒冷区，其特点是无霜期短，西南是温暖区，其特点是无霜期长，但在西南地区某一海拔的高度范围内，却出现了与东北地区相近的季节性温差变化，这也是生境相似性的一个典型例子。

总之，由于药材不同于大田作物，其对原始生长环境的依赖度很强，研究道地药材的跨区域驯化栽培，开展生境相似性研究并以此为依据规划布局，是其中一个重要的课题。

# 第十七章　基于科学利用的中药材原产地野生抚育技术创新

中药材高度重视道地性要素，这一道地性除炮制加工可以调整之外，更重要的是原药材的内在品质，而其内在品质的构成主要是活性物质及其相互关系，目前，学术界对于各种药材的有效物质尚未完全明了，对各种活性物质之间的相互关系的研究更少，因此，当下有关道地品质的指标，依然是野生品种的指标，而野生品种具有显著的区域依赖性，所谓"橘生淮南则为橘，生于淮北则为枳"，就是这个道理。因此，当我们未曾真正弄清决定药材品质的基本要素之时，开展中药材人工驯化栽培研究，首先应当研究的是传统道地药材主产地的区域生态学和区域地理学。

区域生态学非常重视生态介质与生态系统的关系，其中，以河流为主的流域特点和以气流为主的风域特点又是生态介质的重要研究内容。所谓流域，就是指重要河流经过的主干区域及其与之伴随的地理（如土壤）条件，常常将河流的上、中、下游作为一个整体进行研究，但由于重要河流的流域较长，其地理条件和生态系统具有显著差异，因此，又常常分别针对上中下游作为阶段性区域进行研究。风域则是指以大气流动区域的地理条件和生态系统为主要研究对象。事实上，当我们聚焦于流域和风域研究之时，既要重视水流和气流自身对物质传播的作用，如水流从上游带来了土壤及其内在物质要素，气流带来了降水和温度变化，但更要关注水流和气流对地表自然环境（地理、植被等）的影响。需要指出的是，山脉在流域和风域的作用过程中具有非常重要的地位，由于山脉的走向千变万化，山脉的高度参差不齐，山脉的分布长度及跨度也有很大差异，因此，虽然在地质年代的框架下，水流和气流都对山脉发生着持续的塑造作用，但这种塑造是非常缓慢的，在人们可观测的时空内，河流大多顺着山脉的自然沟谷而流动，气流遇到较高山脉时则会改变流速和流向，我国南北分界的秦岭山脉，就是改变了由北而来的寒流及由南而来的暖湿气流的流速和流向，形成了典型的区域生态格局，同时，即使在长期的地质演变中，山脉对地表地形地貌的构造也主要是通过对气流的影响而实现的，我们常见的东西走向山脉、山岭、山峰中，通常北坡（阴坡）土层较厚，南坡（阳坡）土层较薄，就是因为北坡长期阻拦南向的气流使其流速减缓、所携带的造土物质持续积累而成的。

无论是水流还是气流等生态介质，其最终对区域生态系统发挥作用、产生影响，都要落脚到相应区域的地表要素中来，这就涉及另外一个重要学科领域——区域地理学。区域地理学主要研究地理要素在区域内的组合形态、相互联系及其运动变化规律，系统揭示区域特征，这里所说的区域，一般是指具有一定标志性、边际性地理位置并且可度量的地区，本草学意义上的区域地理学，其基础和主干应当是区域性自然地理，但由于道地药材概念的形成，除药材自身的自然品质之外，医学实践、市场交易、公众认同、经济要素等都在其中扮演着重要角色，从这一角度看，本草学意义上的区域地理学，也就具有了一定的区域性人文地理的内涵，人们通过持续的研究和发展，使得区域地理学不断进步和完善，形成了承载区域地理学研究成果的重要载体——地理志，主要以文字、表格、地图等形式系统反映区域性地理要素和地理环境特征，包括全国地理志和地方性地理志。区域地理学研究，首先是对区域地理环境进行全面考察，评价自然条件和资源的基础地位，同时还要开展以某一要素为主导方向的专题专项研究以及重在分析区域地理要素、自然资源与生态系统之间相互关系的综合性研究。在以保护药材道地性为主要目标的区域地理学研究中，重点关注的则是区域地理要素对区域生态系统特别是区域道地药材群落的形成和繁衍中所发挥的作用。

区域性地理要素是一个庞大和复杂的系统，包括了地球表层的运动变化，其中，相应于地球表层圈层结构的气候、地貌、地表水与地下水、生物、人类社会以及各圈层界面上的土壤是重点所在，以土壤为主，气候、地貌、水文、生物、土壤等常常被认为是区域自然地理的5大要素，气候要素主要包括气温、降水和光照等，而降水在其中又占有更加重要的地位；地貌要素主要包括山脉走向、海拔高度、坡向坡度、丘陵高原、河流湖泊、盆地平原、阶地落差等；水文要素主要包括降水、蒸发和径流以及水位、流速、流量、水温、含沙量、冰凌和水质等；生物要素主要包括生物的总体结构、群落布局、种间关系、种群规模以及与其他地理要素的相互作用等；土壤要素主要包括矿物质、有机质、水分、气体、微生物及其密度、黏度等。

区域性自然地理要素在较长的历史时期内呈现出一定的稳定性，区域与区域之间也形成了一定的差异性，道地中药材的自然属性，正是在长期的自然选择、主动或被动适应以及竞争进化过程中，与相应区域的自然要素相互作用而形成的。如有的喜阳光则主要分布在阳坡，有的喜湿润则主要分布在土壤和气候湿度最宜的部位，有的喜阴凉则主要分布在阴坡、河谷及林下灌丛中。虽然区域地理要素大多没有明确的线性边界，但相近地域的地理要素相近，这一点是客观存在的。因此，我们在研究中药材人工驯化栽培之时，就是要在明确道地产区的地理特征以及区域内不同药材生长习性的基础上，最大程度地选择邻近区域，并且区别不同品种选择气候、地貌、水文、生物、土壤等要素适宜的部位开展研究，以便于最大程度地保护药材的道地性。

原产地野生抚育的核心是维持道地品质，但道地品质的确认又是一个非常复杂的问题，一般而言，认定道地药材应当注重六大要素。历代医家对道地药材的认识，特别重视产地问题，但是，随着历史的进展和科技水平的提升，我们对道地药材的认识也应当具有新的提高。应当看到，古代医家关于道地药材的地名，多数采用的是历代行政区域的名称，值得注意的是，历史上我国不同地区的行政区划不断发生着变迁，区域名称也不断随之而改变，许多地区的区域名称简称在很长的历史时期内不曾使用，因而也就不可能在本地主产药材名称中冠名，如山西的简称"晋"、河北的简称"冀"、山东的简称"鲁"、河南的简称"豫"、湖北的简称"鄂"等，都不曾用于道地药材冠名，有些甚至原有的行政区域名称早已取消，先前形成的道地药材冠名现象依然在流传，如"四大怀药"因产于南太行怀庆府的品质优良而得名，但我国的行政区划中早已没有了怀庆府这一名称，许多人甚至不知四大怀药的"怀"字所指何在。因此，我们在现代环境下对道地药材的认识，需要注重如下六个方面：一是应当具有适宜的地理生态，这种地理生态不应受到行政区域名称的局限，也不应当简单地从药材名称上对待道地药材，道地药材所赖以形成的生态环境与周边的生态环境是一个过渡性渐变过程，与行政区域名称之间存在很大的差异，按照地理区域对待道地药材则更为科学合理，如关东道地药材、太行道地药材、秦岭道地药材、岭南道地药材等。按照这种思路，我国的道地药材可以划分为十大主产区，如以东北三省和内蒙古东部为主的"关药产区"，黄河以东太行山及其周边地区包括山西、河北、山东、河南、内蒙古中部构成的"北药产区"，淮河以南包括江苏、安徽、湖北、湖南、江西构成的"南药产区"，之江流域为主的"浙药产区"，广东、广西、福建、海南构成的"广药产区"，云南、贵州构成的"云贵药产区"，四川、重庆构成的"川药产区"，陕西、甘肃构成的"陇药产区"，西藏、青海构成的"藏药产区"，新疆、宁夏、内蒙古西部构成的"沙生药产区"等。二是具有系统的本草文献，因为道地药材的产生，是一个漫长的经验积累和认识提升过程，这一过程及其演变多数已经被历代医家所发现并记录下来，具有资料的完整性和不同要素的相互印证性，其地位和作用在一定程度上是不可替代的，那些凭空而生的所谓道地药材的自诩是不可靠的或者说是不足为信的。三是具有高度的市场认同，我国历史上的药材贸易，除门店零售之外，主要有周期性药材大会和固定性药材市场两大类，通过药材市场形成的共识和口碑，是道地药材的重要条件，而在交通不便的时代，药材大会和药材市场的商品，往往是以相对近距离道地药材产地为主要依托的，如太行山及其周边地区作为重要的道地药材产区，支持和孕育了山西长子鲍店药材大会、山西运城解州药材大会、河南辉县药材大会以及河北祁州（安国）药材市场和河南禹州药材市场等，甚至安徽亳州药材市场的形成也与太行道地药材的贡献密切相关，正是这些药材集散地的基本认同，才有了诸如绵黄芪、潞党参、四大怀药等知名道地药材的品牌传承。四是具有显著的临床疗效，药物毕竟是用来防病治病的，其道地性必然需要准确可靠的临床疗效予以证实，而且道地产区的品质和疗效应当优于其他产地的同类品种，这样看来，药材是不是具有道地性，只有疗效说了算，而疗效的差异则要依靠医生和患者说了算，换言之，对待有关道地性的推介和宣传，不仅要关注其产地，更要关注其疗效的可靠性。五是具有独特的形态特征，药材在不同产地往往会形成独特的形态特征，这些特征虽然不能表示其药性药效，但却是表征其道地性的重要指标。如以人参为例，有经验的医生和药工往往注重其"五形"和"六体"，特别是"五形"中的长条须的"珍珠点""马牙芦、圆芦和堆花芦""黄褐老皮""螺丝纹"等，又如党参所应具有的"狮子盘头""凤凰尾""菊花心"等形态特征，这些都是药材的优质性和道地性的显著标志。六是具有科学的数据支持，从 20 世纪二三十年代开始，我国早期赴西方留学的化学家和药学家，怀着"科学救国"的志向陆续回国，志在发展民族医药工业，当客观现实不允许的情况下，力所能及地开展了中草药化学研究，陆陆续续取得了一些成果，如黄连素、麻黄素、汉防己甲素、延胡索乙素等都是这一时期的产物，从此开启了我国中药化学的研究。新中国成立以后，中药化学研究的成果越来越多，并且与中药药效学的研究相互促进，成为研究中药的一个重要学科，虽然目前尚不能确定中药中哪个成分才是完全体现药效学的指标，或者说二者尚不能一一对应，但总体来看已经成为近乎主流的趋势，如正品生药白头翁的根所含的皂苷有抑制阿米巴原虫作用，正品大黄中的蒽醌以结合状态为主，游离状态仅占小部分，这种状态的大黄有明显的泻下作用，而一些蒽醌以游离状态高或接近结合状态的大黄的泻下作用很差。另外，如中国长白山的野山参，中国东北各省与朝鲜、日本的园参，其人参皂苷的含量不同，皂苷单体的含量也不一样，因而药理作用与临床疗效都有差异。总之，药物中所含活性成分的结构及其量值，在一定程度上对于评价药物的品质是有意义的。

　　无论如何，原产地野生抚育依然是当前保护中药材道地品质的首选途径。目前，我国实行了深入而广泛的生态保护政策，一批批重点保护区相继产生，这正是中药材原产地野生抚育研究的全新机会，应当抓住这一个历史机遇，积极探讨不同中药材原产地的原始生境，包括土壤、水源、气候、光照、降水、季风、海拔、气温以及药材自身建群情况和伴生共生群落情况等，建立标准化保护、观察、采样、收获等技术规程，使生态保护与道地药材利用有机结合起来，形成科学有效的中药材原产地野生抚育作业体系。